全国职业院校教育规划教材

全国高等职业教育新形态规划教材

供中医学、中医骨伤、针灸推拿、中医养生保健、中西医结合临床等专业使用

骨伤影像诊断技术

主编　王育新

全国百佳图书出版单位

中国中医药出版社

·北 京·

图书在版编目（CIP）数据

骨伤影像诊断技术 / 王育新主编. -- 北京：中国
中医药出版社，2025.8. --（全国职业院校教育规划教
材）（全国高等职业教育新形态规划教材）.

ISBN 978-7-5132-9682-3

Ⅰ. R683.04

中国国家版本馆 CIP 数据核字第 2025XR2918 号

中国中医药出版社出版

北京经济技术开发区科创十三街 31 号院二区 8 号楼
邮政编码　100176
传真　010 64405721
廊坊市祥丰印刷有限公司印刷
各地新华书店经销

开本 850×1168　1/16　印张 13　彩插 0.5　字数 428 千字
2025 年 8 月第 1 版　2025 年 8 月第 1 次印刷
书号　ISBN 978-7-5132-9682-3

定价　59.00 元
网址　www.cptcm.com

服 务 热 线　010-64405510
购 书 热 线　010-89535836
维 权 打 假　010-64405753

微信服务号　zgzyycbs
微商城网址　https://kdt.im/LIdUGr
官 方 微 博　http://e.weibo.com/cptcm
天猫旗舰店网址　https://zgzyycbs.tmall.com

如有印装质量问题请与本社出版部联系（010-64405510）

全国职业院校教育规划教材
全国高等职业教育新形态规划教材

《骨伤影像诊断技术》
编委会

前　言

"全国高等职业教育新形态规划教材"是为贯彻党的二十大精神和习近平总书记关于职业教育工作和教材工作的重要指示批示精神,落实《关于深化现代职业教育体系建设改革的意见》《国家职业教育改革实施方案》《关于推动现代职业教育高质量发展的意见》等文件精神,由中国中医药出版社联合全国多所高职高专院校及行业专家统一规划建设的,旨在提升医药职业教育对全民健康和地方经济的贡献度,实现职业教育与产业需求、岗位胜任能力的紧密对接,突出新时代中医药职业教育的特色。

中国中医药出版社直属于国家中医药管理局,中央一级文化企业。中国中医药出版社是全国中医药行业规划教材出版基地,国家中医、中西医结合执业(助理)医师资格考试大纲和细则及实践技能指导用书授权出版单位,全国中医药专业技术资格考试大纲和细则授权出版单位,与国家中医药管理局中医师资格认证中心建立了良好的战略合作伙伴关系。目前,全国中医药行业高等职业教育规划教材已延续至第6版,覆盖了中医学、中药学、针灸推拿、中医骨伤、康复治疗技术、中医养生保健等多专业,已构建起从基础理论到实践应用的较为完整的教学体系。

本套教材可供中医学、中医骨伤、针灸推拿、中医养生保健等专业学生使用,具有以下特点:

1.坚持立德树人,融入课程思政内容和党的二十大精神。把立德树人贯穿教材建设全过程、各方面,体现课程思政建设新要求,推进课程思政与医药人文的融合,大力培育和践行社会主义核心价值观,健全德技并修、工学结合的育人机制,努力培养德智体美劳全面发展的社会主义建设者和接班人。

2.加强教材编写顶层设计,科学构建教材的主体框架,打造职业行动能力导向明确的金教材。教材编写落实"三个面向",始终围绕医药职业教育技术技能型、应用型人才培养目标,以学生为中心,以岗位胜任力、产业需求为导向,内容设计符合职业院校学生认知特点和职业教育教学实际,体现了先进的职业教育理念。

3.与岗位需求对接,加强产教融合。教材突出理论与实践相结合,强调动手能力、实践能力的培养。鼓励专业课程教材融入产业发展的新技术、新工艺、新规范、新标准,满足学生适应项目学习、案例学习、模块化学习等不同学习方式的要求,注重以典型案例为载体组织教学单元、有效激发学生的学习兴趣和创新潜能。

4.强调质量意识，打造精品示范教材。将质量意识、精品意识贯穿教材编写全过程。围绕现行教材出现的问题，以问题为导向，有针对性地对教材内容进行修订完善，力求打造适应职业教育人才培养需求的精品示范教材。

5.加强教材数字化建设。打造精品融合教材，探索新型数字教材。将新技术融入教材建设，丰富数字化教学资源，满足职业教育教学需求。

6.与考试大纲接轨。编写内容科学、规范，突出职业教育技术技能人才培养目标，与中医执业（助理）医师资格考试大纲一致，提高学生的执业考试通过率。

本套教材由 50 余所高等职业教育院校及三甲医院的资深教学专家和行业专家结合教学要求及行业需求精心编撰，体现了全国中医行业齐心协力、求真务实的工作作风，谨此向有关单位和个人致以衷心的感谢。

尽管所有组织者与编写者竭尽心智，精益求精，本套教材仍有一定的提升空间，敬请各教学单位、教学人员及广大学生多提宝贵意见和建议，以便修订时进一步提高。

中国中医药出版社
2025 年 5 月

编写说明

随着现代医学影像技术的快速发展，影像诊断在骨伤疾病的临床诊疗中发挥着不可替代的作用。中医骨伤科学作为传统医学的重要组成部分，在继承传统"手法辨伤""筋骨并重"等理论精髓的同时，需要与现代影像诊断技术深度融合，以提升疾病诊疗的精准性和科学性。

本教材按照全国中医药高职高专院校各专业的培养目标，以满足医药行业高质量发展对高素质技术技能人才培养的需求为目的，秉持立德树人、科学构建教材的主体框架，落实"三个面向"，突出理论和实践相结合、以数字教材为引领、与执业职称考试接轨、加强产教融合与校企合作的编写原则，确立了本课程的教学内容。

本教材主要适用于中医骨伤专业、康复专业、针推专业学生，中医医院骨科、康复科临床医师及中西医结合骨伤科研工作者。教材立足中医骨伤科学，有机融合现代影像技术，具有以下特点：

1. 学科交叉融合　在中医骨伤理论基础上，系统结合 X 线、CT、MRI、超声等现代影像学检查技术，突出"辨形识伤、辨证析因"的中医思维，促进中西医融合发展。

2. 临床实用导向　在全面介绍骨与关节影像解剖的基础上，精选常见典型病例的影像图谱，充分解读中医骨伤常见病、多发病（如骨折、椎间盘突出症等）的影像特征与鉴别要点，强化实践能力的培养。

3. 传承创新并重　在传统骨伤 X 线影像检查技术的基础上，增设"影像学检查技术在骨科中的临床应用及优选"等特色章节，体现学科多样性、实用性及前沿进展。

4. 思政润心铸魂　设"医者仁心"专栏，融入职业道德、责任担当等思政元素，润物无声育人；"知识链接"穿插跨学科要点，拓宽学生知识面；"考点与重点"覆盖核心内容，助力学生精准把握学习方向。

本教材由全国 11 所中医药院校及附属医院的影像学专家、骨伤专家联合编写，得到了中国中医药出版社及参编院校、医院的大力支持。教材共九章内容：第一章由周静、王育新、黄兴文编写，第二章由蒋蕾编写，第三章由韩国庆、孔维军编写，第四章由龙平秋编写，第五章由胡彩虹编写，第六章由苗苗、吴文旭、蒋蕾编写，第七章由孔维军编写，第八章由王志刚编写，第九章由杨淑贞编写。全部书稿由王育新统稿。本教材数字化工作由王育新负责，《骨伤影像诊断技术》融合出版数字化资源编创编委会全体成员共同参与完成。任课教师可以根据各自学校的需要和自身特点制订具体的授课计划。

　　本教材在编写过程中参阅了部分专家学者的著作和最新的研究文献，融入了编写团队多年来宝贵的临床与教学经验，在此一并深表感谢！鉴于中医骨伤影像诊断领域的相关知识不断发展和更新，且编者的水平和实践经验有限，若有疏漏和不足之处，敬请广大师生与读者提出宝贵意见，以便再版时修订提高。

《骨伤影像诊断技术》编委会

2025 年 8 月

目 录

全书数字资源

第一章 总 论

📋 案例导入

患者男性，15岁，中学生。因打篮球致右脚踝受伤，急诊前往当地医院诊治，诊断为右外踝骨折。经积极对症治疗及支持治疗1个月余，水肿逐渐消退，偶感酸痛，但影像学复查显示骨折线仍清晰可见。医生要求其禁止参加体育活动，并继续坚持治疗。此后半年内多次行X线复查，结果均提示骨折未愈合。家属随后带其至上级医院检查，诊断为右踝部骨质未见明显异常。

问题：1. 骨关节外伤后首选的影像学检查方法是什么？

2. 青少年右踝外伤后，经两家医院检查为何会出现前后诊断结果不一致的情况？

骨伤影像诊断学是医学影像诊断学的重要分支学科，该学科借助医学影像设备与技术，系统研究骨关节系统的解剖结构、生理功能、病理变化及相关疾病。作为伴随X线发现与应用而逐步发展起来的临床基础学科，骨伤影像诊断学在医学影像学与骨伤临床实践之间发挥着桥梁和纽带作用，其是为医学影像学、骨伤学的更好发展而服务的。

第一节 影像学检查技术在骨科中的临床应用及优选

骨关节与肌肉系统影像学检查方法主要包括X线、CT、MRI、超声及核医学成像等。X线平片能够直观显示骨关节的整体结构，是骨关节疾病首选的影像学检查方法。CT具有较高的密度分辨率，可清晰显示复杂骨折及骨性结构异常，其扫描速度快，支持三维重建，能够准确显示病变的部位、形态、范围及性质，有利于对骨骼病变进行精准评估。MRI在显示肌肉、肌腱、韧带、骨髓、软骨及关节周围软组织病变方面较X线和CT更具优势。超声对关节周围软组织病变具有独特的诊断价值。核医学成像可反映局部骨组织的血流灌注、骨盐代谢及交感神经功能状态。根据疾病的解剖部位、病理变化特点及临床诊断需求的不同，合理选择影像学检查方法至关重要。

一、X线检查

（一）透视

透视在骨肌系统中已很少应用。某些骨折的复位需要在透视下进行，四肢关节内的金属异物可在透视下寻找和定位。

（二）X线摄片

X线摄片是临床最常用的首选影像学检查方法，骨关节各个部位均可摄片，X线平片不仅能显示病变的范围和程度，而且对于一些病变可做出定性诊断。常用的设备有数字X射线摄影（digital radiography，DR）、计算机X射线摄影（computed radio-graphy，CR）。数字X射线摄影（digital radiography，DR）在骨骼肌肉系统疾病诊断中应用广泛且具有显著优势。该技术是骨折诊断的常规检查方法，能清晰显示骨折线位置、断端移位或成角情况，为临床治疗方案的制订提供依据，对儿童青枝骨折的细微骨质改变也具有较高的检出率；在关节脱位诊断方面，可直观显示关节解剖关系的异常改变，为临床复位治疗提供影像学依据。此外，该技术还可用于骨肿瘤的初步筛查，通过观察骨质形态改变及密度异常，评估病变的侵袭范围、生长速率等特征，有助于鉴别良性肿瘤与恶性肿瘤的典型影像学表现，并能有效检出软组织钙化灶。

1. DR 成像原理

（1）X线的产生与特性：X线是由高速电子流撞击阳极靶面时产生的电磁波，具有穿透性、电离效应和感光效应等物理特性，其中穿透性是DR成像的基础。X线可穿透人体不同密度和厚度的组织结构。

（2）X线与人体组织的相互作用：当X线穿透人体时，会与组织发生光电效应、康普顿散射等。由于人体各组织器官的厚度和密度存在差异，X线穿透过程中被吸收的程度不同，剩余X射线强度随之产生差异，最终形成不同灰阶的影像。人体组织密度与X线图像表现的对应关系见表1-1。

表1-1 人体组织密度与X线图像的关系

人体组织	骨骼	肌肉	脂肪	气体
密度	高	中	低	最低
X线表现	白色	灰白色	灰黑色	黑色

（3）数字化探测器成像

1）间接转换探测器：非晶硅平板探测器的成像过程包括两步转换。首先使用闪烁体，如碘化铯（CsI）将X线转换为可见光（荧光），再通过光电二极管将可见光转换为电信号，最后经模数转换器（A/D转换器）处理为数字信号，传输至计算机系统进行存储与重建。

2）直接转换探测器：采用非晶硒等光电导材料，能直接将穿过人体衰减后的X线转换为电信号，后续经模数转换生成数字信号。该方式省去可见光转换环节，可提升图像的空间分辨率与对比度。

（4）计算机图像处理与显示：探测器输出的数字信号传输至计算机后，通过专用图像处理软件进行灰度变换、降噪及边缘增强等处理，以优化图像质量。处理后的数据经数模转换器（D/A转换器）驱动显示器成像，供医生观察解剖结构及病变，亦可存储于计算机系统便于调阅与对比分析。

DR的优势包括以下方面：①图像质量高，空间和密度分辨率出色，能清晰地呈现骨骼细微结构与软组织轮廓；②检查便捷快速，患者摆位后短时间即可完成拍摄，适用于急诊和行动不便的患者；③辐射剂量低，安全性高；④具备强大的图像后处理功能，可调节窗宽、窗位等，辅助医生精准诊断；⑤数字化影像便于存储在计算机上，能通过PACS系统快速传输，方便医生查阅与远程会诊，极大提高医疗效率。作为骨关节疾病的常规检查手段，DR兼具经济性与普及性，目前仍是临床首选影像学方法之一。

考点与重点 数字X射线摄影

2. X线摄片注意事项

（1）四肢长骨、关节、脊柱：这些部位常规拍摄正位、侧位两个体位，必要时可根据临床需求加摄斜位、切线位或轴位片，如跟骨轴位、掌骨斜位。

（2）摄片范围：应包括骨关节及其周围软组织，并至少包含邻近一个关节，以便准确定位和观察解剖关系。对于双侧对称的骨关节，若一侧存在病变，应在相同技术条件下拍摄双侧关节片以供对照和测量。

（3）对称性骨关节：当一侧病变轻微难以确诊或疑为正常解剖变异时，应加摄对侧相应体位片作对比观察，儿童病例尤需注意此原则。

（4）四肢摄影管电压：常规采用 45～65kV，增生性骨病可适当增加管电压值，溶骨性骨病及废用综合征应相应降低管电压值。

考点与重点　X 线摄影注意事项

（三）软 X 射线摄影

常用钼靶乳腺 X 线机，用钼靶、低电压（25～40kV）产生软 X 射线进行摄影。钼靶 X 线波长较长、穿透力较弱，因此具有较高的软组织分辨率。在骨骼系统中主要应用于四肢及手足软组织内非金属异物的检测，如外伤导致的玻璃碎片、鱼刺或塑料等异物。

（四）X 射线造影检查

目前，骨骼肌肉系统造影检查主要应用于血管性病变，采用数字减影血管造影（digital subtraction angiography，DSA）。常规 DSA 摄影体位为正位，为避免血管重叠，可加摄不同角度斜位。

X 射线造影检查分为四肢动脉造影和静脉造影。四肢动脉造影适应证：①评估骨与软组织肿瘤的血管形态及血供情况；②诊断闭塞性动脉疾病；③确诊动脉瘤、动静脉瘘及血管畸形；④血管重建术后的疗效评估；⑤探究骨缺血性坏死的病因。四肢静脉造影适应证：①明确静脉阻塞原因及部位；②评估静脉曲张范围及侧支循环情况，以指导手术方案。

DSA 作为有创检查，在四肢血管病变和肌肉骨骼肿瘤血供评估方面正逐步被计算机体层成像血管造影（computed tomography angiography，CTA）和磁共振血管成像（magnetic resonance angiography，MRA）取代。目前 DSA 主要应用于骨关节系统疑难病例诊断、术前评估及介入治疗指导。

二、计算机断层扫描

计算机断层扫描（computed tomography，CT）在骨骼肌肉系统疾病的诊断中应用较为广泛。其横断面图像可清晰显示骨皮质、骨松质、骨髓腔、关节软骨及邻近的肌肉、肌腱、脂肪等组织结构。CT 具有密度分辨率高、无影像重叠等优势，在显示骨和软组织改变方面明显优于 X 线平片，显著提高了病变的检出率和诊断准确性。CT 能够有效发现微小骨质破坏；对于影像重叠区域或解剖结构复杂的部位（如脊柱、髋关节、腕关节等），可清晰地显示其解剖关系及异常改变；在观察病变内部的死骨、钙化、骨瘤、骨质增生及软组织病变等方面，其显示效果明显优于常规 X 线平片。

CT 新技术发展迅速，世界各大生产厂商相继推出了双源 CT、能谱 CT（包括宝石探测器能谱 CT、基于宽体探测器的能谱 CT 等）、320 层宽体探测器 CT 等新型设备，进一步拓展了 CT 在骨骼肌肉系统中的应用。例如，双能成像技术（通过双源 CT 或能谱 CT 实现）可区分不同密度的物质，能精准识别骨骼肌肉系统中的钙盐沉积、尿酸盐结晶等，有助于诊断痛风性关节炎等疾病（彩图 1）；能去除骨骼影像，单独显示肌肉、肌腱等软组织，有利于观察软组织病变，如在诊断观察肌肉肿瘤时，可更清晰地显示肿瘤边界及与周围组织的关系。能谱 CT 通过调节不同能量级水平，可有效减少金属伪影，对于存在内固定物的患者，能够更清楚地观察周围骨骼和肌肉组织的情况，如骨折术后可更好地评估骨折愈合情况及是否存在感染等。

1. CT 成像原理　自 X 线管发出的 X 线经过准直器形成窄扇形束，该扇形 X 线束环绕人体某一定层厚的组织进行扫描（容积扫描）后到达探测器。探测器将含有图像信息的 X 线光信号转换为相应的电信号，通过测量电路将电信号放大，再由 A/D 转换器变为数字信号并传送至计算机进行运算。计算机系统按照预设的图像重建算法重建图像，最后通过 D/A 转换器将数字信号转换为模拟信号，以不同灰阶形式显示在监视器屏幕上，或通过激光相机打印成 CT 胶片（图 1-1）。

```
X线 ──锥形束──> 准直器 ──窄扇形束──> 被检人体 ──体层平面──> 探测器
```

```
X线信号转换为电信号 ──────> A/D转换器 ──数字信号──> 计算机 ──重建图像──> D/A转换器
```

```
──模拟信号──> 显示器显示
              或打印成CT片
```

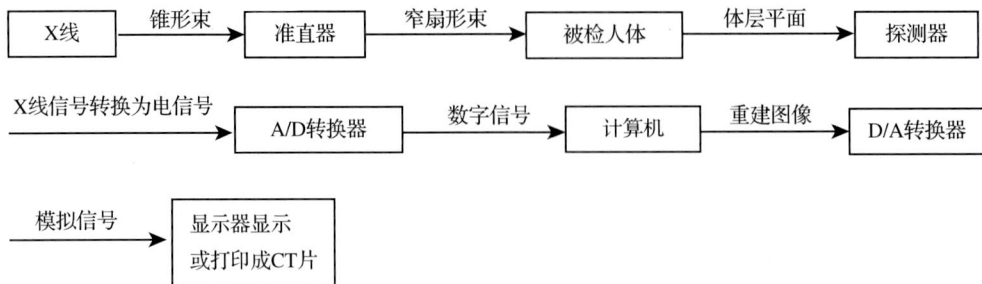

图1-1　CT成像原理

考点与重点 CT 成像原理

2. CT 常用术语

（1）CT 值：吸收系数是具有物理含义的量值。在医学应用中，以吸收系数为基础，用 CT 值表示人体组织密度的量值。CT 值的计算公式如下：

$$CT值 = \frac{\mu_x - \mu_w}{\mu_w} \times K$$

式中，K 为分度因数（通常取 1000），单位为 Hu。水的吸收系数为 1.0，CT 值定为 0Hu。人体内的物质密度越大，X 线吸收系数越高，CT 值越大，图像显示越白；反之，物质密度越小，X 线吸收系数越低，CT 值越小，图像显示越黑（表 1-2）。

表 1-2　人体不同密度物质的 CT 值及其图像表现特征

物质类型	骨	软组织	水	脂肪	气体
CT 值（Hu）	+1000	+20 ～ +50	0	-70 ～ -90	-1000
CT 图像	白色	灰白色	灰色	灰黑色	黑色

（2）体素和像素：体素（voxel）是指一定厚度的组织在三维空间中的体积单元，是 CT 容积数据采集中最小的体积单位。像素（pixel）是图像矩阵的基本单元，即构成 CT 图像的最小单位，是体素在二维图像上的表现形式。

（3）窗口技术：是指通过调节窗宽和窗位来显示目标组织的 CT 值范围。窗位（window level，WL）表示图像显示中心的 CT 值，又称窗中心（window center，WC）。增加窗位时，图像整体显示变暗；降低窗位时，图像整体显示变亮。窗宽（window width，WW）表示图像显示的 CT 值范围，窗位应选择接近目标组织的 CT 值。骨关节 CT 扫描后常采用骨窗（WW 1000 ～ 2000Hu，WL 200 ～ 250Hu）、软组织窗（WW 400 ～ 600Hu，WL 30 ～ 60Hu）来显示图像。

（4）部分容积效应（partial volume effect）：又称为部分容积现象（partial volume phenomenon），是指当同一体素内含有不同衰减系数的物质时，图像中对应像素的 CT 值为这些物质衰减系数的平均值。采用薄层扫描可减少部分容积效应的影响，观察微小骨折和骨小梁等细微结构时需要选用较小层厚。

3. 基本扫描参数与技术

（1）扫描范围及位置：一般依据病变部位或范围确定，应包括邻近关节，必要时需两侧同时扫描作对照观察。骨关节病变一般只需应用平扫，扫描时应尽量采用薄层以利于图像重建，肿瘤性病变则需进行增强扫描。多层螺旋 CT 多采用轴位扫描，根据需要可重组冠状、矢状及各种斜位图像，能够清晰显示解剖结构、病变及其空间位置关系。

（2）扫描技术与方法：长骨、四肢或脊柱区域常规扫描层厚为 3～5mm，螺距为 1.2～1.5。观察关节细微解剖结构或细微病变（如腕、踝等），一般采用 1～2mm 层厚，螺距 ≤ 1。需进行二维或三维图像重建的病例，可根据实际情况采用高分辨率 CT，以更薄的层厚和较小的螺距扫描，重建间隔为 50%～60% 的有效层厚，重建图像可更清晰地观察骨骼及其与邻近结构的关系。

4. CT 检查技术

（1）CT 平扫：是骨关节系统最常用的检查方法之一。扫描范围及位置一般依据病变部位或范围确定，对于两侧对称的骨关节，需同时扫描作对照观察。

（2）CT 增强扫描：通过高压注射器经静脉注入含碘对比剂后，分别进行动脉期、静脉期或延迟期扫描。增强扫描可增加组织之间、正常组织与病变之间的密度差异，更清晰地显示病变与周围组织的关系及病变的大小、形态和范围，有助于发现平扫未显示或显示不清的病变，对定性诊断具有一定价值。

（3）CT 血管成像：经周围静脉快速注入水溶性有机碘对比剂，在靶血管对比剂充盈高峰期用螺旋 CT 进行快速容积数据采集，获得的容积数据经计算机后处理，利用最大密度投影（maximum intensity projection，MIP）、表面阴影显示（shaded surface display，SSD）和容积再现（volume rendering，VR）等三维成像技术重组血管图像，生成三维血管影像，主要用于观察骨关节病变的血供情况及血管性病变。

（4）CT 关节造影：可更清晰地显示关节的解剖结构，如关节骨端、关节软骨、关节内结构及关节囊等。

（5）CT 引导下穿刺活检：在 CT 扫描的精确引导下，将穿刺针准确穿入病灶并获取病变组织的技术，主要用于定性诊断。

（6）正电子发射计算机断层显像（positron emission tomography，PET-CT）：在骨骼肌肉系统中，PET-CT 可用于骨肿瘤诊断，能精准发现肿瘤病灶并鉴别良恶性、判断有无转移；对于不明原因的骨痛，有助于查找潜在病因。此外，PET-CT 还能评估肿瘤治疗效果，通过代谢变化监测疗效，为后续治疗方案的调整提供关键依据。

考点与重点 CT 检查技术的临床应用

5. 图像后处理技术

（1）多平面重组（multiplanar reformation，MPR）：是在横断面扫描的基础上，对全部或某一扫描范围的图像进行冠状面、矢状面、任意斜面和任意曲面的重建。该方法能够全面评估病变，是骨关节系统疾病三维重建的常用方法之一，为首选的重建技术。通过骨窗和软组织窗可清晰显示骨质病变与周围软组织的改变，尤其适用于脊柱病变的诊断。

（2）表面遮盖显示（shaded surface display，SSD）：设定 CT 值阈值，将密度低于阈值的体素剔除，仅保留阈值以上的体素用于三维重建，最后生成显示组织表面形态的立体图像，并进行全角度、多方位旋转观察。SSD 技术的优势在于立体感强，能逼真地再现解剖结构的外形，解剖关系清晰明确；其局限性在于对细节显示不足，对移位不明显的线状骨折敏感性较低，且无法评估骨骼密度及内部结构（彩图 2）。

（3）容积再现技术（volume rendering techniqwe，VRT）：将容积数据根据 CT 值定义为不同的色彩、灰阶和透明度，通过三维方式显示扫描范围内的所有结构。通过调整体素的亮度和对比度，可在不失真的情况下改变目标组织与周围组织的对比度，从而突出其形态特征。VRT 生成的是真实的三维图像，具有对比度佳、层次分明、细节显示清晰的特点，在微细骨折诊断中优于 SSD。由于 VRT 图像存在透明度叠加，可能造成结构重叠，需通过调节 CT 值范围及透明度参数优化图像质量（彩图 3）。

链接

CT 设备在骨科的应用现状及发展趋势

　　国内 CT 设备在骨科领域的应用已形成较完整的诊疗体系。当前，高分辨率 CT 及三维重建技术已成为复杂骨折（如脊柱骨折、骨盆骨折）和骨肿瘤诊断的核心工具，显著提升了术前评估的精确性与准确性。国产设备如联影 uCT 系列、东软 NeuViz 系列在能谱成像及低辐射剂量技术等领域取得突破，基层医院国产 CT 设备占比已超过 50%。术中 CT 导航系统与骨科手术机器人（如天智航天玑系统）的结合，推动了精准螺钉植入术和关节置换术的普及；基于 CT 数据的 3D 打印技术可定制个性化植入物，进一步拓展了骨科个性化治疗的应用场景。未来，AI 驱动的低剂量 CT 技术（辐射剂量降低 60%）、256 排国产高端 CT 将逐步进入临床实践。CT 技术将与人工智能、3D 打印技术深度整合，推动骨科诊疗向精准化、智能化方向加速转型。

三、磁共振成像

　　磁共振成像（magnetic resonance imaging，MRI）是骨骼肌肉系统最清晰、准确的检查方法之一。MRI 具有良好的软组织分辨率，可实现任意方位、多序列成像，对骨关节内结构、骨髓及软组织病变的显示较 X 线和 CT 更具优势。MRI 能显示早期骨质破坏和骨挫伤；可直接显示软骨、韧带、肌腱、关节囊和滑膜等结构，并能早期发现病变；能够清晰显示脊柱解剖结构，明确病变范围及其与椎管内结构的关系；能早期发现骨髓病变，鉴别病变组织成分，显示软组织肿瘤界限及其对周围组织的侵犯情况；在长骨和脊椎中更易发现恶性肿瘤和骨髓转移瘤。此外，MRI 不产生骨伪影，且无电离辐射。然而，MRI 对骨软组织内较细小的钙化或骨化的分辨能力较差，对骨皮质的显示效果也不如 X 线平片和 CT，且检查时间较长、费用较高。

（一）MRI 成像原理

　　1. 原子核的自旋与磁矩　人体内的氢质子是 MRI 成像最常用的原子核。氢质子像小磁针一样绕自身轴做自旋运动，产生磁矩。在没有外界磁场作用时，这些质子的磁矩方向呈随机分布，宏观上不显现磁性。

　　2. 磁共振现象

　　（1）主磁场作用：当人体置于强静磁场（主磁场）中时，氢质子的磁矩会沿主磁场方向重新排列，其中大部分与主磁场方向相同（处于低能级状态），少部分方向相反（处于高能级状态），最终形成纵向磁化矢量。

　　（2）射频脉冲激发：向人体发射特定频率的射频脉冲，当射频脉冲频率与氢质子拉莫尔进动频率一致时，发生磁共振现象。氢质子吸收射频脉冲能量，从低能级跃迁至高能级，导致纵向磁化矢量减小，同时产生横向磁化矢量。

　　3. 信号采集与空间编码

　　（1）信号采集：射频脉冲停止后，处于高能级的氢质子通过弛豫过程释放能量返回低能级。纵向磁化矢量恢复的过程称为纵向弛豫（T_1 弛豫），横向磁化矢量衰减的过程称为横向弛豫（T_2 弛豫）。横向磁化矢量的进动会在接收线圈中感应出电磁信号，该信号即为 MRI 的原始信号。

　　（2）空间编码：为确定信号的空间定位，需采用梯度磁场进行空间编码，包括层面选择梯度、频率编码梯度和相位编码梯度。通过梯度磁场使不同空间位置的氢质子产生进动频率差异，从而实现信号的三维空间定位。

　　4. 图像重建　计算机系统接收经空间编码的信号数据后，通过傅里叶变换等数学算法，将信号数据转换为图像矩阵。不同组织的氢质子密度、T1/T2 弛豫时间等参数差异，最终重建为反映人体组织形态和功能特性的 MRI 灰度图像。

骨关节与肌肉系统的 MRI 检查需采用多方位扫描策略，除常规轴位扫描外，应根据临床需求增加冠状位、矢状位或斜位扫描。检查时应根据受检部位选择专用体线圈或表面线圈，以优化信噪比，确保图像空间分辨率满足诊断要求。

考点与重点 MRI 成像原理

（二）MRI 常用参数

1. 重复时间（repetition time，TR） 是指脉冲序列执行一次所需要的时间，即脉冲序列执行过程中，从前一个射频脉冲开始到下一个周期相同射频脉冲出现的时间间隔。TR 的作用是使受激励的氢质子完成充分的弛豫。TR 越长，氢质子纵向磁化恢复越充分，扫描时间也越长。

2. 回波时间（echo time，TE） 是指从产生宏观横向磁化矢量的射频脉冲开始，至检测到回波信号的时间间隔。在自旋回波脉冲序列和梯度回波脉冲序列中，TR 与 TE 共同决定图像的加权对比特性。

3. 有效回波时间（effective echo time，ETE） 在快速自旋回波或平面回波成像等多回波序列中，单次射频激励可产生多个回波信号，各回波分别填充 K 空间不同位置且具有不同 TE 值。将射频脉冲开始至填充 K 空间中心位置回波产生的时间间隔定义为有效回波时间。

4. 回波链长度（echo train length，ETL） 是快速成像序列的参数，特指快速自旋回波序列和平面回波序列中，单次 90° 激励脉冲后产生并采集的回波信号数量。与单回波脉冲序列相比，采用回波链的快速成像序列扫描时间可缩短至原时间的 1/ETL。

5. 反转时间（inversion time，TI） 是指反转恢复脉冲序列中，180° 反转脉冲到 90° 射频激励脉冲之间的时间间隔。

（三）MRI 序列检查技术

1. 常规自旋回波序列（spin echo，SE） 是 MRI 最早使用且最常用的成像序列之一。T_1 加权像（T_1WI）和 T_2 加权像（T_2WI）是其基本扫描序列。T_1WI 能清晰显示骨骼和肌肉的解剖结构；T_2WI 常与预饱和脂肪抑制技术联合使用，有助于显示病理变化的形态和范围。质子密度加权像也是基本检查序列之一，常与预饱和脂肪抑制技术联合应用，对骨髓、软骨及软组织病变的诊断具有重要价值。

2. 快速自旋回波序列（fast spin echo，FSE） 是在常规自旋回波序列基础上发展的一种成像方法，其扫描时间更短。该序列的基本信号特征与常规自旋回波序列相同，但脂肪信号在 T_2WI 上表现为稍高甚至高信号。

3. 双回波（多回波）自旋回波序列 与单回波 SE 序列相比，多回波序列在重复时间（TR）相同的情况下可获取多幅不同权重的图像。临床通常采用双回波 SE 序列，即一次扫描同时获得两幅不同对比度的图像：一幅为质子密度加权像，另一幅为 T_2 加权像。

4. 梯度回波序列（gradient echo sequence，GRE） 具有扫描速度快、对运动敏感性低的特点，特别适用于易出现流动伪影的区域（如脊髓和腹部）。该序列还可进行三维扫描，有利于显示软骨结构，但其细微结构的分辨率仍低于 SE 序列。在肌肉骨骼系统中，梯度回波序列的应用价值不及自旋回波序列，因此使用较少。

5. 反转恢复序列（inversion recovery sequence，IR） 对于骨折患者，加扫 IR 序列有助于评估骨折端对周围软组织的损伤程度。

（四）脂肪抑制技术

脂肪抑制是 MRI 检查中非常重要的成像技术。骨髓脂肪组织具有高信号特征，可能掩盖病灶显示，因此抑制脂肪信号对于骨关节和软组织疾病的诊断尤为重要。合理应用脂肪抑制技术不仅能显著提高图像质量、提升病变检出率，还可为临床鉴别诊断提供重要依据。常用的脂肪抑制技术包括频率选择脂肪抑制序列、短时反转恢复脂肪抑制序列及化学位移预饱和脂肪抑制技术。在脂肪抑制序列中，所有含水组织或成分均表现为高信号。该技术有利于观察水肿、肿瘤等病理改变，可清晰显示骨髓水肿及软组织炎症，对于轻微骨与软组织损伤、炎症性病变及肿瘤性病变的诊断具有重要价值。

（五）MRI 增强扫描

MRI 增强扫描是指经静脉注入顺磁性或超顺磁性对比剂后，再行 T_1WI 或 T_2WI 检查的方法。其主要作用是缩短 T_1 弛豫时间，使 T_1WI 图像上组织与病变的信号强度发生不同程度的强化，通过改变信号对比来发现和检出病变。在骨骼肌肉系统中，MRI 增强扫描主要用于观察病变的血供情况，并划分病变与周围水肿的界限。血供丰富的骨肿瘤和软组织肿瘤表现为信号增强，而血供缺乏的病变及坏死组织则无强化。此外，该方法还可用于早期发现肿瘤术后复发，以及评估肿瘤治疗前后的疗效。

（六）MRI 血管造影

MRI 血管造影无须使用对比剂即可获得血管的三维图像，常用的技术包括时间飞跃法和相位对比法。若使用对比剂进行增强血管造影，可进一步清晰显示血管的三维结构。临床上常采用 3D TOF 技术联合对比剂快速团注技术进行成像，具有成像速度快、对比分辨率高的特点。在骨骼肌肉系统中，MRA 主要用于四肢血管成像，显示动脉和静脉的形态，评估病变的血供及其与血管的关系，同时可诊断血管本身的病变。

（七）MRI 关节造影

MRI 关节造影是指向关节腔内注射 1∶250 钆喷酸葡胺（gadopentetate dimeglumine，Gd–DTPA）稀释液或生理盐水后，进行 MRI 成像的技术。该方法能够清晰显示关节内结构，如关节软骨、韧带及滑膜等，有助于诊断关节内病变。

（八）MRI 脊髓造影术

MRI 脊髓造影术是通过向脊髓蛛网膜下腔注入特定对比剂（如稀释的钆对比剂）后进行 MRI 扫描的检查方法。注入对比剂后，可清晰显示脊髓、蛛网膜下腔及神经根等结构。该技术主要用于诊断脊髓病变（如脊髓空洞症、脊髓肿瘤）、椎管内占位性病变（如神经鞘瘤、脊膜瘤）及椎间盘突出压迫脊髓或神经根等疾病，能够提供详细的解剖学信息，辅助临床医生明确诊断。

（九）MRI 神经成像术

MRI 神经成像术是一种用于观察神经形态、结构和功能的影像学技术。通过特殊成像序列（如扩散张量成像、磁共振神经造影），可以显示神经纤维的走行、分布、完整性及其周围软组织情况。该技术常用于诊断周围神经损伤（如臂丛神经损伤）、神经卡压综合征（如腕管综合征、肘管综合征），以及评估神经源性肿瘤的位置、范围及其与周围组织的关系。

（十）MRI 的禁忌证

1. 绝对禁忌证　可能导致生命危险或造成不可逆伤害的情况。
（1）体内装有心脏起搏器者（新型 MRI 兼容性产品除外）。
（2）体内植入电子耳蜗、磁性金属药物灌注泵、神经刺激器、胰岛素泵等电子装置者。
（3）眼眶内存在磁性金属异物者。
2. 相对禁忌证　可能导致潜在风险或伤害的情况。
（1）体内有弱磁性植入物者（如人工心脏金属瓣膜、血管金属支架、血管夹、螺旋圈、滤器、封堵物等），一般建议术后 6 ～ 8 周再行 MRI 检查。

（2）体内有金属弹片、金属人工关节、假肢、假体、固定钢板等者，需根据金属与扫描区域（磁场中心）的距离进行综合评估，以患者安全为首要考量因素，慎重选择检查，建议在 1.5T 及以下场强设备中进行。

（3）体内有骨关节固定钢钉、骨螺丝、固定假牙、避孕环等者，通常不会造成严重的人身伤害，是否进行检查主要取决于金属伪影是否影响诊断图像质量。

（4）危重患者或需依赖磁性金属类或电子类生命支持设备的患者。

（5）癫痫发作期患者，以及存在神经刺激症状、幽闭恐惧症患者。

（6）体温 ≥ 38.5℃ 的高热患者。

（7）妊娠早期（妊娠 3 个月内）孕妇。

四、超 声 成 像

随着超声医学的迅速发展，超声技术在心血管、腹部、妇产科及浅表器官等疾病的诊断中发挥着重要作用。同时，超声在骨关节与肌肉系统疾病的诊断技术持续创新，其诊断价值不断提升，目前已得到较为广泛的临床应用。尤其对于某些软组织病变，X 线检查无法清晰显示；CT 检查主要提供病变的横断面图像，有时难以全面反映病变特征；MRI 虽在关节及软组织疾病诊断方面具有显著优势，但由于检查费用较高且存在特定禁忌证，尚不能作为常规检查手段。超声技术具有分辨率高、无创、经济、可短期重复检查等特点，并能动态观察肌肉、肌腱的运动状态，可获取其他影像学检查无法提供的重要诊断信息。然而，超声技术也存在一定局限性。其对骨关节肌肉系统某些结构对比度的显示欠佳，空间分辨率不足，在骨骼疾病诊断方面不如 X 线、CT 及 MRI 检查。此外，超声无法穿透骨质观察骨内情况，且诊断准确性在很大程度上依赖于操作者的经验与技术水准。

（一）超声检查的临床应用

1. 肌肉、肌腱、韧带的损伤 应用超声检查可发现肌肉、肌腱、韧带的异常回声、局部出血及动态分离等征象，从而精确判断撕裂的部位、程度、是否伴有血肿，并评估损伤范围及预测恢复时间。

2. 骨、软骨及滑膜关节疾病 超声虽不能穿透骨骼，但在显示骨皮质及骨骼表面轮廓方面具有独特优势，如早期骨皮质侵蚀、骨撕脱、撞击性骨皮质凹陷（压缩骨折）等。超声可准确测量软骨厚度及回声变化，有助于早期发现软骨损伤及病变；同时能诊断关节内积液、游离体、周围囊肿及炎症等。

3. 周围神经病变 超声检查可用于神经卡压综合征、闭合性周围神经损伤，以及外伤后外周神经周围血肿或粘连的评估。此外，超声可探查肢体软组织损伤及肿物来源，明确其与周围神经的关系，常能提供明确诊断或为其他影像学检查提供有效补充。

4. 四肢大血管的病变 彩色多普勒超声对四肢大血管动静脉疾病的诊断具有高特异性和高敏性，可准确评估动脉内中膜厚度、斑块大小、硬度及血管狭窄程度，还能诊断四肢静脉血栓及下肢静脉瓣膜关闭不全，包括血栓位置、堵塞程度及形成时间等，为临床治疗方案的制订提供依据。

5. 软组织内肿块及异物定位 超声对软组织囊性或实性肿块的评估价值较高，鉴别诊断优势显著。超声引导下穿刺活检可明确肿块性质，操作简便；囊性病变可在超声引导下穿刺引流或注药治疗。超声可检出 1 ～ 2mm 的金属异物，并对玻璃、塑料等非金属异物的定位有辅助作用，为临床诊疗提供可靠支持。

（二）超声检查方法

1. 仪器 采用中高档彩色多普勒超声诊断仪，常规首选线阵探头（频率范围 5.0 ～ 12.0MHz）。深部病变建议选用 3.5 ～ 5.0MHz 凸阵探头，检查条件需设置为肌肉骨骼模式。全景成像、三维超声等新技术在肌肉骨骼检查中具有临床应用价值，可根据实际需求选择。

2. 调节 根据检查部位动态调节二维增益及深度至最佳显示状态。聚焦点应定位在目标观察区域中心,通过调整探头角度避免各向异性伪像干扰。

3. 扫查方法 患者取检查部位对应体位,充分显露待检区域。将探头垂直放置于皮肤上,均匀涂布足量耦合剂后保持稳定接触。沿解剖结构及肌肉、肌腱走行方向,进行多切面动态扫查。

(三)人体组织回声和超声图像的关系

在超声成像中,不同的回声声像(回声强度)反映了不同组织的声学特性(表1-3)。

表1-3 人体部分组织回声和超声图像的关系

组织类型	液体	实质性脏器	正常软组织	脂肪	骨骼
回声	无回声	低回声	等回声	高回声	强回声
超声图像表现	黑色	暗灰色	灰色	亮白色	白色

五、核医学成像

核医学是核技术与医学相结合的学科。核医学成像又称放射性核素显像,是通过检测引入人体的放射性核素所释放的射线信号,反映其在体内的浓度分布,从而同时显示形态学与功能学信息的一种诊断方法。由于疾病过程中的代谢变化往往早于形态学改变,核医学成像被认为是最具早期诊断价值的检查手段之一。该技术在骨骼肌肉系统疾病诊断中的应用日益广泛。

(一)静态骨显像

核素骨显像的原理是通过静脉注射的方式将放射性核素标记的亲骨性显像剂引入体内,在体内该类显像剂可以与骨组织内的无机盐和/或有机质紧密结合,在体外通过核医学成像仪器显示显像剂在骨骼系统内的分布,获得骨骼系统的影像。以目前临床最常用的骨显像剂 ^{99m}Tc 标记的亚甲基二磷酸盐(^{99m}Tc-MIDP)为例,其被骨骼摄取的机制主要包括两方面:一方面该类显像剂能够通过化学吸附和离子交换的方式与羟基磷灰石晶体表面紧密结合,另一方面它可以直接与骨组织内的有机物,特别是与未成熟的骨胶原结合,从而使显像剂沉积于骨骼内,达到显像目的(图1-2)。

随着 PET-CT 和双探头 SPECT 成像设备的普及,正电子骨显像剂 Na^{18}F 已应用于骨骼疾病的诊断。Na^{18}F 中的 ^{18}F 是 OH$^-$ 的类似物,可与骨的无机盐成分羟基磷灰石晶体上的 OH$^-$ 进行离子交换,从而浓聚于骨骼中,主要用于反映骨盐的代谢活跃程度。与 ^{99m}Tc-MDP 骨显像相比,Na^{18}F 具有更高的图像分辨率和病变检出灵敏度,但综合考虑成本效益,^{99m}Tc-MDP 仍是目前临床首选的骨显像剂。

(二)骨动态显像

骨动态显像(bone dynamic imaging)通常称为三时相骨显像,其显像原理与静态骨显像相同,二者仅在显像方法上存在差异。骨动态显像是在静脉注射显像剂后,于不同时间点进行显像,分别获取血流相、血池相及延迟相的

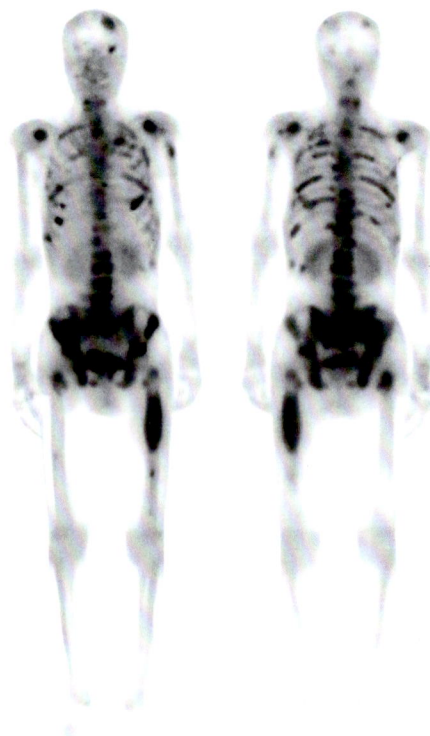

图1-2 正常成人骨显像

骨显像数据。血流相可显示大血管的位置、形态、走向及充盈状态和通畅性；血池相反映软组织的血液分布状况；延迟相则主要反映骨骼代谢活跃程度。不同疾病或同一疾病的不同发展阶段，病变部位骨盐代谢及血流分布的表现既可能相似，亦可能存在显著差异。因此，骨动态显像能通过分析病变血管空间变异特征及血栓形成特点，为疾病鉴别诊断和病程评估提供重要依据。四时相骨显像是在三时相骨显像基础上，注射后 24 小时采集延迟骨静态显像的方式。

（三）关节显像

关节的炎症、退行性改变或骨性关节的应力异常，会导致病变部位血管增生、血流灌注量增加、血管通透性增强，同时伴有病变关节附近骨骼的成骨过程加速、骨盐代谢旺盛，以及软骨及骨破坏引起的反应性骨增生。放射性核素关节显像是检查活动性关节疾病的灵敏方法，有助于骨关节疾病的早期诊断和鉴别诊断。当关节疾病已确诊时，该显像方法还可用于显示病变范围、评价疗效及随访观察病情进展。

目前关节显像常用的显像剂是 ^{99m}Tc-MDP 和 ^{99m}TcO$_4^-$。^{99m}Tc-MDP 能在活动性病变部位浓聚（原理同骨显像），^{99m}TcO$_4^-$ 可与关节腔渗出液中的蛋白相结合，从而使骨关节显影。近年来，医学界推出了多种炎症显像剂，如 ^{111}In 和 ^{99m}Tc 标记的白细胞、^{111}In 和 ^{99m}Tc 标记的人免疫球蛋白。这些显像剂在炎症病灶中聚集的主要机制是炎症部位血管通透性增高，以及免疫性疾病中类风湿因子或免疫复合物的沉积。

考点与重点 影像学检查技术在骨骼肌肉系统中的临床优势

第二节 骨与关节的正常影像解剖和解剖变异

一、概   述

骨关节解剖是影像解剖的基础，也是骨伤影像诊断技术的必修内容。骨与关节的正常影像解剖分为 X 线影像解剖和断层影像解剖。现分述如下。

（一）骨的发生、发育及变异

1. 骨的发生 骨由胚胎时期中胚层的间充质发育而来，其骨化方式分为膜内成骨和软骨内成骨两种。

（1）膜内成骨：在胚胎早期，间充质呈膜状分布并通过直接骨化的方式称为膜内成骨。间充质内部分细胞分化为成骨细胞，分泌骨胶原纤维和基质，基质经钙盐沉积后形成骨质。最初形成骨质的部位称为初级骨化中心（原发骨化点），骨化中心向四周呈放射状增生形成骨小梁，逐渐增多的骨小梁相互连接形成海绵状的骨松质。随着骨化范围持续扩大，最终结缔组织膜完全被骨组织取代。骨松质外周的结缔组织分化为骨膜，其内层的成骨细胞在骨松质表面形成致密的骨密质。脑颅骨和大部分面颅骨通过此方式形成。

（2）软骨内成骨：胚胎早期间充质先形成与成人骨形态相似的软骨雏形，随后通过软骨替代成骨。骨化最早出现在软骨中段，该部位称为初级骨化中心。初级骨化中心向两端延伸发育，最终形成骨干。在胎儿出生前后，长骨两端分别出现独立的骨化中心，称为次级骨化中心（继发骨化点）。不同骨骼的次级骨化中心数目和位置存在差异。短管状骨（如掌骨、指骨、跖骨、趾骨）仅一端出现单个次级骨化中心，而长管状骨每端可存在一个或多个次级骨化中心。

次级骨化中心形成的骨性结构称为骨骺。骨干与骨骺之间的软骨组织称为骺软骨，靠近骨干侧的骨性部分称为干骺端。随着骨化进展，骺软骨逐渐变薄形成板状结构，称为骺板。骺板随年龄增长逐渐变薄直至完全骨化，此时骨干与骨骺融合，原骺板位置遗留的薄层致密骨结构称为骺线。骺线最终会随骨骼成熟而逐渐消失。四肢长骨及不规则骨会通过此方式发育。

上、下肢骨化中心出现及闭合时间如表1-4、表1-5所示。

表1-4 上肢骨骨化中心出现及闭合时间参考表

骨化中心部位	出现时间	闭合时间
肱骨头	2～3个月	—
肱骨大结节	5～9个月	—
肱骨小结节	1～4个月	—
大小结节	—	3～5岁
结节与头	—	4～8岁
肱骨近端	—	16～23岁
肱骨小头	2～5个月	—
肱骨滑车外侧部	2～5个月	—
肱骨滑车内侧部	9～11岁	—
肱骨内上髁	4～8岁	—
肱骨外上髁	9～13岁	—
肱骨小头、滑车及外上髁	—	14～17岁
肱骨远端	—	14～18岁
桡骨小头	4～7岁	13～18岁
尺骨鹰嘴	8～11岁	13～19岁
桡骨远端	6～9个月	18～20岁
尺骨远端	5～8岁	16～24岁
舟骨	4～7岁	—
月骨	3～5岁	—
三角骨	1～3岁	—
豆骨	6～10岁	—
大、小多角骨	4～7岁	—
头状骨	1～3个月	—
钩骨	1～4个月	—
掌骨远端、指骨近端	7个月～3岁	14～20岁

表1-5 下肢骨骨化中心出现及闭合时间参考表

骨化中心部位	出现时间	闭合时间
股骨头	2～5个月	14～19岁
股骨大粗隆	2～5个月	14～19岁
股骨小粗隆	8～11个月	14～19岁
股骨髁	0～5个月	16～19岁
髌骨	2～5岁	—
胫骨近端	0～2个月	16～19岁
腓骨近端	2～5岁	16～19岁
胫骨远端	0～1岁	15～20岁

骨化中心部位	出现时间	闭合时间
腓骨远端	1～2 岁	15～19 岁
跟骨、距骨	出生	—
跟骨结节	5～12 岁	—
舟骨、楔骨	8～11 个月	—
骰骨	0～1 个月	—
第 2、5 跖骨远侧	1～4 岁	13～22 岁
趾骨近侧	7 个月～4 岁	15～19 岁

　　骨化点的出现或融合时间遵循特定时序规律，通过观察骨骼在 X 线片上的显影顺序来推算的年龄称为骨龄。骨龄与个体实际年龄可能存在差异。临床上通过比较骨龄与实际年龄来判断骨骼发育是否正常，这也是鉴别正常骨骺与骨折的重要依据之一。腕部作为常用骨龄检测部位，各研究数据虽存在差异，但骨化中心出现的大致顺序如下：头状骨和钩骨（1 岁）、三角骨（3 岁）、月骨（4 岁）、舟状骨（5 岁）、大多角骨和小多角骨（6～7 岁）、豌豆骨（约 9 岁）。若从掌面观察左腕部，骨化中心出现顺序可描述为：自头状骨起始，沿顺时针方向旋转一周半至豌豆骨（图 1-3）。

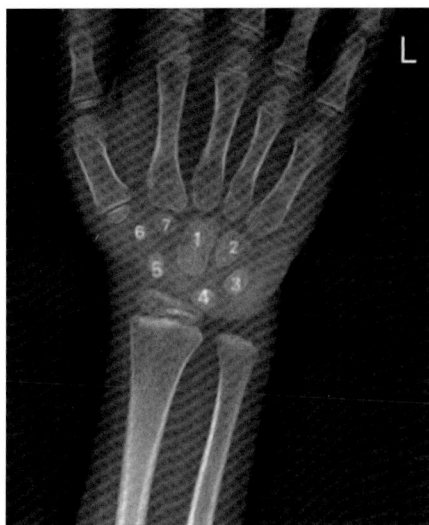

1. 头状骨；2. 钩骨；3. 三角骨；4. 月骨；5. 舟状骨；6. 大多角骨；7. 小多角骨

图 1-3　儿童腕骨

考点与重点 各腕骨骨化中心出现顺序及时间

　　脊椎骨的发生过程具有一定特异性。典型的椎骨有 3 个原始骨化中心，每侧椎弓各 1 个，椎体 1 个。1～2 岁时，椎弓两半自腰椎开始，由下而上至颈椎逐渐融合成椎弓板。2～6 岁时，椎体和椎弓板自颈椎开始，由上而下至腰骶部逐渐融合。在 9～14 岁时，各椎体上、下缘出现环状次级骨化点；16 岁时，各椎间关节突起的末端出现次级骨化点。各次级骨化中心约在 20 岁（最迟不晚于 25 岁）与椎体骨融合，形成典型脊椎骨。若长期不能融合者，称为永存骨骺，不应误诊为骨折。枢椎的齿突由单独的骨化点形成，它与椎体之间借软骨连接，在 4～6 岁时完成骨化。因此，在幼儿时期，枢椎齿突与椎体间常见的横行透亮线不应误认为齿突骨折，实为软骨连接。在 6 岁以前的侧位 X 线片上，椎体前缘中部向椎内凹陷形成的水平透亮裂隙称为血管沟。血管沟可深达椎体的前半部，在 6～8 岁时逐渐消失，需注意与椎体骨折进行鉴别。骶骨的中间部由骶椎的椎体和椎弓融合而成，其骨化过程与其他椎骨相似；至 15 ～ 25 岁时，骶骨才完全融合为一体。尾骨已趋退化。每一尾骨只有一个骨化点，于 1 ～ 10 岁时由上向下陆续出现；融合时，下方的三个尾椎先开始融合，第 1、2 尾椎融合时间较晚，一般在 30 岁以后完成。老年人的第 5 腰椎与第 1 骶椎也可发生骨性融合，女性较为多见。

2. 骨的构造　骨由骨质、骨膜和骨髓组成。

（1）骨质　在影像学上分为骨密质、骨松质和骨髓腔（图 1-4）。

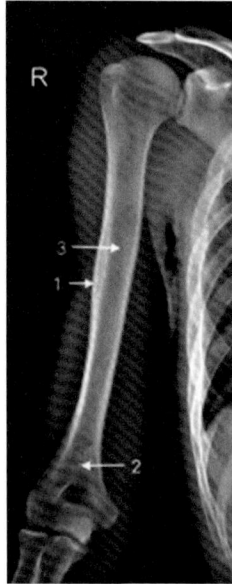

1. 骨密质；2. 骨松质；3. 骨髓腔

图 1-4　肱骨骨质结构

1）骨密质：位于骨的表层，又称骨皮质，由紧密排列的板层骨（环骨板、间骨板和骨单位）构成。骨密质在 X 线片及 CT 上表现为密度均匀的致密带影，在 MRI 上 T_1WI 及 T_2WI 均呈低信号。

2）骨松质：位于密质骨的深面，结构疏松，呈海绵状。骨松质在 X 线片及 CT 上表现为细致而整齐的纱网状结构，密度低于骨皮质，以骨端最显著；MRI 上 T_1WI 及 T_2WI 均呈等信号。骨小梁的排列方向通常与该骨所承受的压力和相应张力的方向一致（图 1-5）。

1. 压力线；2. 张力线

图 1-5　股骨近端压、张力（曲）线

不同种类的骨，骨密质和骨松质的分布形式是不同的。①长骨：骨干主要由骨密质构成，其中以中部为最厚，向两端逐渐变薄，至关节面处则成为很薄的一层；骨松质的分布与之相反，两端骨松质较多，向骨干中部延伸则逐渐变薄。在骨密质内有时可见滋养孔（或管）显影，当其方向与 X 线方向一致时，则显示为圆形或卵圆形低密度阴影；当其方向与 X 线方向垂直时，则显示为穿过皮质的低密度细线影，或在骨松质内呈边界光滑、多数伴有薄层硬化边的管条状影。滋养管显影时易被误认为骨折线，需注意鉴别（图 1-6）。②短骨：表面为一层较薄的骨密质，密质在 X 线片上显示为白色线状高密度影，内部充满筛网状密度的骨松质。③扁骨：由两层骨密质（内板、外板）夹一层骨松质（板障）构成。

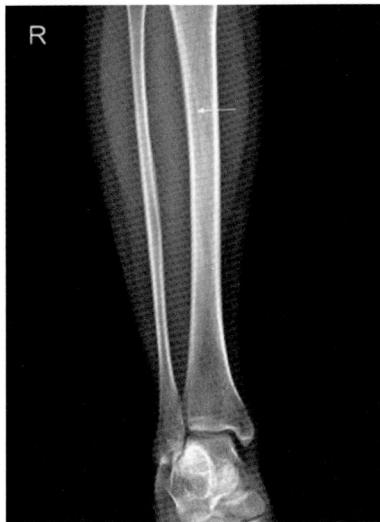

图 1-6　胫骨滋养管

3）骨髓腔：常因骨皮质和骨小梁的遮挡而显示不清。骨髓腔在骨干中段可显示为边界不清、较为透亮的带状区。

考点与重点　成人骨质的 X 线片表现

（2）骨膜：除关节面外，骨密质的表面均覆有骨膜。正常骨膜因与周围软组织密度相近，故 X 线下不显影。

（3）骨髓：由造血细胞和脂肪组织构成，根据骨髓成分比例不同，分为红骨髓和黄骨髓两类。X 线检查无法显示骨髓成分，仅能显示骨髓腔所在部位。由于黄骨髓脂肪含量显著高于红骨髓，T_1WI 上黄骨髓呈高信号，红骨髓呈中等信号；T_2WI 上红、黄骨髓信号相似，均呈稍高信号；脂肪抑制序列中两者均呈低信号（图 1-7）。

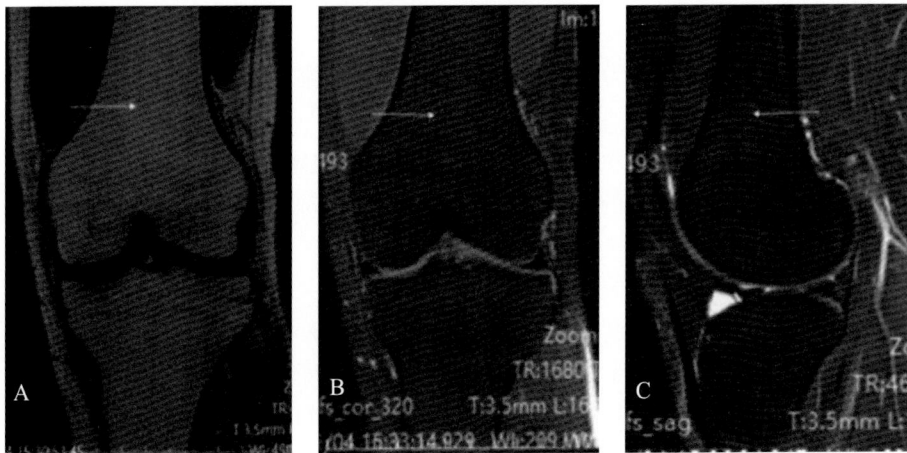

A 为 MRI T_1WI 成像（冠状位）；B 为 MRI 脂肪抑制序列成像（冠状位）；C 为 MRI 脂肪抑制序列成像（矢状位）

图 1-7　骨髓 MRI 表现

3.骨的常见变异及影像表现

（1）骨岛：又称致密骨岛，是在正常骨松质中出现的局限性致密骨质。X线表现为圆形或卵圆形、边缘清晰锐利的高密度影（图1-8A）。MRI特征为T_1WI及T_2WI脂肪抑制序列均呈低信号灶（图1-8B、图1-8C）。好发部位为腕骨或足骨。

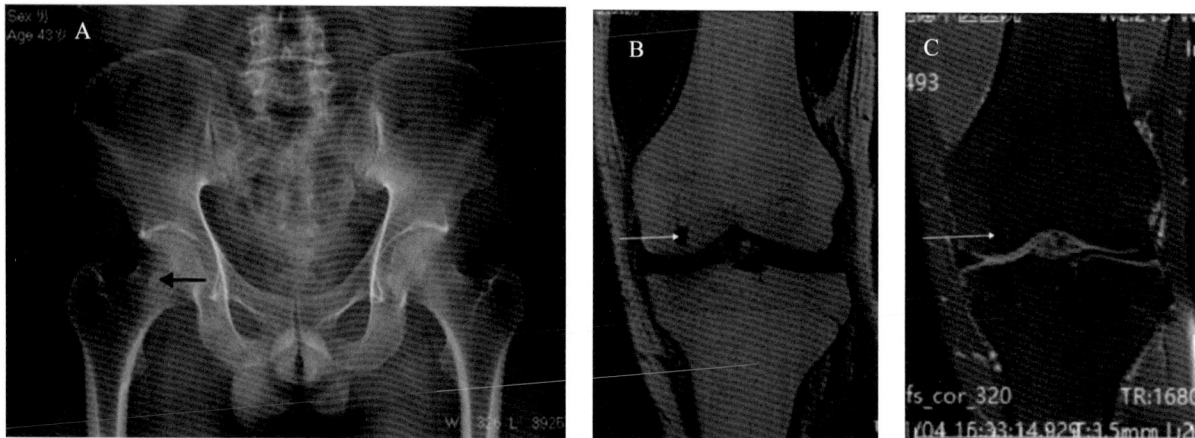

A为右股骨颈X线表现（正位）：圆形高密度骨岛；B为膝关节MRI T_1WI成像（冠状位）：
骨岛呈低信号；C为膝关节MRI T_2WI脂肪抑制序列成像（冠状位）：骨岛呈低信号

图1-8　骨岛X线、MRI表现

（2）软骨岛：是指骨松质内未骨化的软骨。X线片表现为正常骨松质内圆形或类圆形透亮区，边界清晰，周围可见硬化环。MRI表现为T_1WI呈低信号、T_2WI呈高信号灶。好发部位为股骨头或股骨颈。

（3）生长障碍线：表现为长骨干骺端松质内一条或数条横行致密线影。目前认为其成因主要有两种：①长骨纵向生长过程中暂时性发育抑制所致；②佝偻病愈合期骨质沉积所致（图1-9）。

（4）副骨与籽骨：①副骨：在骨发育过程中，因骨化中心未融合而形成的额外小骨，可由独立骨化中心发育形成。好发部位为腕部及足跗部。②籽骨：形成于肌腱附着处的骨性结构，亦可由多个骨化中心未融合所致。好发部位为掌、指、跖、趾部，多呈双侧对称分布。髌骨为人体最大籽骨。

（二）关节的影像解剖

1.X线表现　主要的观察内容为骨性关节面和关节间隙（图1-10）。

（1）骨性关节面：X线片上表现为边缘光滑锐利的线样致密影，由关节软骨深层的菲薄钙化带和下方的薄层致密骨质构成。通常凹侧骨性关节面较凸侧厚。

（2）关节间隙：为两个骨端骨性关节面之间的透亮间隙。关节间隙的宽度并不等同于关节腔的实际宽度，因为双侧关节软骨在X线下均不显影。实际显示的关节间隙是关节腔及其两侧关节软骨厚度的总和（包含关节软骨、部分关节盘或囊内韧带形成的投影）。关节间隙宽度随年龄变化而变化：新生儿长骨两端多未出现继发骨化中心，骨端间距较宽；随着继发骨化中心的出现和发育逐渐变窄；至骺板完全闭

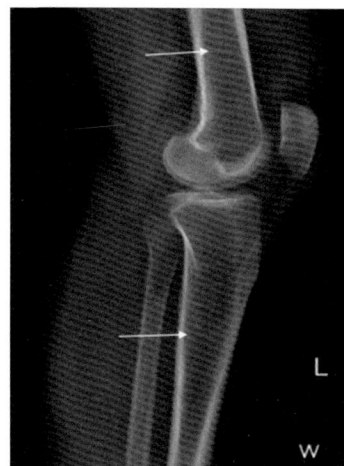

图1-9　生长障碍线X线表现

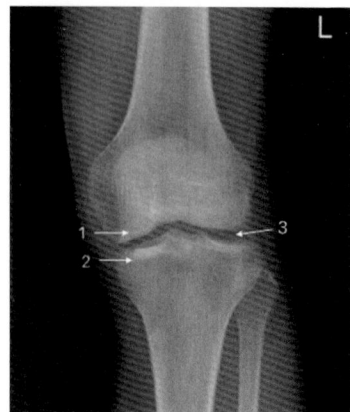

1.股骨远端关节面；2.胫骨近端关节面；
3.膝关节间隙

图1-10　膝关节X线表现

合时，关节间隙达到成人宽度。老年人因关节软骨萎缩变薄，关节间隙可稍变窄。

关节囊由于其密度与周围软组织相似，X线平片一般不能显示。在较大关节或关节囊外脂肪层衬托下，关节肿胀时偶可显示其边缘。膝、髋、踝等大关节周围的韧带（如髌韧带）可在脂肪组织对比下显示，其余关节韧带除非钙化，均难以显影。关节内脂肪位于关节囊内外层之间，多见于大关节（如膝关节的髌下脂肪垫），脂肪层在X线下表现为特征性的透亮影（低于骨组织但高于空气的透光度）。

2. CT表现 能更清晰地显示关节骨端和骨性关节面（表现为线样高密度影）。关节间隙呈关节骨端间的低密度影，关节软骨及软骨盘仍无法显示。通过软组织窗可观察关节囊、周围肌肉及囊内外韧带断面（中等密度影）。正常关节腔内少量液体在CT上通常难以显示。近年来，随着高科技的临床应用，CT三维重建成像可立体呈现关节轮廓及多方位结构（彩图4）。

3. MRI表现 能清晰显示关节的各层解剖结构（图1-11）。关节软骨位于关节骨端的最外层，呈 $1 \sim 6mm$ 厚的弧形结构：T_1WI 呈均匀低信号，T_2WI 及脂肪抑制成像呈稍高或高信号，信号均匀且表面光滑。其下方的骨性关节面在 T_1WI、T_2WI 及脂肪抑制成像上均表现为薄层清晰锐利的低信号影。骨性关节面下的骨髓腔在MRI序列中呈等 T_1 等 T_2 信号，在 T_2WI 脂肪抑制序列中呈等低信号。关节囊的纤维层显示为光滑连续的低信号结构。关节囊内外韧带和关节盘在所有加权图像上均表现为低信号。关节腔内的少量滑液在 T_1WI 呈低信号、T_2WI 呈高信号。

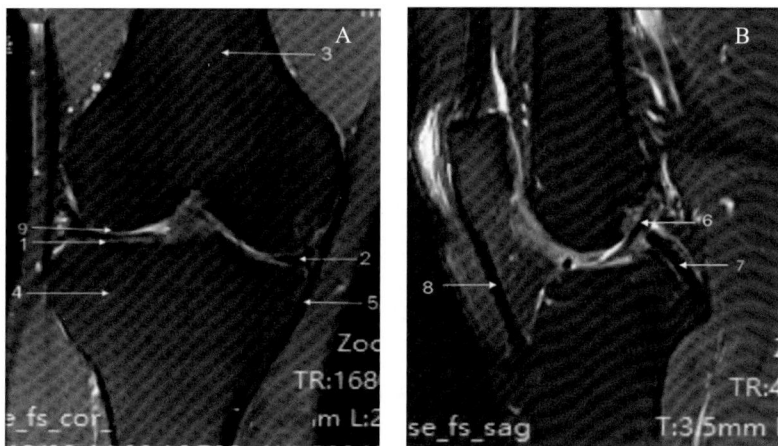

A为冠状位；B为矢状位

1.关节软骨；2.半月板；3.股骨远端松质骨；4.胫骨近端松质骨；5.内侧副韧带复合体；

6.前交叉韧带；7.后交叉韧带；8.髌韧带；9.骨性关节面

图1-11 膝关节MRI表现（T_2WI脂肪抑制序列成像）

考点与重点 关节及周围软组织的MRI解剖

（三）儿童骨关节的影像解剖

儿童期的骨由于处在发育阶段，在影像解剖上与成人骨有所不同，其密度普遍稍低，骨质结构上分为骨干（骨体）、干骺端、骨骺板、骨骺（图1-12）。

1. X线表现

（1）骨干：与成人相似，是骨的中间部。骨皮质较成人薄，且会随年龄增长而逐渐增厚。

（2）干骺端：位于骨干两端增宽的部位，是骨骼生长最活跃的部位，其周边为薄纸样骨皮质，内部主要是呈网络状纹理的松质骨。干

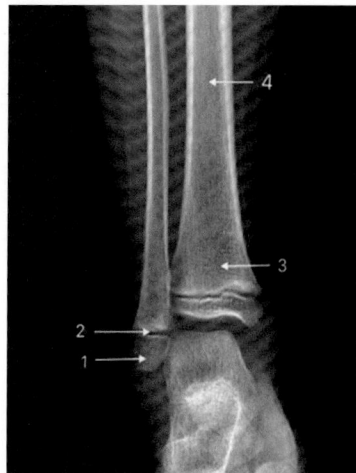

1.骨骺；2.骨骺板；3.干骺端；4.骨干

图1-12 儿童管状骨X线表现

髓端骺侧可见一条不规则的致密线，即先期钙化带，该带主要由钙化的软骨基质组成。

（3）骨骺板和骨骺线：是干骺端和骨骺中心之间的软骨在 X 线上的投影。儿童期显示为一较宽的低密度透亮带，称为骨骺板，即骺软骨板；随着骨骼的生长，骨骺板逐渐变窄，直至成为一透亮线，称为骨骺线。

（4）骨骺：位于长骨两端，开始时为骺软骨，X 线不显影。二次骨化中心出现后，表现为小点状致密影，随年龄增长，其边缘由不规则逐渐变得光整，逐渐形成松质骨，最后与骨干愈合。除股骨远端骨骺在出生时已有二次骨化中心形成外，其他骨骺也是随着年龄增长逐渐骨化。

（5）关节：由于儿童骺软骨未完全骨化，关节间隙较成人宽。

考点与重点 儿童骨质 X 线表现

2. CT 表现 儿童骨皮质呈菲薄致密线，骨松质网眼更细，且儿童骨质密度均降低。需注意，CT 扫描参数应尽量使用低剂量。

3. MRI 表现 骨干表现与成人相似，呈等信号。骺板为透明软骨信号，在 T_1WI、T_2WI 及压脂像上分别表现为低信号、高信号及高信号。骨骺内 T_1WI 和 T_2WI 多表现为骨质等信号。

二、骨关节正常 X 线解剖

（一）上肢骨及其关节的 X 线解剖

1. 锁骨和胸锁关节 后前位投照时，锁骨影像呈横 "S" 形，重叠在胸廓的前上部（图 1-13）。其内侧 2/3 凸向前方，外侧 1/3 凸向后方。内侧 1/3 下缘可见粗糙或凹陷的菱形窝，为肋锁韧带附着处；外侧 1/3 下缘可见锥形突起影，称为锥状结节，是喙锁韧带的附着处。锁骨内侧端与胸骨锁切迹构成胸锁关节，关节间隙宽度为 3～5mm，因与胸椎及纵隔影重叠而显示不清，采用斜位投照或 CT 扫描可清晰显示关节间隙。正常锁骨两侧对称，可通过测量锁骨内侧端至胸椎棘突的距离来判断摄片体位是否端正。

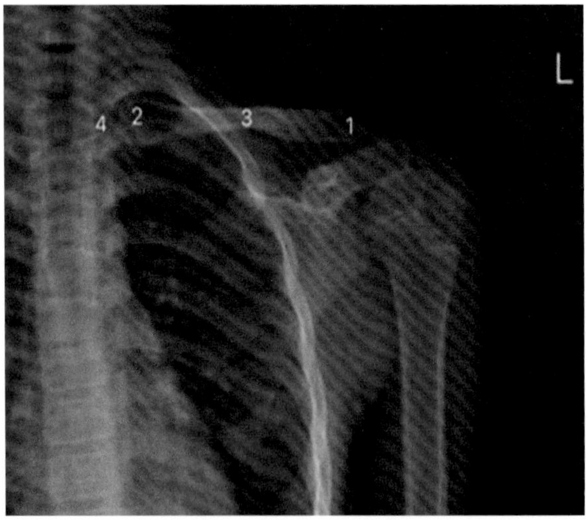

1. 锁骨肩峰端；2. 锁骨胸骨端；3. 锁骨体；4. 胸锁关节

图 1-13 锁骨正位片

2. 肩胛骨和肩锁关节 正位投照时，肩胛骨呈倒三角形，其内下部与胸廓重叠，外上部位于胸廓外侧。内上角平对第 2 肋，内下角平对第 7 肋。外侧角粗大且密度增高，可见椭圆形关节盂影像。关节盂内上方可见钩状喙突影，部分表现为中部透亮的圆形影像。关节盂上方斜行骨影为肩胛冈，其外侧部较宽并与喙突影重叠，外侧端延续为肩峰，与锁骨外侧端（锁骨肩峰端）构成肩锁关节，关节间隙宽度为

2～5mm。临床诊断肩锁关节脱位时，拍摄双侧对比片可显著提高诊断准确率。肩胛冈自肩峰向内侧延伸至肩胛骨内侧缘，呈横行致密线，将肩胛骨背面分为冈上窝和冈下窝（图1-14）。

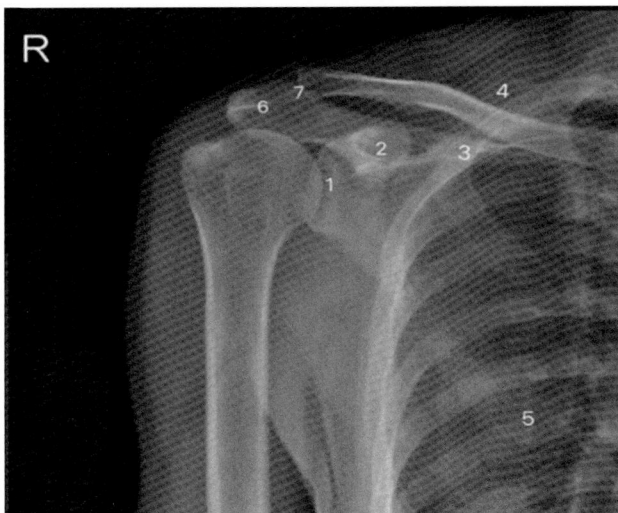

1.关节盂；2.喙突；3.肩胛冈；4.肩胛骨内上角；5.肩胛骨内下角；6.肩峰；7.肩锁关节

图 1-14 肩胛骨 X 线表现（正位）

3. 肩关节 由肱骨头与肩胛骨的关节盂构成。

（1）肩关节正位：肱骨上端内上部的半球状影为肱骨头。肱骨头内侧与关节盂外侧重叠形成肩关节间隙，采用肩关节稍后斜位时关节间隙显示更清晰。肱骨头外侧稍缩细部分为解剖颈。解剖颈外侧和前方各有一个隆起，分别为肱骨大结节和肱骨小结节。大、小结节之间的条状透亮影为结节间沟。两结节下方与骨干交界处的稍窄区域为外科颈，该处骨皮质较薄，是临床常见骨折部位（图1-15）。

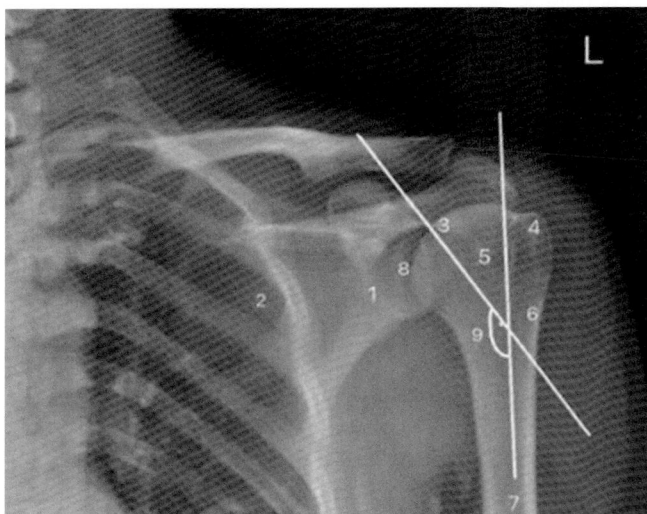

1.关节盂；2.肩胛骨体部；3.肱骨头；4.肱骨大结节；5.肱骨解剖颈；
6.肱骨外科颈；7.肱骨干；8.肩关节间隙；9.肱骨干颈角

图 1-15 肩关节 X 线表现（正位）

肱骨体呈管状骨影，两侧骨皮质较厚并向两端逐渐变薄。骨皮质表面光滑，其外缘中上部不规则的隆起为三角肌粗隆，粗隆下缘有时可见一浅切迹，即桡神经沟。

（2）肩关节 X 线测量：在正位片上，肩关节间隙正常值为 4～6mm，超过 6mm 应考虑脱位可能。正常情况下，肱骨头下缘不应超过关节盂下缘，否则提示脱位（图1-16）。

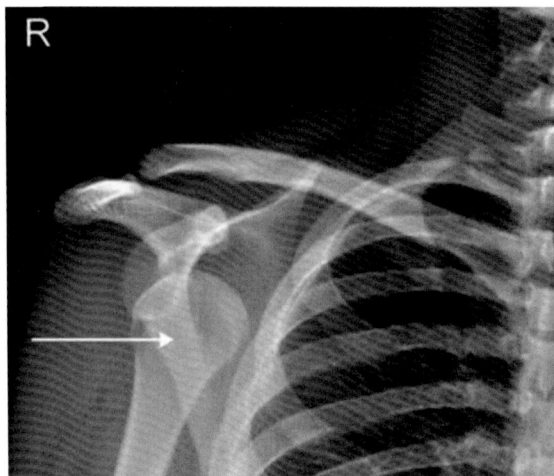

图 1-16　肩关节脱位 X 线表现

在正位片上，肱骨头轴线与肱骨干的中轴线相交构成的内侧夹角称为肱骨干颈角，正常值为 $130°\sim140°$，角度减小为肱内翻，角度增大为肱外翻。

4. 肘关节　由肱骨远端、尺骨近端和桡骨近端构成。

（1）肘关节正位：肱骨远端两侧的骨性突起分别为肱骨内上髁和外上髁。内上髁呈锥形突起，外上髁较为平坦。肱骨远端关节面光滑，外侧为半球形的肱骨小头，与桡骨头构成肱桡关节；内侧为中部凹陷的滑车关节面，与尺骨鹰嘴重叠形成肱尺关节。肱骨远端可见卵圆形透亮区，后方为鹰嘴窝，前方为冠突窝。

在前臂正位片上，外侧为桡骨，内侧为尺骨，二者大致平行。桡骨近端膨大部分为桡骨头，呈圆盘状，其上方与肱骨小头构成肱桡关节，内侧与尺骨冠突下方的桡切迹构成上尺桡关节。桡骨头下方稍细处为桡骨颈，其内前上方的卵圆形隆起为桡骨粗隆。尺骨近端的鹰嘴呈方形，主要与肱骨滑车重叠。冠突与桡骨头大致处于同一水平，其中部稍向上凸起。

（2）肘关节侧位：肱骨远端的致密环形影为肱骨滑车的轴位投影，滑车前后缘的致密线与肱骨远端髁部骨皮质前后缘的致密线交叉呈"X"形，其交界处的致密骨板影为冠突窝与鹰嘴窝的分界。

肘关节由肱桡关节、肱尺关节和上尺桡关节组成，临床常规拍摄肘关节正位片和屈肘 90° 侧位片（图 1-17）。

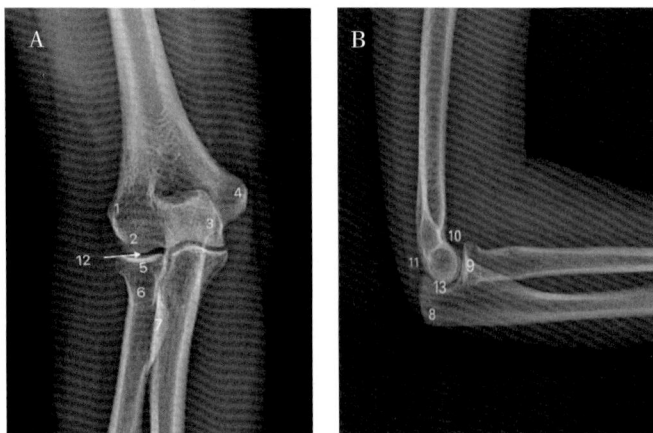

A 为正位；B 为侧位

1. 肱骨外上髁；2. 肱骨小头；3. 肱骨滑车；4. 肱骨内上髁；5. 桡骨头；6. 桡骨颈；7. 桡骨粗隆；
8. 尺骨鹰嘴；9. 尺骨冠突；10. 冠突窝；11. 鹰嘴窝；12. 肱桡关节间隙；13. 肱尺关节间隙

图 1-17　右肘关节 X 线表现

（3）成人肘关节的 X 线测量

1）外偏角：在肘关节正位片上，肱骨长轴线与尺骨长轴线形成向外开放的夹角称为外偏角，正常范围为 165°～170°，此为生理性前臂外偏角（图 1-18）。若角度小于 165° 为肘外翻，大于 190° 为肘内翻，等于 180° 则为直肘，均属异常表现。

2）携物角：在肘关节正位片上，肱骨长轴与尺骨长轴形成的向下开放的夹角称为携物角，正常范围为 5°～20°。小于 5° 为肘内翻，大于 20° 为肘外翻。

3）肱骨角：在肘关节正位片上，肱骨干中轴线与肱骨远端关节面的连线形成的内开角称肱骨角，正常范围为男性 77°～99°；女性 72°～93°，肘内翻时此角变小，肘外翻时此角变大。

（4）小儿肘关节的 X 线测量

1）肘外线：在肘关节正位片上，从小儿肱骨外上髁到桡骨近侧干骺端外缘的连线称肘外线（图 1-19）。肱骨小头骨骺应位于此线内侧，可与尺骨上端阴影部分重叠。若肱骨小头骨骺靠近或向外越过此线，则提示肱骨小头骨骺向外侧移位。

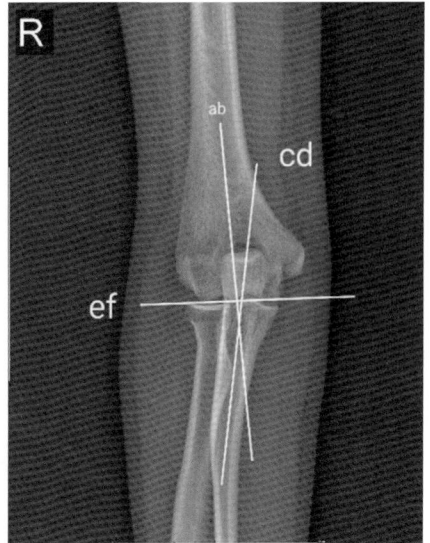

ab 为肱骨轴线；cd 为尺骨轴线；
ef 为肱骨远端关节面连线

图 1-18 肘关节正位 X 线测量

2）肘前线（肱骨前线）与肘中线（肱骨中轴线）：在肘关节侧位片上，沿肱骨干皮质前缘的划线为肘前线（图 1-20）；肱骨侧位片的中轴纵线为肘中线。正常情况下，肱骨小头骨化中心的前 2/3 应位于肘前线前方，整个肱骨小头位于肱骨中轴线前方。发生肱骨髁上骨折时，肱骨小头可移位至肘前线后方。

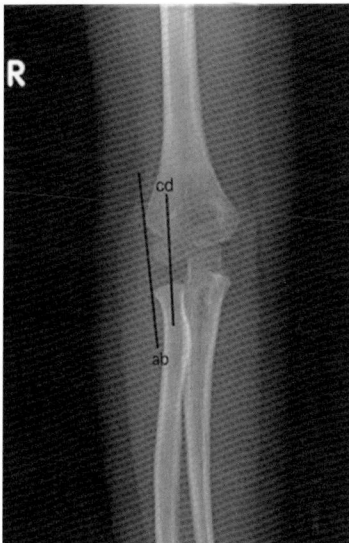

ab 为肘外线；cd 为肱桡线

图 1-19 小儿肘关节测量

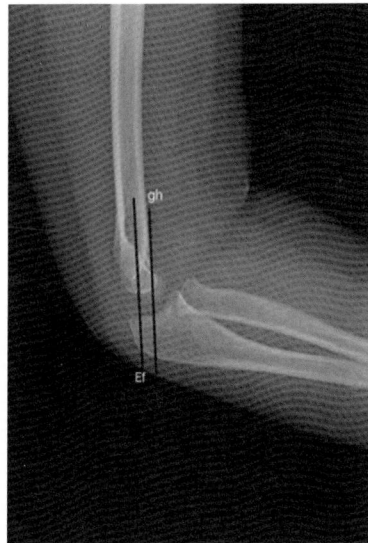

Ef 为肱骨侧位纵轴线；gh 为肘前线

图 1-20 小儿肘关节 X 线测量

3）肱桡线（肱骨小头 - 桡骨轴线）：在肘关节正位片上，肱骨小头中轴线的延长线应穿过桡骨颈中心，该连线称为肱桡线。无论正位还是不同屈曲角度的侧位片，此线均应通过肱骨小头中心或其中 1/3 区域。若该线不通过上述区域，则提示肱骨小头脱位。

考点与重点 肘关节的 X 线解剖结构及其 X 线测量

5. 手和腕关节 包括前臂骨下端、腕关节、手骨和手关节。

（1）腕关节正位：桡骨下端伸向外下方的膨大突起称桡骨茎突。其远侧的致密边缘为腕关节面，与手舟骨和月骨相对，构成桡腕关节的外侧部分。尺骨下端伸向内下方的膨大突起称为尺骨茎突。尺骨头的远侧与三角骨和豌豆骨的小部分相对，构成桡腕关节的内侧部分。由于分隔这两个关节的关节盘在 X 线下不显影，因此关节间隙显得较宽。桡骨内侧的尺切迹与尺骨远端构成下尺桡关节（图 1-21A）。

腕骨共 8 块，在正位片上分为两列。从桡侧向尺侧，近列包括手舟骨、月骨、三角骨、豌豆骨，呈一条凸向近侧的弧形带状影，与桡骨、尺骨的远侧面相对；远列包括大多角骨、小多角骨、头状骨、钩骨，与掌骨基底部构成腕掌关节。

手舟骨中部略窄处称为舟骨腰部，此处血供较少，骨折后不易愈合；若舟骨腰部骨化中心未融合，则形成二分舟骨（需通过腕部尺偏位即蝶形位显示，见图 1-21B）。月骨在正位片上呈不等边四边形，其掌侧宽、背侧窄，血供较差，易发生缺血性坏死。桡骨轴线的延长线应通过月骨和头状骨。

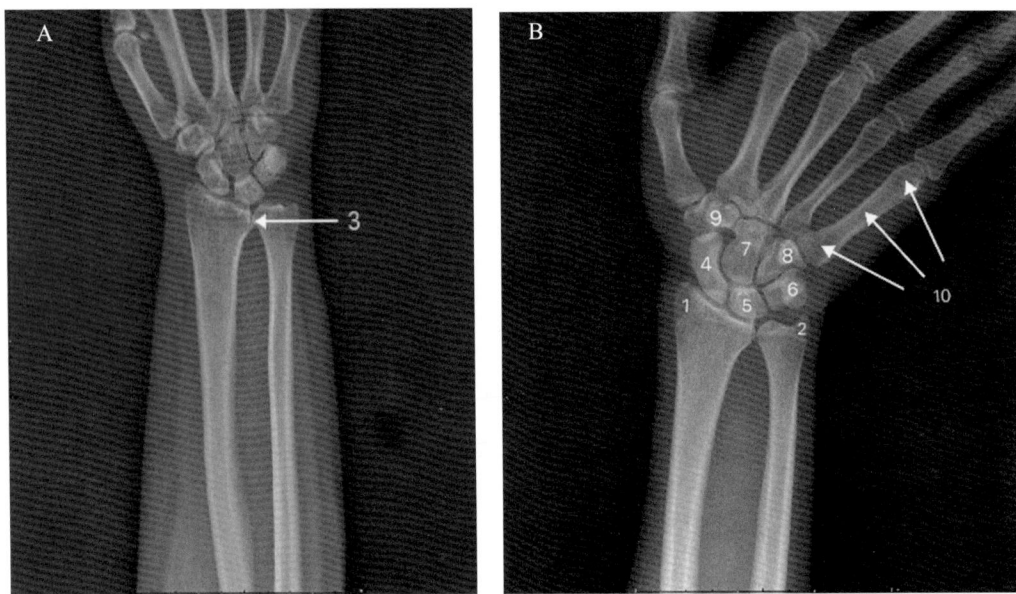

A 为后前位片；B 为蝶形位片

1. 桡骨茎突；2. 尺骨茎突；3. 下尺桡关节；4. 舟状骨；5. 月状骨；6. 三角骨及豌豆骨；7. 头状骨；8. 钩骨；

9. 大、小多角骨；10. 掌骨头、体、底

图 1-21 腕关节 X 线表现

掌骨为 5 块短管状骨，分头、体、底三部分。掌骨各有一个骨骺，除第一掌骨的骨骺位于基底部外，其余的骨骺均位于头端。第一掌骨最短，第二掌骨最长。掌骨与远列腕骨构成腕掌关节，与近节指骨底构成掌指关节（球窝关节）。

指骨亦为短管状骨，每节指骨均有一个骨骺。远节指骨短小，末端膨大且边缘不规则，称为甲粗隆。指骨间关节为滑车关节。

（2）腕关节侧位：尺骨头与桡骨下端后部重叠，尺骨茎突位置偏后。桡骨茎突与月骨重叠，桡骨的腕关节面与手舟骨和月骨对应。月骨呈半球形，其远侧面为弧形，与头状骨对应。腕部掌侧可见两个突出骨影。近侧的是腕舟状骨，远侧的是大多角骨（图 1-22），两者间的关节间隙清晰可见。

1. 月状骨；2. 舟状骨；3. 大多角骨

图 1-22 腕关节 X 线表现（侧位）

考点与重点 腕关节片上辨认各腕骨

（二）下肢骨及其关节的X线解剖

1. 骨盆的X线解剖 骨盆包括髋骨、髋关节和股骨头。

（1）髋骨及X线解剖：髋骨由髂骨、坐骨、耻骨三块骨骼构成，在12岁以前通过"Y"形软骨于髋臼处连接而成。髂骨体构成髋臼的上2/5，耻骨体构成髋臼的前下1/5，坐骨体构成髋臼的后下2/5。25岁后，软骨骨化融合为一块完整的髋骨。髂翼上缘的最高点称为髂嵴，其前端有两个突起，分别称为髂前上棘和髂前下棘；后端有两个突起，分别称为髂后上棘和髂后下棘。髂骨后缘形成近似横位的耳状关节面，与骶骨构成骶髂关节。坐骨体参与构成髋臼的后下部，向下延伸为坐骨上支，转折向前内方形成坐骨下支，前端与耻骨下支相连。坐骨上、下支转折处形成粗糙肥厚的坐骨结节。坐骨体后上方为坐骨棘，坐骨棘的上、下方各有一切迹，分别称为坐骨大切迹和坐骨小切迹。耻骨分为耻骨体、耻骨上支和耻骨下支三部分。耻骨上支上有一锐利的骨嵴，称为耻骨梳。左右两侧耻骨联合面通过纤维软骨连接，形成耻骨联合（产前宽度为4～6mm，产后宽度为6～8mm）。耻骨和坐骨支围成的孔称为闭孔。在骨盆正位片上，从骶骨岬、弓状线、耻骨梳、耻骨结节至耻骨联合上缘的弧形致密影称为界线，是大骨盆与小骨盆的分界。左右耻骨下支的夹角称为耻骨角，男性为锐角，女性为钝角。髋关节由股骨头和髋臼组成，关节间隙的宽度测量通常在髋臼顶距外侧端2cm处进行（图1-23）。骶尾骨呈倒三角形。在骨盆侧位片上，骶骨和尾骨的曲度能够清晰显示。

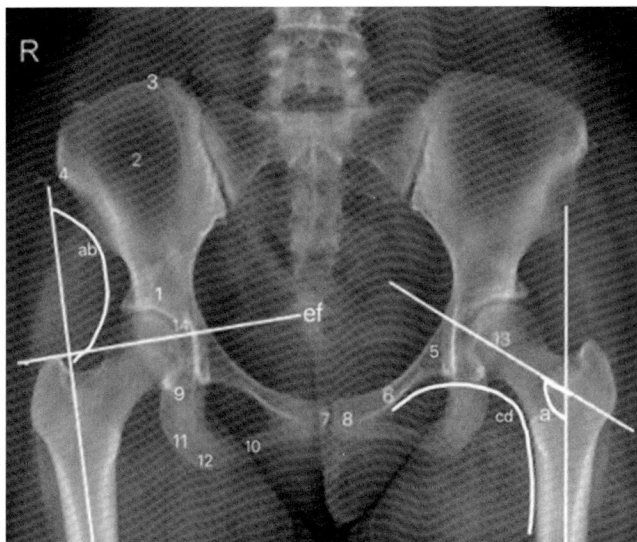

1.髂骨体；2.髂骨翼；3.髂嵴；4.髂前上棘；5.耻骨体；6.耻骨上支；
7.耻骨联合；8.耻骨下支；9.坐骨体；10.坐骨下支；
11.坐骨上支；12.坐骨结节；13.股骨头

图1-23 骨盆X线表现

（2）髋关节及X线解剖

1）成人髋关节的X线测量（图1-24）

卡尔弗线（Calve's line）：又称髂颈线或上弧线，是由髂前下棘下方髂骨外缘到股骨颈外上缘的连线，正常表现为光滑的弧线。若该弧线中断，则提示可能存在髋关节脱位或股骨颈骨折移位。

沈通线（Shenton's line）：又称耻颈线或下弧线，是指由闭孔上缘及内侧缘与股骨颈下缘连成的弧形曲线，正常为连续光滑的弧线。若该线中断，可能提示髋关节脱位、股骨颈骨折移位或骨盆坐骨/耻骨骨折移位。

股骨颈干角：是指股骨颈轴线与股骨干轴线相交形成的内下方夹角。正常成人颈干角为120°～130°（男性略大于女性），儿童

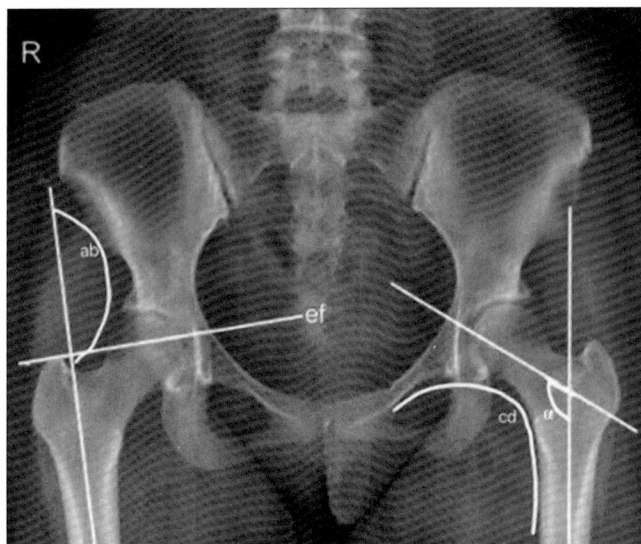

ab为卡尔弗线；cd为沈通线；α为股骨颈干角；ef为司肯纳线

图1-24 成人髋关节X线测量

通常≥ 140°。若成人此角> 130° 称为髋外翻，< 120° 称为髋内翻。

司肯纳线（Skinner's line）：是指通过股骨大转子顶点且垂直于股骨干轴线的横线。正常情况下，该线应通过股骨头凹或其下方，若偏离此位置则提示异常。

2）小儿髋关节的 X 线测量：小儿髋关节处于发育阶段，其特点是髋臼存在 Y 形软骨，股骨头呈团块状，髋臼与股骨头的大小比例差异显著，两者之间的距离较宽。要评估小儿发育性髋关节的发育状况，需进行特殊测量。

H 线（Hilgenreiner 线）：又称 Y 线，是通过两侧"Y"形软骨顶点的连线，也是两侧髂骨最低点的连线（图 1-25）。

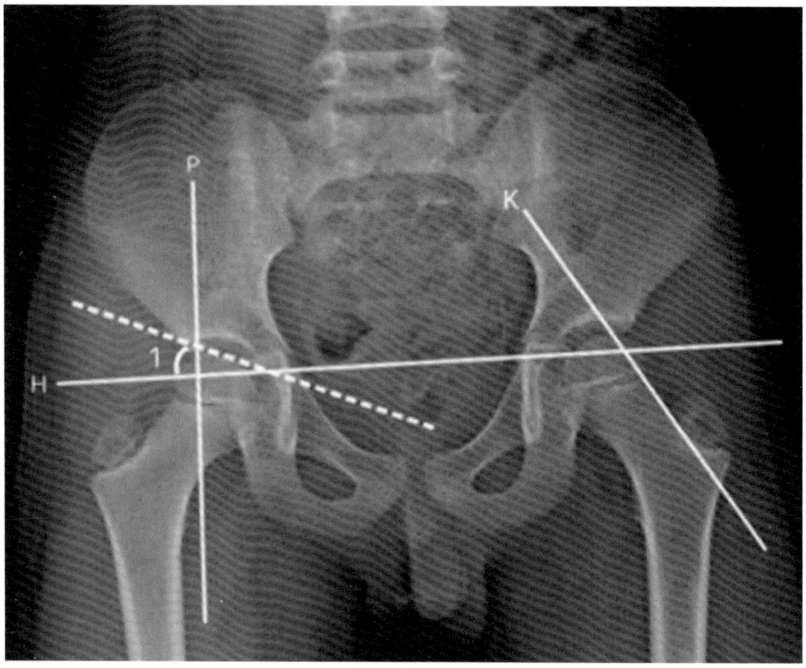

图 1-25 小儿骨盆 X 线测量

P 线（Perkins 线）：又称欧氏垂直线（Ombredanne 垂直线），即通过髋臼外上缘与 H 线垂直的直线（图 1-25）。P 线与 H 线交叉形成四个象限，即 Perkin 方格。正常股骨头骨化中心位于内下象限，若向外或向上移位均表示髋关节脱位。

K 线（Kline 线）：是指沿股骨颈上缘画线并向股骨头方向延伸的直线（图 1-25）。正常情况下，该线应穿过部分股骨头骨骺，若骨骺完全位于该线内侧，则提示股骨头骨骺滑脱。

髋臼角又称髋臼指数（acetabular index，AI）。在骨盆正位 X 线平片上，自"Y"形软骨顶点向髋臼外上缘的连线与 H 线的夹角即为髋臼指数。正常值为 20°～ 25°，上限不超过 30°。新生儿平均值约为 27.5°，1 岁时不应超过 25°，2 岁时约为 20°。在儿童行走前，此角度应小于 28°；若角度增大则提示髋臼发育不良。

新生儿髋关节间隙：①股骨上端距 H 线的距离为上方间隙，正常值为 9.5mm；若小于 7.5mm 可诊断为髋关节脱位。②股骨上端距坐骨支外缘的距离为内侧间隙，正常值为 4.3mm；若大于 6.1mm 可诊断为髋关节脱位。

考点与重点 小儿髋关节的特点和 X 线测量

（3）股骨：股骨头的中心偏后下部有一小凹陷，称为股骨头凹，有时可投影到股骨头弧线内侧，显示为小环形透亮影。股骨头下方为较细的股骨颈，股骨颈外上方连接的骨性突起是大转子，下缘延续为小转子。从大转子根部延伸至小转子上缘的致密线为转子间嵴（图 1-26）。股骨头与股骨颈内的骨小梁排列成压力曲线和张力曲线。压力曲线起自股骨干内侧皮质，向上延伸至股骨头；张力曲线起自股骨干外侧皮质，呈弧形向上，终止于股骨颈上部及股骨头下部。两种曲线相交处骨小梁较密集，形成突入股骨头的锥形骨小梁结构，其影像类似插入性骨折。股骨干上端髓腔宽大，呈三棱柱形；中下 1/3 段髓腔逐渐变窄；下端髓腔再度增宽，呈四棱锥形。在股骨侧位片上，股骨全长并非垂直，股骨上 2/3 纵轴线与下 1/3 纵轴线形成向后开放的 170° 夹角。股骨干前缘皮质光滑连续，后缘因肌肉附着而呈粗糙状（粗线影密度较淡），需注意与骨膜反应进行鉴别。股骨下端膨大，内、外侧髁影像相互重叠。股骨外上髁后方常见一籽骨影，称为腓肠小骨，位于腓肠肌外侧头肌腱内。髌骨呈前后扁平的四边形，其后缘光滑。

2. 膝关节的 X 线解剖　膝关节包括股骨下端、小腿骨上端和髌骨。

（1）膝关节正位（图 1-27A）：股骨下端膨大，可见内、外侧髁及内、外上髁，通常内侧髁位置略低，两髁之间的低密度区称为髁间窝。髌骨与股骨下端重叠，呈模糊的倒三角形。胫骨上端膨大形成内、外侧髁，其上关节面平坦且微凹，称为胫骨平台，两关节面之间的隆起称为髁间隆起，由内、外侧髁间结节组成。腓骨上端：腓骨头与胫骨外侧髁的下部重叠，关节间隙通常不可见。股骨内、外侧髁关节面与胫骨上端及髌骨共同构成膝关节，相对关节面之间的透亮区为关节间隙。

在膝关节正位片上，股骨长轴与两髁关节面的切线不垂直，形成约 80° 的外开角，即股骨角。

（2）膝关节侧位（图 1-27B）：膝关节呈半屈曲位，关节间隙位于髌骨、股骨和胫骨之间。股骨下端与胫骨上端向后下方倾斜，内、外侧髁重叠，常显示双重影像。髌骨位于股骨下端前方，呈前后略扁的四边形，前缘稍凸，后缘关节面平滑，关节间隙宽度约为 3mm；上方的低密度区为髌上囊，下方的低密度区为髌下脂肪垫。腓骨上端：腓骨头与胫骨上端的后下部部分重叠，偶可见胫腓关节间隙。

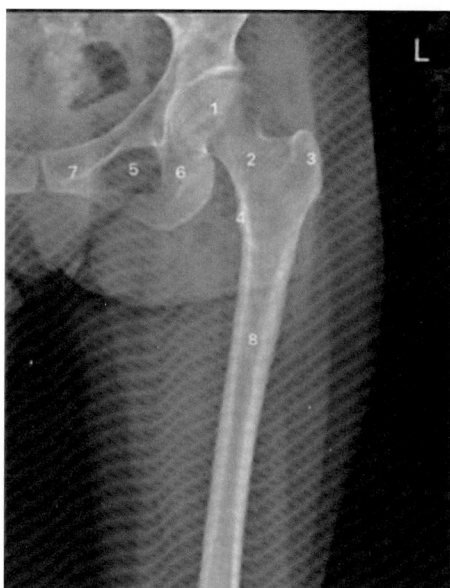

1. 股骨头；2. 股骨颈；3. 大转子；4. 小转子；
5. 闭孔；6. 坐骨；7. 耻骨；8. 骨髓腔

图 1-26　股骨 X 线表现

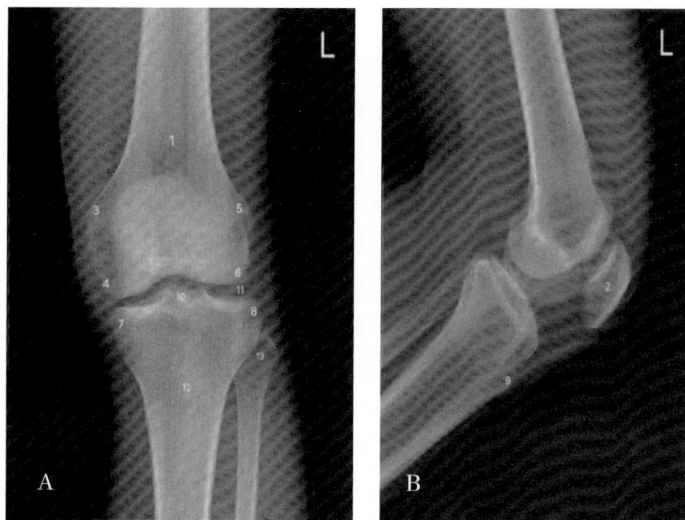

A 为膝关节正位；B 为膝关节侧位
1. 股骨；2. 髌骨；3. 股骨内上髁；4. 股骨内侧髁；5. 股骨外上髁；6. 股骨外侧髁；
7. 胫骨内侧髁；8. 胫骨外侧髁；9. 胫骨粗隆；10. 髁间隆起；11. 关节间隙；12. 胫骨；13. 腓骨头

图 1-27　膝关节 X 线表现

3. 踝关节的 X 线解剖　踝关节由小腿骨下端和距骨共同构成。

（1）踝关节正位：胫骨干中部皮质增厚，下端膨大，内侧下端突起为内踝。胫骨下端外缘存在腓切迹，与腓骨下端构成下胫腓关节。腓骨下端称为外踝，呈尖端朝下的三角形。踝关节由胫、腓骨下端关节面与距骨滑车上关节面共同构成，关节间隙清晰，呈"八"字形或鞍形，整个关节间隙连续无中断，对应关节面相互平行，关节间隙宽度均为 3 ～ 4mm（图 1-32）。

（2）踝关节侧位：胫骨、腓骨下端相互重叠，内、外踝同时重叠于距骨后上部影像内。其中，内踝位置靠前且较高；外踝位置靠后且较低。胫骨下关节面与距骨上面之间可见上凸弧形透亮带，此为踝关节间隙。尽管存在内、外踝影像的重叠，但关节间隙轮廓仍保持清晰（图 1-28）。

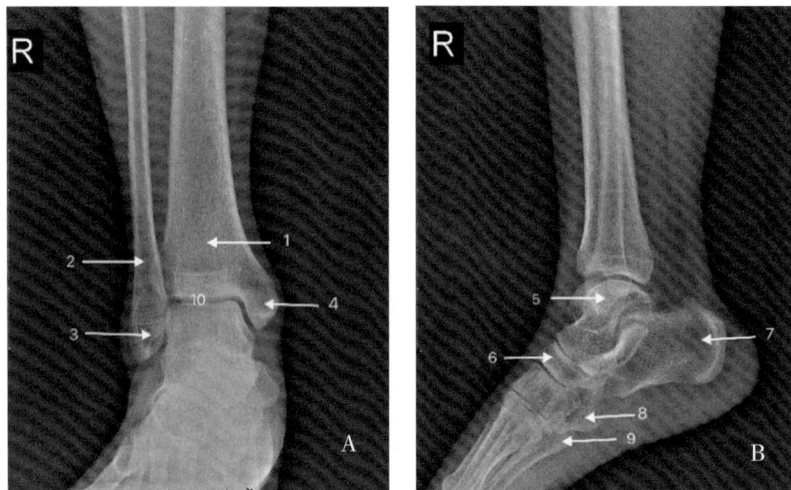

A 为正位；B 为侧位

1. 胫骨；2. 腓骨；3. 内踝；4. 外踝；5. 距骨；6. 足舟骨；7. 跟骨；8. 骰骨；9. 第 5 跖骨粗隆；10. 踝关节间隙

图 1-28　踝关节 X 线表现

4. 足跗骨、跖趾骨及其关节的 X 线解剖

（1）跗骨：共 7 块，即距骨、跟骨、足舟骨、骰骨及内侧楔骨、中间楔骨、外侧楔骨。在踝关节的侧位片上，距骨位置最高，其向上呈圆形隆起的部分为滑车，滑车下方较大部分为距骨体，体前方稍细部分为距骨颈，再向前延伸稍翘起的部分为距骨头。距骨头前面与足舟骨构成距舟关节。距骨下面与跟骨由前向后依次构成前、中、后距跟关节，其间存在一不规则透亮间隙称为跗骨窦，由跗骨间韧带填充。距骨后面常见三角副骨。跟骨位于距骨下方，是最大的一块跗骨；跟骨前上端的突起称为跟骨前突，此突与距骨头部分重叠，中间部分为跟骨体，前上后下走行方向的骨小梁清晰可见，其中局部骨小梁稀疏区称为跟骨骨髓窦（简称跟骨窦），易被误诊为骨质破坏；跟骨后端膨大称为跟骨结节，儿童时期可见小片状一个或多个二次骨化中心；在跟骨轴位片上，可清晰显示跟骨体、载距突、跟骨结节内侧突和跟骨结节外侧突等结构。足舟骨呈长方形，位于距骨颈前方。骰骨呈三角形，位于跟骨和第 4、5 跖骨之间，足舟骨和楔骨的下方，并与相应骨骼构成关节。在足正位片上，距舟关节和跟骰关节间隙清晰，呈横"S"形，又称旭巴关节（图 1-29）。楔骨有三块，分别为内

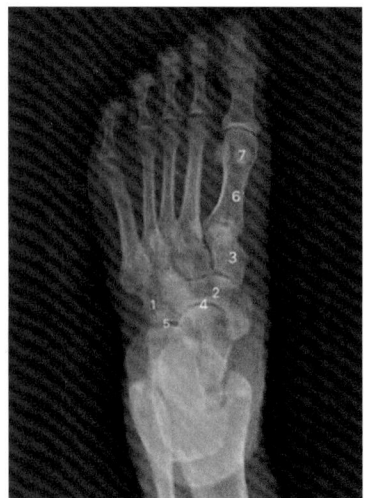

1. 骰骨；2. 足舟骨；3. 内侧楔骨；4. 距舟关节；

5. 跟骰关节；6. 距骨；7. 跖趾关节旁籽骨

图 1-29　足部 X 线表现

侧楔骨、中间楔骨和外侧楔骨，三块楔骨的近侧端与足舟骨构成关节，远侧端分别与第1、2、3跖骨基底部构成关节。

（2）跖趾骨：均为短管状骨，分为头、体、底三部。其中远节趾骨头端又称为甲粗隆。在足部正位片上，跖趾骨大部分显示清晰（图1-30），但内侧、中间、外侧楔骨及第2～4跖骨基底部因重叠而不易观察。为清晰显示足部骨骼及其关节间隙，需摄取足部斜位片（图1-31）。第5跖骨在斜位片上显示尤为明显，其底向后外的突出影为第5跖骨粗隆，儿童时期常见纵行鱼鳞状二次骨化中心，不可误诊为骨折；若此处发生骨折，常表现为模糊横行骨折线（图1-31）。

扁平足的X线测量均为负重侧位X线片。①足内弓角：由跟骨最低点至距骨头最低点做一直线，再由距骨头最低点至第1跖骨远端最低点做一直线，此两线所夹之下方夹角为内侧弓角，正常值为113°～130°。②足外弓角：由跟骨最低点至跟骰关节最低点做一直线，再由跟骰关节最低点至第5跖骨远端最低点做一直线，此两线所夹之下方夹角为外侧弓角，正常值为130°～150°（图1-32）。③蹈外翻：第一跖骨中轴线的延长线与蹈趾近节趾骨中轴线相交形成的外侧夹角，正常值<15°；若>15°，即可诊断为蹈外翻。

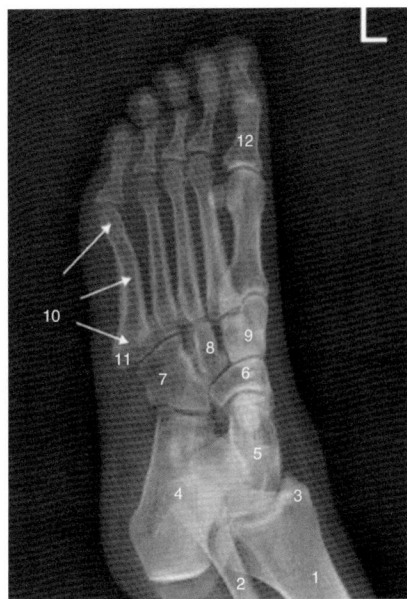

1. 胫骨；2. 腓骨；3. 内踝；4. 外踝；5. 距骨；6. 足舟骨；
7. 骰骨；8. 外侧楔骨；9. 中间楔骨、内侧楔骨；
10. 第5跖骨头、体、底；11. 第5跖骨粗隆；
12. 蹈趾骨（近节）

图1-30　足部X线表现（斜位）

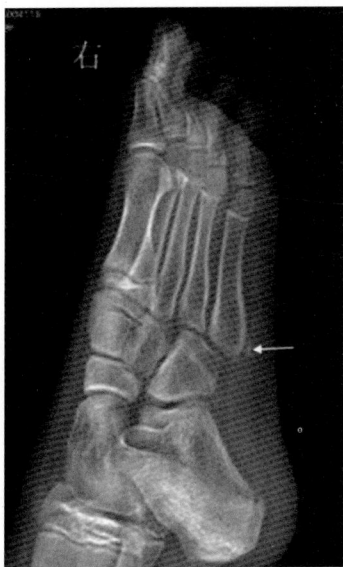

图1-31　第5跖骨粗隆骨骺

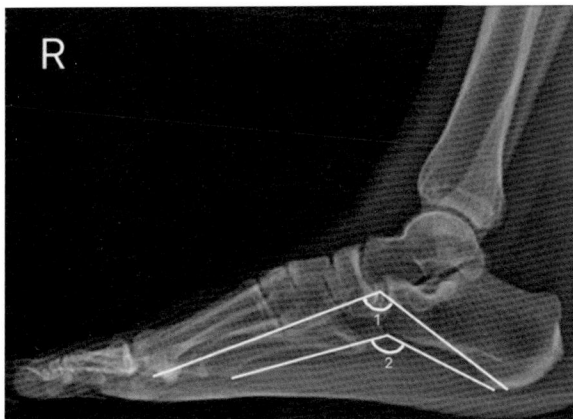

1. 足内弓角；2. 足外弓角

图1-32　足负重X线表现（侧位）

考点与重点 踝关节X线解剖结构及足弓的X线测量

（三）躯干骨及其关节的X线解剖

躯干骨包括脊椎骨、肋骨和胸骨，分别参与构成脊柱、胸廓和骨盆。脊柱通常拍摄正位和侧位片，必要时可加摄双斜位等特殊体位片。颈椎和胸椎的小关节在侧位片上显示清晰，腰椎小关节在正位片上显示清晰。椎间孔作为神经通道，位于相邻椎弓根、小关节突和椎间盘之间，颈椎椎间孔在斜位片上显示清晰，胸椎和腰椎椎间孔在侧位片上显示清晰。椎间隙容纳椎间盘，其宽窄变化可在X线侧位片上清晰观察，有助于判断椎间盘是否正常或存在病变。

1. 颈椎的 X 线解剖

（1）颈椎正位片：第 1 ~ 2 颈椎因与下颌骨重叠而显示不清，需通过寰枢椎张口位及颈椎侧位片观察骨质结构及寰枢关节变化。正常齿状突骨质清晰连续，偶见齿状突存在二次骨化中心，与母骨通过软骨或纤维组织连接；寰枢关节分为寰齿关节和寰枢侧块（上下）关节，正常状态下左右对称，两侧间隙差值不超过 2mm（图 1-33）。第 3 ~ 7 颈椎呈纵行直线排列，中部微凹呈鞍状，椎体自上向下逐渐增大；每个椎体两侧上缘可见斜向外上的三角形突起，称为钩突，与上位椎体两侧的圆钝斜面构成 Luschka 关节（钩椎关节）（图 1-34）。若钩突呈"猫耳"样变尖且下方密度不规则增高，同时伴有对应斜坡关节面的增生，则提示钩椎关节退变，属于颈

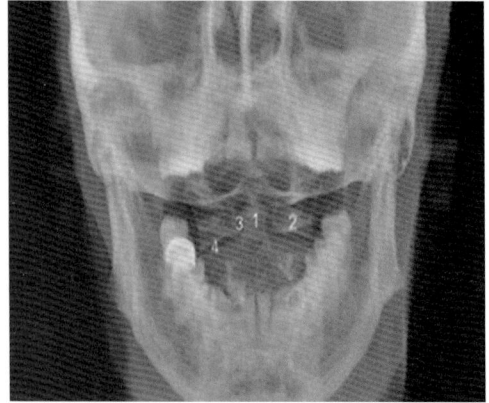

1. 枢椎齿状突；2. 寰椎侧块；3. 环齿关节；
4. 寰枢外侧关节

图 1-33　寰枢椎 X 线表现（张口位）

椎间盘退行性改变的表现之一。椎间隙呈弧形低密度影，为椎间盘和椎体软骨终板的影像。椎弓根投影于椎体侧外方，呈外缘模糊、内缘清晰的圆形致密影。其侧方为短而宽的横突投影，呈下垂状，此特征常用于与胸椎横突鉴别（T_1 横突常表现为上翘）。椎弓根上下方分别为上、下关节突的投影。棘突投影于椎体中央偏下方，位于中线联合处（图 1-35）。

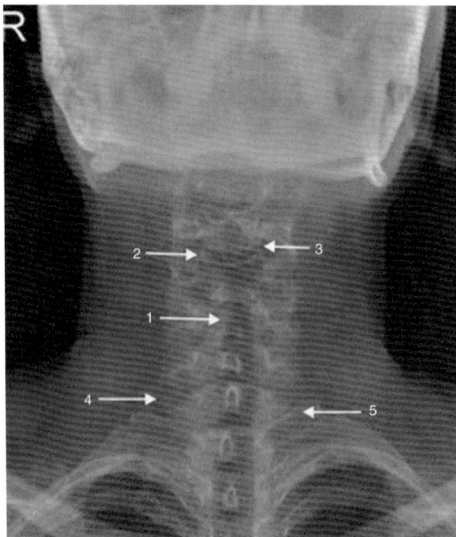

1. C_5 颈椎体；2. 颈椎钩突；3. 钩椎关节；
4. C_7 横突；5. T_1 横突

图 1-34　颈椎 X 线表现（正位）

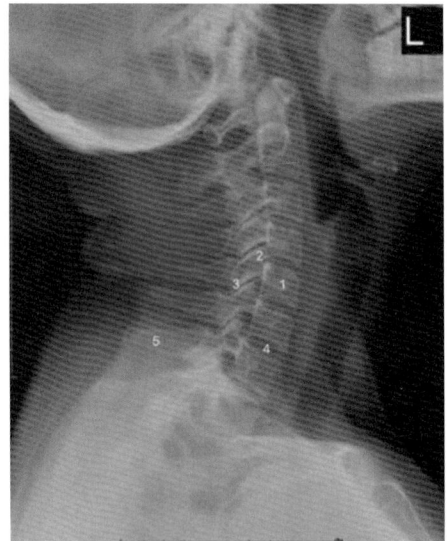

1. C_5 颈椎体；2. C_5 颈椎上关节突；3. C_5 颈椎下关节突；
4. 颈椎间隙；5. C_7 颈椎棘突

图 1-35　颈椎 X 线表现（侧位）

（2）颈椎侧位片：颈椎生理曲度向前凸，第 2 ~ 7 颈椎呈连续的前凸弧形排列，自前向后依次可见四条连贯的平行弧线，分别为椎体前缘线、椎体后缘线、椎板线和棘突后线。寰椎前弓与枢椎齿状突构成寰枢前后关节，其下方为枢椎椎体。第 3 ~ 7 颈椎椎体后部与横突重叠，椎弓位于后下方。第 2 ~ 7 颈椎的上关节突位于前方，下关节突位于后方，两者构成向前上斜向后下（40° ~ 45°）的关节突关节。椎弓根与棘突之间的部分称为椎板。颈椎棘突的特征为：第 2 颈椎棘突最为宽大，第 7 颈椎棘突最长，二者均为椎骨计数的标志。颈椎管测量方法：颈椎管比值＝椎管矢状径 / 椎体矢状径，正常参考值 ≥ 0.75，≤ 0.75 提示椎管狭窄。椎间盘与软骨终板形成的鞍状透亮影构成椎间隙，正常颈椎椎间隙高度与椎体高度比约为 1/2，且自上而下逐渐增宽（图 1-35）。

（3）颈椎斜位片：第 2～7 颈椎斜位像显示椎间孔呈边缘锐利的卵圆形透亮影（图 1-36）。其前界为椎体及椎间隙，后界为关节突关节，上界为上位椎弓的下缘，下界为下位椎弓的上缘。钩突与椎间孔的关系：钩突向后上方延伸，正常状态下不应突入椎间孔内。椎弓根位于椎体正中，近侧横突投影于椎体前方，远侧横突投影于椎间孔内。

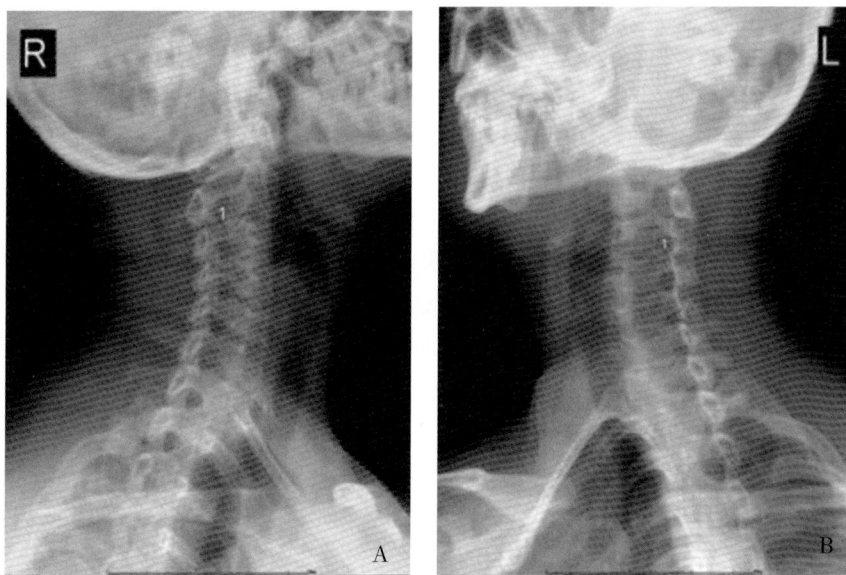

A 为右前斜位；B 为左前斜位

图 1-36 颈椎 X 线表现（图中 1 为颈椎间孔）

考点与重点 颈椎寰枢关节的 X 线解剖

2. 胸椎的 X 线解剖

（1）胸椎正位：主要观察胸椎序列和周围软组织情况。胸椎椎体呈四边形，椎间隙上、下缘接近平行。椎弓根呈长卵圆形，对称分布于椎体两侧。棘突居中，形态呈水滴状。关节突关节呈冠状位。椎体两侧可见横突（上部胸椎横突略向上翘）。前 10 对肋骨通过肋骨小头与胸椎体的肋凹构成肋头关节，并通过肋结节与横突肋凹构成肋横突关节（第 11、12 肋无此关节结构）。正常胸椎椎间隙高度与椎体高度之比约为 1/4（图 1-37A）。

（2）胸椎侧位：主要观察胸椎排列序列和生理曲度。胸椎呈生理性后凸，椎体呈四边形，其后缘高度略大于前缘。上位胸椎影像与肩胛骨重叠，下位胸椎影像与腹腔脏器重叠，显示欠清晰。横突与椎体重叠。双侧椎弓根上下切迹之间可见类圆形椎间孔。纵行走向的关节突关节间隙清晰可见。棘突较长，呈叠瓦状排列。椎体后缘至椎弓板前缘的距离为椎管前后径，其参考值 ≥14mm；

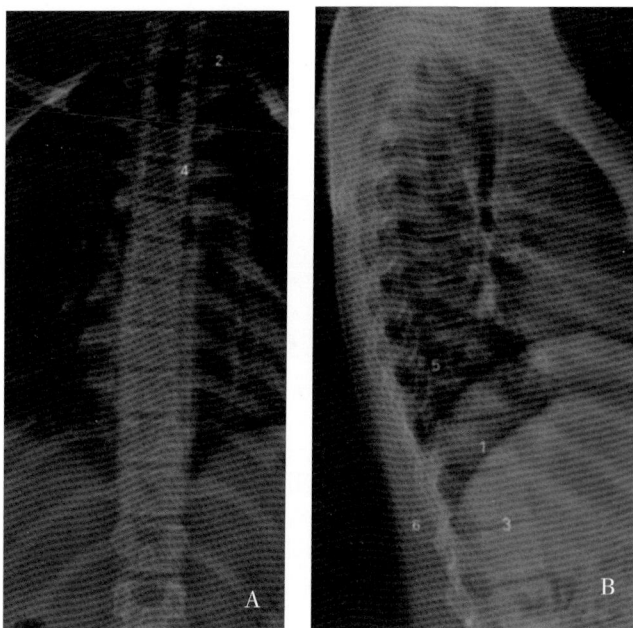

A 为正位；B 为侧位
1. 胸椎体；2. T₁ 横突；3. 胸椎间隙；4. 椎弓根；5. 椎间孔；6. 棘突

图 1-37 胸椎 X 线表现

若小于此值，则提示椎管狭窄（图1-37B）。

3. 腰椎

（1）腰椎正位：主要观察椎体形态、结构和周围软组织情况。椎体呈长方形，自上向下依次增大。上下椎体之间为椎间隙，其上下缘呈平行状。椎体两侧为横突，其中腰1椎体横突最短，腰3椎体横突最长，腰4椎体横突略上翘，腰5椎体横突最宽大，即"1短2平3长4翘5肥大"之说。横突内侧可见椭圆形透亮影，为椎弓根的断面影像，两侧对称呈"猫眼征"，又称椎弓环。椎弓根多与上位椎体突向内下侧的下关节突及本椎体向外上侧突出的上关节突形成的矢状透亮影重叠。椎板由椎弓根向后内下延伸。棘突投影于椎体中央偏下方，呈尖向上的类三角形致密影（图1-38A）。

（2）腰椎侧位：主要观察腰椎序列和生理曲度。正常腰椎呈生理性前凸，椎体呈方形，椎弓位于后方。椎板与椎体后缘之间为椎管。上、下关节突分别位于椎弓板连线的上、下方，上关节突在前，下关节突在后，略呈斜行，两者之间为椎弓峡部。椎间隙呈均匀的横行透亮影，由上至下逐渐增宽，前部较后部稍宽，以适应腰曲的形成。椎间孔呈类圆形。Meyerding测量法常用于脊椎滑脱的测量及分度：将下一椎体上缘由后向前均分为四等份，根据前移椎体后下缘在下一椎体上缘的位置，将脊椎滑脱分为四度。椎体向前滑动不超过1/4为Ⅰ度滑脱，滑动1/4～2/4为Ⅱ度滑脱，滑动2/4～3/4为Ⅲ度滑脱，滑动超过3/4为Ⅳ度滑脱（图1-38B）。

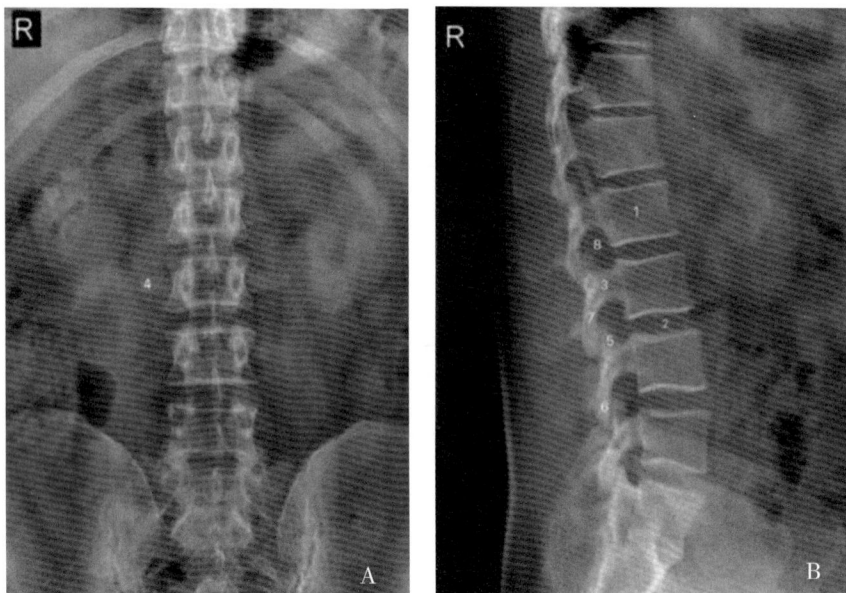

A为正位；B为侧位
1. 椎体；2. 椎间隙；3. 椎弓根；4. 横突；5. 上关节突；6. 下关节突；7. 椎弓峡部；8. 椎间孔

图1-38 腰椎X线表现

考点与重点 腰椎滑脱X线测量

（3）腰椎斜位：腰椎斜位片通常采用后斜位投照，主要用于观察同侧椎弓峡部结构。第2～5腰椎及骶髂关节在片中表现为斜位投影。在此投照体位下，椎体附件的X线投影形似"猎狗"形态：近胶片侧的横突对应狗嘴；近胶片侧椎弓根对应狗眼；近胶片侧上关节突对应狗耳；下关节突对应狗前腿；椎弓峡部（即上下关节突之间的缩窄部分）对应狗颈；椎弓板对应狗体；远胶片侧下关节突对应狗后腿；远胶片侧横突对应狗尾（图1-39）。正常情况下，椎弓峡部骨皮质应保持完整连续；若出现裂隙则称为峡部裂，其影像学表现常被描述为"项圈征"。由于腰椎生理性前凸与骶椎生理性后凸的解剖特点，腰骶交界处易受剪切力作用，因此临床上以第5腰椎椎弓峡部裂最为常见。

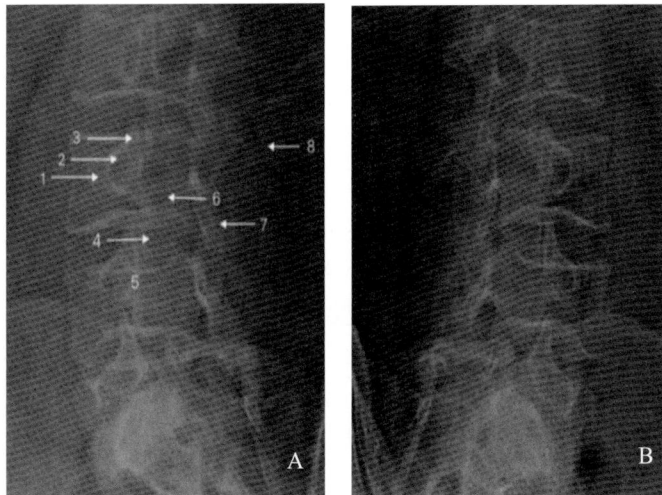

A 为右后斜位；B 为左后斜位
1. 近片侧横突（狗嘴）；2. 近片侧椎弓根（狗眼）；3. 近片侧的上关节突（狗耳朵）；
4. 近片侧的下关节突（狗前腿）；5. 近片侧椎弓峡部（狗脖子）；6. 椎弓板（狗体）；
7. 远片侧下关节突（狗后腿）；8. 远片侧的横突（狗尾巴）

图 1-39 腰椎双斜位 X 线表现（猎狗征）

考点与重点 腰椎斜位 X 线表现

4. 骶、尾骨

（1）骶、尾骨正位：骶骨的影像呈三角形，在正中线上有 一条纵行边缘不规则的致密影，为骶正中嵴，嵴下端延续为密度减低的骶管裂孔影。在骶正中嵴的两侧可见密度不一的致密影，为骶中间嵴（骶关节嵴），其下端游离形成骶角。骶中间嵴的外侧对称分布"拇指样"密度减低区，呈斜行交错排列，为骶前孔与骶后孔的重叠影。

骶骨上缘向上伸出的一对乳头状影为骶骨上关节突，其与第 5 腰椎的下关节突重叠构成腰骶关节突关节。由于体位关系，骶骨岬通常不构成骶骨影的上缘，偶可见其重叠于第 1 骶椎椎体影内。尾骨一般由 3 ～ 4 块尾椎组成，第 1 尾椎较大，其上缘可见与骶角相对应的尾骨角。骶尾椎之间多可见关节间隙，但亦存在骨性融合者（图 1-40A）。

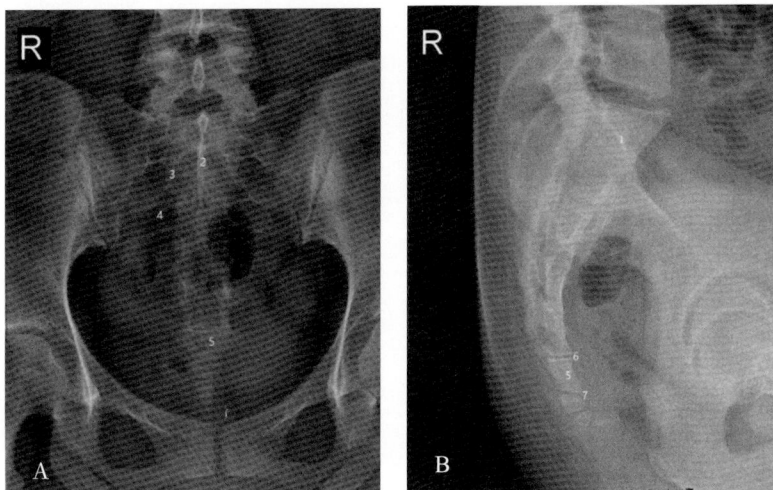

A 为正位；B 为侧位
1. 骶骨；2. 骶中嵴；3. 骶关节嵴；4. 骶前孔；5. 第 1 尾椎；6. 骶尾关节；7. 尾椎关节

图 1-40 骶、尾骨 X 线表现

（2）骶、尾骨侧位：骶骨和尾骨共同形成向后凸的骶尾曲。骶骨上宽下窄，可见骶椎椎体融合的痕迹。骶骨上缘前凸的骨性结构为岬。椎体后方的透亮区为骶管走行区域，骶管下端向下延续为骶管裂孔。在骶管影后方的致密带状影为各骶椎椎板与棘突的融合影（图1-40B）。

沿骶骨上缘所做的直线与水平线之间形成的夹角称腰骶角。中国人此角正常值约为29.5°，若此角增大则提示可能存在脊柱失稳。

5.肋骨　共12对，由后上向前下倾斜，通常采用肋骨正位及斜位进行观察。第1～10肋后段厚而圆，显示清晰；前肋因扁平而密度较低，肋骨前下部由于肋下神经沟的存在，此表现更为明显。肋骨前端通过肋软骨与胸骨相连，成年后随年龄增长，肋软骨逐渐钙化。通常第1肋软骨最先出现钙化，之后钙化顺序由上向下延伸，第2肋软骨最后发生钙化。肋骨前后转折处称为肋角。肋骨计数时，通常先定位第1肋后端（第1后肋位置最高，其肋小头与第1胸椎相接触），再自上而下依次计数（图1-41）。第7～10肋前端通过肋软骨相互连接形成肋弓。在胸部侧位片上，胸椎与胸骨之间为两侧肋骨重叠影像，肋骨后段可超出胸椎后缘。

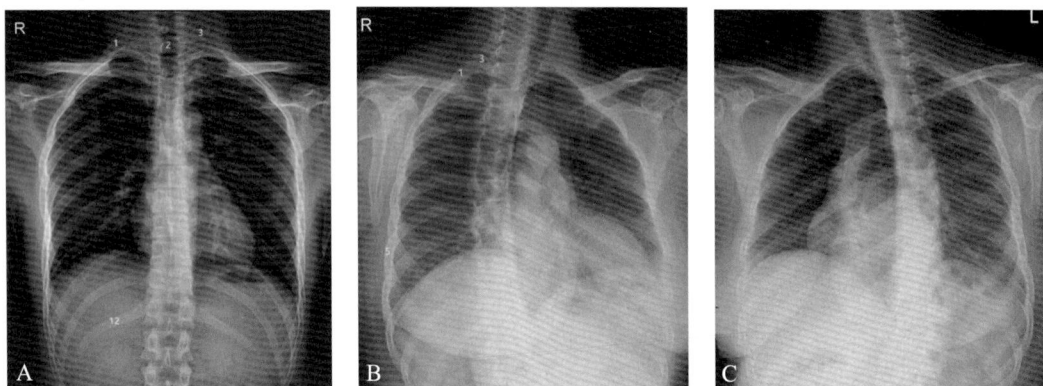

A为正位；B为右前斜位；C为左前斜位

1.第1肋骨；2.T_1椎体；3.T_1横突；4.第12肋骨；5.肋角

图1-41　肋骨正、斜位X线表现

6.胸骨　其正位片因与纵隔结构重叠而难以清晰显示。胸骨侧位片可清晰区分胸骨柄、胸骨体和剑突，剑突偶可见多个次级骨化中心（图1-42）。

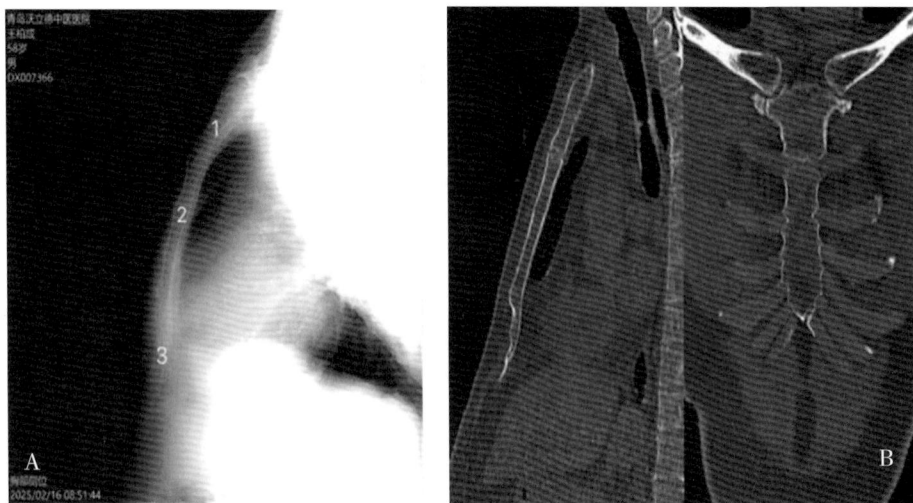

A为胸骨侧位X线表现；B为胸骨CT三维重建成像

1.胸骨柄；2.胸骨体；3.剑突

图1-42　胸骨侧位X线表现及CT三维重建成像

三、骨关节常见部位断层影像解剖

断层影像解剖图像观察的连续性是断层解剖学习的重要特点。CT 断层影像表现与传统 X 线解剖表现相似，但在观察复杂骨关节微细结构方面，CT 检查明显优于传统 X 线检查。MR 断层成像不仅对骨关节解剖分层具有分辨优势，而且凭借其对软组织的超强分辨率，更适合观察骨关节的各种结构。通常我们采用 T_1WI、T_2WI 和 PDWI 序列，从冠状位、矢状位和横断轴位进行观察：骨性关节面表现为清晰的线状低信号；关节透明软骨呈光滑的中等或略高信号；关节内纤维软骨（如关节盘、关节唇）、韧带及关节囊均表现为低信号；关节液在 T_2WI 上呈明显高信号，而在其他序列中则呈低信号；骨髓和皮下组织均呈高信号；关节周围肌组织呈等信号。

现将部分主要关节分述如下。

1. 肩关节 经肩关节中份层面，在冠状位上，肱骨头与关节盂构成肩关节，肩关节位于断层上份中央。肱骨头及肱骨近端外缘呈线条状低信号，此为骨皮质；骨松质呈等信号。关节盂上、下缘有低信号的关节唇附着。肱骨头外上侧隆起处是肱骨大结节。有横行于肱骨头上向内的低信号冈上肌肌腱、喙锁韧带及等信号的梭形冈上肌与之相连，其外侧沿肱骨干下行的等信号结构是三角肌。冈上肌上方可见由肩峰和锁骨肩峰端构成的肩锁关节。肩关节内侧是肩胛下肌，其外下方为斜行的大圆肌及背阔肌。在轴位上，肱骨头位于断面中央偏上外方，其正前方隆起为肱骨小结节，偏外侧是大结节，其间可见呈类圆形低信号的肱二头肌长头腱。关节盂与肱骨头斜向相对，向内下延伸的线性低信号结构为肩胛冈，其前内、后外分别是肩胛下肌和冈下肌，它们的肌腱分别向外上止于肱骨小结节和大结节。肩胛下肌前方是窄条状喙肱肌和肱二头肌短头腱，冈下肌外侧即为厚实且呈等信号的三角肌（图 1-43）。

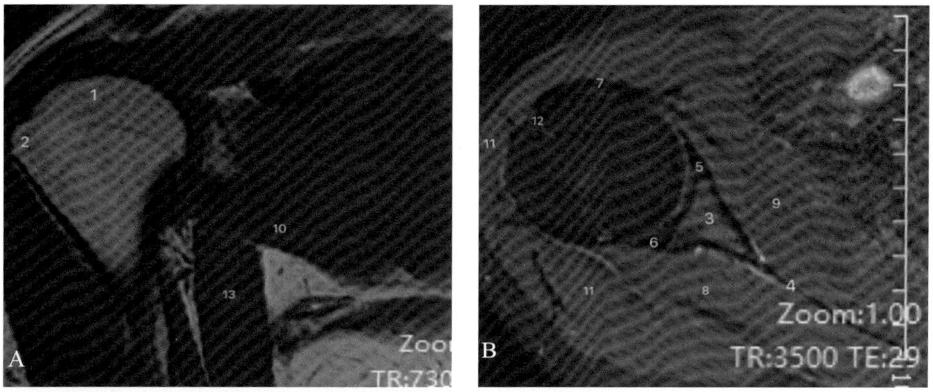

图 A 为冠状位；图 B 为轴位

1. 肱骨头；2. 肱骨大结节；3. 关节盂；4. 肩胛冈；5. 前盂唇；6. 后盂唇；7. 肩胛下肌肌腱；8. 冈下肌；9. 肩胛下肌；
10. 大圆肌及背阔肌；11. 三角肌；12. 肱二头肌长头腱；13. 肱三头肌长头

图 1-43 肩关节 MRI 表现

考点与重点 肩关节 MRI 解剖

2. 髋关节 经股骨头中份层面，在轴位上，股骨头和髋臼均显示其最大面。股骨头呈光滑完整的球形，内侧份容纳于向外侧开口的髋臼浅槽内。髋臼分为前柱、髋臼底、后柱；股骨头前方，自外向内依次为阔筋膜张肌、股直肌、髂腰肌及股动、静脉；股骨头外侧，由外向内依次为臀中肌、臀小肌、关节囊及髂股韧带；股骨头后方为臀大肌和下孖肌，其间隙的中段可见等信号的坐骨神经；髋臼内侧是闭孔内肌。在冠状位上，该断面的髋关节呈典型球窝关节形态，股骨头呈半球形，光滑完整，其向外下缩细的部分为股骨颈。髋臼朝向外下方，包绕股骨头内上方，关节囊包绕在股骨头、颈的周围，外侧可见致密的低信号的髂股韧带加强，外上方可见臀小肌、臀中肌，内下方相对薄弱处是闭孔内肌、闭孔外肌、髂腰肌及耻骨肌。髋臼外上连接髂骨体及髂骨翼，内下接耻骨、坐骨（图 1-44）。

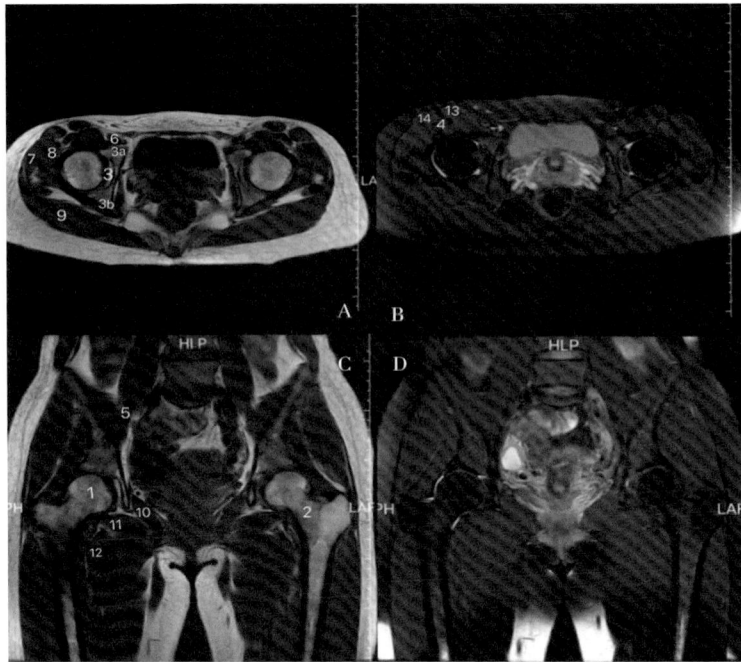

图 A、B 为轴位；图 C、D 为冠状位

1. 股骨头；2. 股骨颈；3. 髋臼窝（3a. 髋臼前柱，3b. 髋臼后柱）；4. 股直肌；5. 髂腰肌；6. 股动、静脉；

7. 臀中肌；8. 臀小肌；9. 臀大肌；10. 闭孔内肌；11. 闭孔外肌；12. 耻骨肌；13. 缝匠肌；14. 阔筋膜张肌

图 1-44　髋关节 MRI 表现

3. 膝关节　是冠状位、矢状位、轴位三方位应用最多的关节。除骨质成分外，每个方位各有重点观察内容，且需做连续性观察。

在冠状位上，重点观察内、外侧副韧带及双侧半月板体部。内侧副韧带连接于股骨内上髁与胫骨内侧髁之间，呈窄条状低信号，由于与部分膝关节囊组织融合，不易分辨，如今临床称为内侧副韧带复合体；外侧副韧带位于股骨外侧髁与腓骨小头间，呈斜行窄条状低信号；双侧半月板体部呈外厚内薄的楔形低信号影，嵌入股骨与胫骨关节面间；股骨内、外侧髁之间为髁间窝，其内可见裂隙状低信号的前交叉韧带和后交叉韧带。胫骨内、外侧平台间的隆起是髁间隆起（图1-45）。

在矢状位上，内、外侧半月板前后角，前、后交叉韧带，髌韧带及髌下脂肪垫是重点观察内容。股骨、胫骨前后部关节面之间充填有楔形的内、外侧半月板前、后角，呈均匀低信号；前交叉韧带呈带状，自前下髁间隆起（前部）向后上连接股骨外侧髁内侧缘，可见"芹菜茎"样低信号；后交叉韧带略呈弧带状低信号影，自前上股骨内侧髁外侧缘向后下连接髁间隆起（后部）；髌

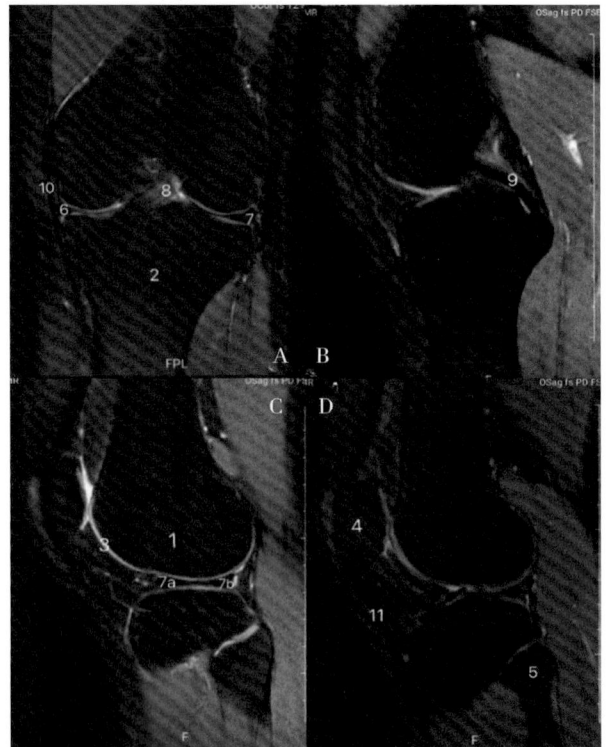

图 A 为冠状位；图 B、C、D 为矢状位

1. 股骨；2. 胫骨；3. 关节软骨；4. 髌骨；5. 腓骨头；6. 内侧半月板；

7. 外侧半月板（7a. 外侧半月板前角，7b. 外侧半月板后角）；8. 前交叉韧带；9. 后交叉韧带；10. 内侧副韧带复合体；11. 髌韧带

图 1-45　膝关节 MRI 表现

韧带呈条带状低信号，连接髌骨与胫骨粗隆，其上部跨过髌骨前缘与股四头肌肌腱相连；髌骨、股骨远端、胫骨近端及髌韧带围成的近四边形脂肪信号区域是髌下脂肪垫，部分髌下滑膜襞肥厚呈翼状近三角形，突入膝关节腔（图1-45）。

在轴位上，髌骨前方紧贴髌韧带，髌韧带内、外侧可见细条状低信号的髌内、外侧支持带，髌骨、髌韧带及其支持带间深部可见翼状襞突入关节腔；股骨后部两髁间的凹陷是髁间凹，窝外、内侧壁分别有低信号的前、后交叉韧带附着于股骨的外侧髁和内侧髁；断层后部是腘窝，内除见相应肌组织断面外，常见类圆形低信号的籽骨及等 T_1 长 T_2 信号的类圆形滑膜软骨瘤影。

考点与重点 膝关节 MRI 解剖

4. 踝关节 横断层是基础断面。在经踝关节中份的横断层上，距骨体位居断层中间，其内、外侧分别与内、外踝相关节。踝关节囊周围韧带强大，距骨与内踝之间的前、后方分别由呈窄条状低信号的胫距前韧带、胫距后韧带相连，距骨与外踝之间的前、后方分别有距腓前韧带、距腓后韧带相连；骨、关节周围前方浅部自内向外依次为胫骨前肌腱、蹞长伸肌腱、趾长伸肌腱，深部可见胫前动、静脉和腓深神经；骨、关节周围后方自内向外依次为胫骨后肌腱、趾长屈肌腱、胫后血管及神经、蹞长屈肌腱、腓骨长短肌腱，断层最后方可见跟骨及其后的跟腱。内踝前、外踝后浅筋膜内可见大隐静脉和小隐静脉（图1-46）。

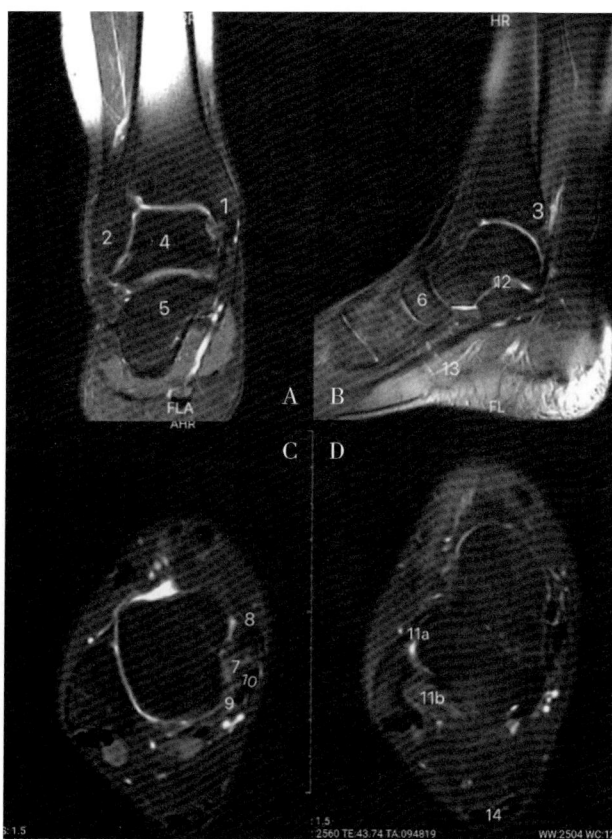

图 A 为冠状位；图 B 为矢状位；图 C、D 为轴位

1. 内踝；2. 外踝；3. 后踝；4. 距状骨；5. 跟骨；6. 舟状骨；7. 三角韧带；8. 胫距前韧带；9. 胫距后韧带；10. 胫后肌腱及其支持带；11a. 距腓前韧带；11b. 距腓后韧带；12. 跗骨窦及跗骨间韧带；13. 足底方肌；14. 跟腱

图 1-46 踝关节 MRI 表现

在冠状位上，主要观察的是呈等低信号的连接内踝与距骨间的三角韧带（即胫距韧带、胫跟韧带）、连接外踝与距骨间的距腓韧带，以及外踝与跟骨间的跟腓韧带、跟距骨间的跗骨间韧带；三角韧带及跟

骨浅部可见低信号的胫骨后肌腱、趾长屈肌腱、蹞长屈肌腱，跟骨外侧可见腓骨长、短肌腱，跟骨下方为足底，自内向外可见等信号的蹞展肌、足底方肌、趾短屈肌、小趾展肌（图 1-46）。

在矢状位上，经距骨中份断面足踝部骨质显示尤为清晰，距骨上面与胫骨构成踝关节，下面、前面与跟骨、舟状骨、楔骨分别构成跗骨间关节（跟距关节、距舟关节、跟距舟关节、楔舟关节），各关节腔内均见少量呈高信号的滑液；胫骨前、后分别可见蹞长伸肌腱、蹞长屈肌腱，足背浅层由近及远可见蹞长伸肌腱、蹞短伸肌腱；足底部可见浅层的蹞展肌、趾短屈肌，中层的足底方肌及蹞、趾长屈肌腱（图 1-46）。

考点与重点 *踝关节 MRI 解剖*

第三节   骨与关节的基本病变

骨肌关节基本病变影像学表现反映了疾病的各种病理变化。在实际工作中，医务人员通过观察这些基本病变的部位、分布、数目、大小、边缘、密度均匀性及邻近组织的变化等情况，加以综合分析，从而做出疾病的初步诊断。

一、骨骼基本病变

（一）骨质疏松

骨质疏松是指单位体积内正常钙化骨组织的有机成分和钙盐含量同时减少，导致骨微结构破坏、骨强度降低，骨脆性增加，骨折风险升高。组织学表现为骨皮质变薄、哈弗斯管扩大及骨小梁数目减少、变细。

1. X 线表现　主要表现为骨密度降低。在管状骨可见骨小梁数目减少、间隙增宽，骨髓腔扩大，骨皮质变薄呈分层状；严重者骨密度与周围软组织相近，骨小梁几近消失，骨皮质呈细线样。脊椎表现为椎体骨皮质变薄，横行骨小梁减少或消失，纵行骨小梁相对突出；严重时椎体上下缘内凹呈"鱼椎"样改变，或因轻微外伤导致楔形压缩骨折（图 1-47）。

2. CT 表现　骨质疏松的 CT 表现和征象评价与 X 线平片基本相同。

3. MRI 表现　老年性骨质疏松由于松质骨内小梁变细和数量减少及黄髓增多，骨髓在 T_1WI 和 T_2WI 上信号增高，脂肪抑制序列无异常信号。炎症、肿瘤和骨折等周围的骨质疏松区因局部充血、水肿，表现为边界清晰或模糊的长 T_1 长 T_2 信号，尤其在 T_2 脂肪抑制显像上可见明显高信号。

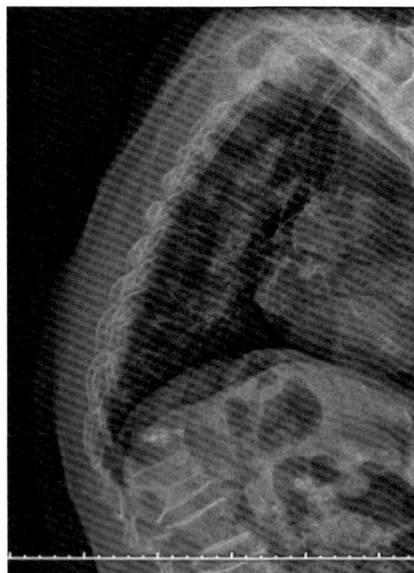

椎体骨质密度减低，多发椎体变扁及楔形变，
部分椎体双凹变形

图 1-47   脊椎骨质疏松 X 线表现

骨质疏松分全身性骨质疏松和局限性骨质疏松两类。全身性骨质疏松主要是由成骨减少所致，又分为原发性骨质疏松和继发性骨质疏松。原发性骨质疏松也称为生理性骨质疏松，正常人在25 ~ 30 岁以后，骨的吸收速度大于骨的生成速度。继发性骨质疏松又称为病理性骨质疏松。全身性骨质疏松主要病因：①先天性疾病：如成骨不全；②内分泌紊乱：如甲状旁腺功能亢进；③医源性疾病：如长期使用激素治疗者；④老年及绝经后骨质疏松；⑤营养性或代谢障碍性疾病：如坏血病；⑥酒精中毒；⑦原因不明：如青年特发性骨质疏松等。局限性骨质疏松均为病理性，多见于肢体失用、炎症、肿瘤等情况。

（二）骨质软化

骨质软化是单位体积内骨组织有机成分正常而矿物质含量减少，骨内钙盐含量降低，可见骨小梁中央部分钙化而外围有一层未钙化的骨样组织，骨骼失去硬度而软化、变形。

1. X 线表现 骨质软化与骨质疏松有相类似之处，如表现为骨密度减低、骨皮质变薄和骨小梁减少变细等。不同的是，由于骨质软化，骨小梁边缘有未钙化骨样组织而显得模糊，承重骨骼也常发生各种变形，有时还可见假骨折线，表现为与骨皮质垂直、宽 1 ～ 2mm 的透明线，边缘稍致密，好发于耻骨支、股骨上段、胫骨和肱骨等部位。

2. CT 表现 骨质软化的 CT 表现和征象评价与 X 线平片基本相同。

在成骨的过程中，骨样组织的钙盐沉积发生障碍，即可引起骨质软化。其原因多见于：①维生素 D 缺乏：如营养不良性佝偻病；②肠道吸收功能减退：如脂肪泻；③肾排泄钙磷过多：如肾病综合征；④碱性磷酸酶活性降低。生长期儿童出现严重的骨质软化可演变为佝偻病，成人则容易患骨质软化症。

（三）骨质破坏

骨质破坏是指局部骨质为病理组织所取代而造成的骨组织缺失。其病因为病理组织本身直接使骨组织溶解、消失，或由局部环境因素刺激引起破骨细胞生成和活动亢进。

1. X 线表现 表现为局部骨质密度减低、骨小梁稀疏和正常骨结构消失。早期，骨松质可形成斑片状的骨小梁缺损；骨皮质内外表层的破坏呈虫蚀状。当骨质破坏进展到一定程度时，可见骨皮质和骨松质的大片缺失。若骨质破坏较迅速，轮廓不规则，边界模糊，称为溶骨性破坏，提示为急性、进展性或恶性的疾病。而慢性、修复性或良性的疾病，其骨质破坏进展较缓慢，边界清晰，有时在骨破坏区边缘还可见一条致密的骨质增生硬化带（图 1-48A）；当骨质破坏靠近骨外膜时，一方面骨质破坏区不断向周围扩大，另一方面骨膜下新骨不断形成，从而造成骨轮廓膨胀，称为膨胀性骨破坏。

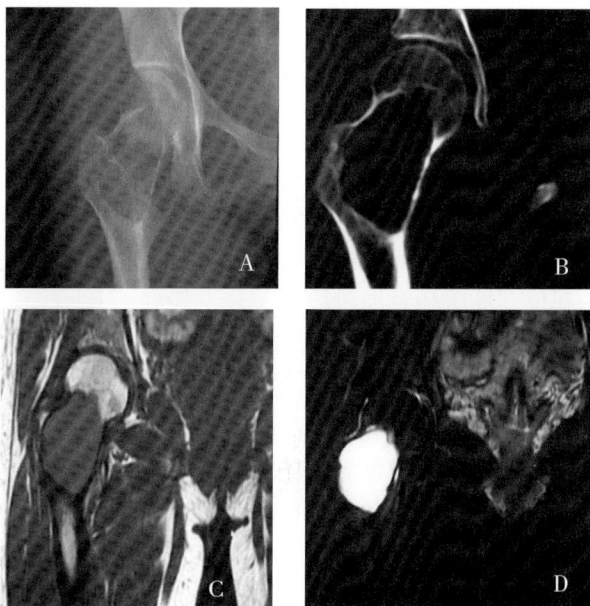

A 为右髋关节 X 线表现（正位）：右股骨颈见囊状密度减低区，边界尚清，周围软组织未见异常肿块；B 为右股骨颈 CT 三维重建图像（冠状位）：股骨颈见囊状骨质破坏区，边界清晰，局部边缘略硬化；C、D 分别为右髋关节 T$_1$WI 和 T$_2$WI 脂肪抑制显像（冠状位）：股骨颈囊状异常信号，信号尚均匀，周围软组织未见异常信号

图 1-48 同一患者骨质破坏 X 线、CT、MRI 表现

2. CT 表现 显示松质骨和皮质骨的破坏较 X 线更为明显。松质骨的破坏早期表现为局部的骨小梁

稀疏，骨小梁破坏区的骨髓被病理组织取代，CT 值常处于软组织范围内，随后发展为斑片状甚至大片松质骨缺损（图 1-48B）。皮质骨的破坏表现为骨皮质内出现小透亮区，或表现为骨皮质内外表面的不规则虫蚀样改变、骨皮质因侵蚀破坏而变薄，或者出现范围不等的全层骨皮质缺损。

3. MRI　在 MRI 图像上，松质骨的破坏常表现为高信号的骨髓被较低信号或混杂信号的病变组织所替代。骨皮质的破坏表现为正常低信号区消失，破坏形状与 CT 所示相同。骨破坏区周围的骨髓可因水肿而表现为模糊的长 T_1、长 T_2 异常信号（图 1-48C、D）。

骨质破坏常见于炎症、肉芽肿、肿瘤或肿瘤样病变。

（四）骨质增生硬化

骨质增生硬化是指单位体积内骨量增多，主要与成骨活动增多或破骨活动减少有关，两者可同时存在。

1. X 线表现　表现为骨质密度增高，骨小梁增粗、增多、密集，骨皮质增厚，骨髓腔变窄，严重者难以区分骨皮质与骨松质，这种情况称为骨质硬化。关节边缘肌腱、韧带和骨间膜的附着部位形成的骨刺、骨桥、骨唇等骨性赘生物，这种情况称为骨质增生。

2. CT 表现　骨质增生硬化的 CT 表现与其 X 线平片表现相似。

3. MRI 表现　增生硬化的骨质在 MRI T_1WI 和 T_2WI 上均呈低信号。

骨质增生硬化可见于多种疾病。局限性骨质增生硬化多见于慢性炎症、外伤后的修复过程及退行性骨关节病等。全身性骨质增生硬化常与代谢性骨病、中毒或遗传性骨发育障碍有关，如肾性骨硬化症、氟中毒、石骨症等。某些成骨性骨肿瘤在影像学检查中也表现为骨质硬化特征（图 1-49），如成骨肉瘤或成骨性转移瘤。

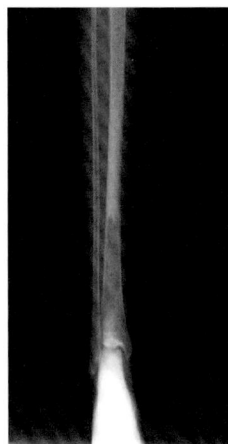

胫骨干局限性骨质硬化，
皮质骨和松质骨分界不清

图 1-49　骨质增生硬化 X 线表现

（五）骨膜增生

骨膜增生又称骨膜反应，是骨膜受到病理因素刺激，其内层的成骨细胞活动增加，进而产生骨膜新生骨的现象。骨膜增生为病理现象。

1. X 线表现　骨膜反应早期表现为一段长短不定、与骨皮质平行的细线样致密影，该致密影与骨皮质之间有一条很窄的透亮间隙；随着疾病发展，可表现为线状、层状或花边状。骨膜增生的厚度与范围同病变发生的部位、性质和发展阶段有关。一般好发于长骨骨干，炎症所致的骨膜反应范围较广泛，肿瘤引起的则较局限（图 1-50）。骨膜反应随着原发病的好转，会逐渐与骨皮质融合，表现为骨皮质增厚；痊愈后，骨膜反应将逐渐被吸收，使受累骨恢复到原来的形态。恶性肿瘤可导致骨膜新生骨重新被破坏，破坏区两端的残留骨膜反应呈三角形或袖口状，称为 Codman 三角。

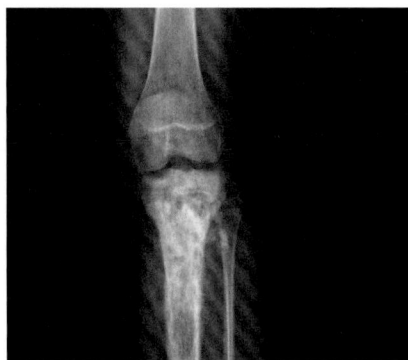

干骺端骨质不均匀增高，见局限性骨质密度
增高区及斑片状密度减低影，胫骨干周围见
不规则形骨膜反应，部分垂直于骨干

图 1-50　骨膜增生 X 线表现

2. CT 表现　骨膜增生的 CT 基本表现与 X 线平片表现相同，但有其特殊性。CT 可避免组织结构的重叠，能显示平片不易显示的扁平骨（如肩胛骨和髋骨）的骨膜增生。由于 CT 的空间分辨率不足，常不能显示多层状骨膜增生；有时也不能显示增生的骨膜与骨皮质之间的透亮间隙，此时增生的骨膜和原来的骨皮质可混在一起，类似骨皮质增厚。

3. MRI 表现　对骨膜增生的显示早于 CT 和 X 线平片。骨膜受刺激初期，在矿物质沉积之前，先有骨膜内层细胞增生、肥大，骨膜增厚，在 T_1WI 上呈中等信号，而在 T_2WI 上呈高信号的连续线样影。

有明显矿物质沉积后，在各序列上一般呈低信号。和 CT 一样，由于 MRI 的空间分辨率不足，其显示骨膜增生形态的精细程度不如 X 线平片。

骨膜增生常见于炎症、肿瘤、外伤、骨膜下出血等情况，也可继发于其他脏器病变（如继发性肥大性骨关节病）和生长发育异常等。

（六）骨质坏死

骨质坏死是指在原发病或外界刺激的作用下，局部骨细胞发生凋亡，导致骨组织局部代谢停滞的现象，坏死的骨质称为死骨。形成死骨的主要原因是骨组织的血液供应中断。组织学方面表现为骨细胞变性、坏死、凋亡，以及骨髓液化、萎缩。

1. X 线表现　早期 X 线表现可正常。中期死骨呈局限性密度增高，主要原因如下：①死骨骨小梁表面和骨髓腔内有新骨形成，或者坏死的骨质被压缩，属于绝对密度增高；②死骨周围骨质被吸收，或有肉芽组织、脓液包绕形成低密度衬托，属于相对高密度（图 1-51）。

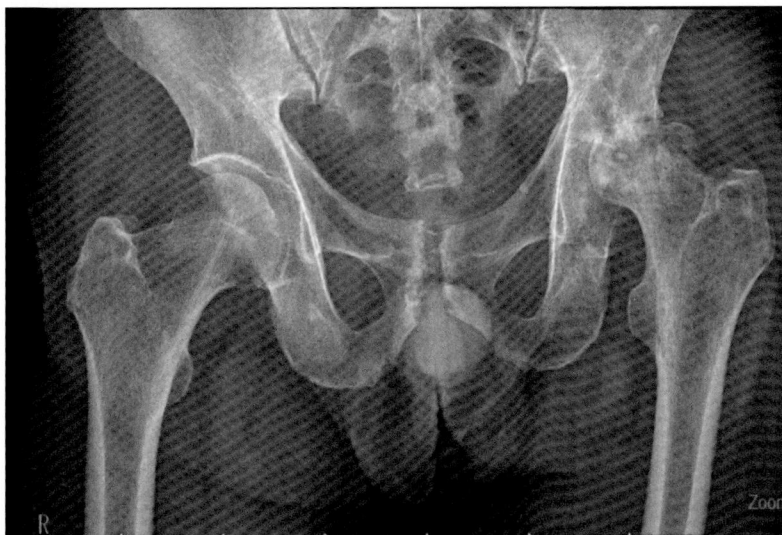

左股骨头塌陷变扁，股骨头密度不均匀，见地图样密度异常区，周边见不规则硬化带，硬化带内可见低密度区

图 1-51　骨质缺血性坏死 X 线表现

2. CT 表现　与 X 线所见相似，但 CT 能更好地显示死骨与邻近骨质的分离情况，以及死骨被病理组织或脓液包绕的情况。

3. MRI 表现　相较于 X 线及 CT，MRI 能够早期提示骨质坏死，在骨形态和密度尚无明显变化之前，就可表现出骨髓信号的改变。主要表现为在 T_1WI 上病变部位信号均匀或不均匀减低，病灶形态多不规则；在 T_2WI 上病灶信号增高，呈中到高信号强度。坏死区的外围在 T_1WI 和 T_2WI 上有一条低信号带，为新生骨质硬化带。病变晚期，坏死区出现纤维化和骨质硬化等改变，在 T_1WI 和 T_2WI 上均呈低信号。

骨质坏死多见于化脓性骨髓炎、骨结核、骨缺血性坏死及外伤骨折后等情况。

（七）软骨钙化

软骨钙化是指软骨发生生理性或病理性的钙化现象。

1. X 线表现　喉、肋软骨出现斑片状致密影属于生理性钙化。病理性钙化可见于软骨类肿瘤、骨坏死、骨退变等情况。瘤软骨钙化属于病理性钙化，在 X 线片上，软骨钙化表现为大小不等的环形或半环形致密影，钙化可融合成大片蜂窝状影。良性肿瘤的软骨钙化密度较高，环影多完整、清晰；恶性肿瘤的软骨钙化环不完整，密度较低，边缘模糊。

2. CT 表现 避免了组织结构的重叠，能比 X 线平片更好地显示瘤软骨钙化的特征。

3. MRI 表现 对钙化的显示效果相较于平片和 CT 不明显。

（八）骨矿物质沉积

铅、磷、铋等矿物质进入人体后，易沉积于生长较快的管状骨干骺端。X 线表现为干骺端出现多条相互平行、厚薄不一的横行致密带，在成年人中不易显示。氟进入人体过多可引起成骨活动活跃，造成骨质增生硬化；也可引起破骨活动增加，导致骨质疏松或软化；氟与骨基质中的钙质结合会引起氟骨症。

（九）骨骼变形

骨骼变形多与骨骼大小的改变同时存在，可累及单骨、多骨或全身骨骼。

局部病变和全身性疾病均可引起骨骼变形。局部骨骼增大可见于血供增加和发育畸形等病变，如骨血管瘤、骨纤维异常增殖症等。脊椎的先天性畸形，如半椎体、蝴蝶椎等，可引起脊柱侧弯、后凸畸形。骨肿瘤可导致骨局部膨大凸出。骨软化症和成骨不全可引起全身骨骼变形。全身性骨骼短小可见于内分泌障碍性疾病，如垂体性侏儒症等。

二、关节基本病变

（一）关节肿胀

关节肿胀常由关节积液或关节囊及其周围软组织出现充血、水肿等情况所致。

1. X 线表现 表现为关节周围软组织影膨隆，脂肪垫和肌肉间脂肪层移位、变形、模糊或消失，整个关节区域密度增高；若存在大量关节积液，可见关节间隙增宽。

2. CT 表现 能够直接显示软组织密度的关节囊增厚情况；关节积液在 CT 上表现为关节腔内均匀的水样密度影，若为积血或积脓，其密度会更高。

3. MRI 表现 关节周围软组织水肿及关节积液在 MRI 上表现为 T_1WI 呈低信号、T_2WI 呈高信号；关节积血在 T_1WI 和 T_2WI 上均可表现为高信号。

关节肿胀常见于炎症、外伤及出血性疾病等情况。

（二）关节破坏

关节破坏是指关节软骨及其下方的骨性关节面骨质被病理组织所侵犯、替代。该情况常见于化脓性关节炎、关节结核、类风湿性关节炎、肿瘤及痛风等疾病。

1. X 线表现 若早期破坏仅累及关节软骨，X 线片上仅见关节间隙变窄；当累及关节面骨质时，则会出现相应的骨破坏和缺损，严重时甚至引起关节脱位和变形。X 线是发现关节破坏和诊断关节疾病的重要手段。若破坏始于关节持重面，且进展迅速、破坏范围较广泛，这种情况多见于急性化脓性关节炎。若破坏始于关节边缘，且进展缓慢，表现为边缘部分呈虫蚀状骨破坏，则多见于关节滑膜结核。类风湿性关节炎的主要特征是关节间隙均匀性、对称性变窄，晚期会引起关节破坏，出现关节面下或边缘小囊状骨质破坏，且好发于手足小关节。恶性肿瘤直接侵犯可引起进展迅速的广泛破坏，并形成软组织肿块。

2. CT 表现 能够清晰地显示关节软骨下的骨质破坏情况，即使是细微的改变也能被发现。

3. MRI 表现 早期可见关节软骨表面毛糙、凹凸不平，表层缺损导致局部软骨变薄。严重时关节软骨不连续，呈碎片状或大部分消失。骨质破坏时，低信号的骨性关节面中断、不连续。

（三）关节退行性改变

关节退行性改变是指关节软骨变性、坏死和溶解，逐渐被纤维组织所取代，并继发一系列病理变化的疾病。广泛性软骨坏死可引起关节间隙狭窄，继而造成关节面增生硬化。关节囊肥厚，韧带钙化、骨化。

1. X 线表现 早期骨性关节面模糊、中断和部分消失。中晚期表现为关节间隙狭窄，骨性关节面骨质增生硬化，边缘形成骨赘（图1-52），关节面下可出现囊性透亮区，关节囊肥厚，韧带骨化，严重者可出现关节半脱位。不发生明显骨质破坏，一般无骨质疏松。

2. CT 表现 椎间小关节的退行性改变在 X 线片上往往显示不佳，而 CT 上能很好地显示。

3. MRI 表现 能早期发现软骨的改变，如软骨变薄、信号异常。关节面下的骨质增生在 T_1WI 和 T_2WI 上都表现低信号。关节面下的囊变区在 T_1WI 上呈低信号，在 T_2WI 上呈高信号。

关节退行性改变的病因：①老年人关节软骨的生理性退变，以承受体重的脊柱、髋、膝关节最为明显；②由急性创伤和长期关节负担过重引起；③继发于某些关节病变导致的关节软骨和骨质的破坏，如关节骨端骨折的骨折线波及关节面而使关节软骨受损和化脓性关节炎等。

（四）关节强直

关节强直病理上分为骨性强直和纤维性强直。骨性强直是在关节破坏之后，关节两侧的骨端被骨组织连接，关节间隙部分或完全消失，且有骨小梁通过关节连接两侧骨端。纤维性强直时仍可见狭窄的关节间隙，但无骨小梁贯穿关节间隙，同时关节活动功能丧失（图1-53）。

骨性强直常见于化脓性关节炎愈合后及强直性脊柱炎患者。纤维性强直的诊断需结合临床情况，该情况多见于关节结核、类风湿性关节炎患者。

（五）关节脱位

关节脱位是指构成关节的各骨的关节面失去正常的解剖关系。

1. X 线表现 关节完全脱开为全脱位（图1-54）；部分脱开为半脱位，X 线表现为相对的关节面尚有部分相互接触。

2. CT 表现 可避免组织的重叠，便于显示一些在平片上难以发现或显示不佳的关节脱位，如胸锁关节脱位和骶髂关节脱位。

3. MRI 表现 不但能够显示关节脱位，还可以直观地显示其合并的损伤情况，如关节内的积血、积液，以及韧带、肌腱的断裂等。

关节脱位可分为外伤性、先天性和病理性三种类型。外伤性脱位有明显的外伤史，且常伴有骨折。先天性脱位多见于髋关节。化脓性关节炎、结核性关节炎和类风湿性关节炎等疾病均可引起病理性关节脱位。

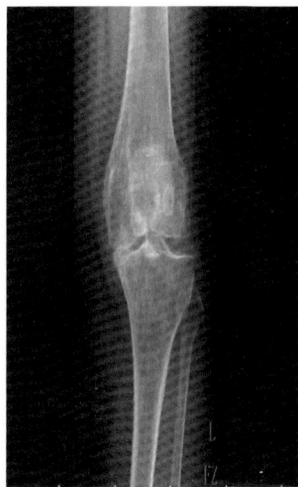
关节组成骨边缘增生，局部呈唇样改变，关节面硬化，关节内侧间隙变窄
图 1-52 关节退行性改变 X 线表现（左膝关节）

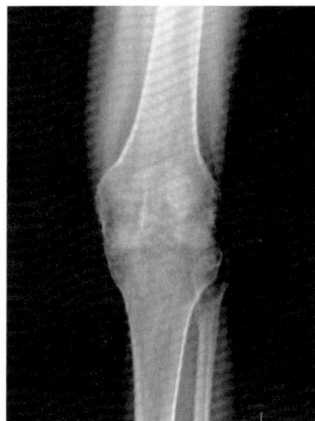
右膝关节间隙明显变窄，间隙隐约可见，未见明显骨小梁穿过关节间隙，符合关节纤维性强直
图 1-53 关节纤维性强直 X 线表现

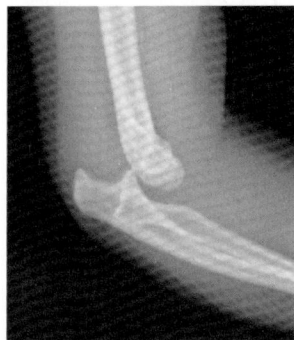
肘关节组成骨对应关系失常，尺桡骨关节面均脱离肱骨关节面向后移位
图 1-54 关节脱位 X 线表现

三、软组织基本病变

（一）软组织肿胀

软组织肿胀常由外伤、炎症、水肿、出血或邻近组织化脓性感染引发。其常伴有局部表面皮肤温度升高、皮肤张力增大，或出现凹陷性水肿等病理表现。

1. X 线表现　软组织肿胀部位的密度略高于邻近正常软组织，软组织层次不清晰，皮下脂肪层内可出现网状结构影，皮下组织与肌肉之间的界限不清，肌间隙模糊。

2. CT 表现　在观察软组织病变方面，CT 明显优于 X 线。水肿在 CT 上的表现为局部肌肉肿胀、肌间隙模糊，密度正常或略低；邻近的皮下脂肪层密度增高，并可出现网状影。血肿表现为边界清楚或不清楚的高密度区。

3. MRI 表现　在观察软组织病变方面，MRI 明显优于 X 线。在 MRI 上，水肿表现为长 T_1、长 T_2 信号，而血肿表现为短 T_1、长 T_2 信号。

（二）软组织肿块

软组织肿块多由软组织肿瘤和瘤样病变引起，也可见于骨恶性肿瘤突破骨皮质侵入软组织，以及某些炎症性包块（图 1-55）。

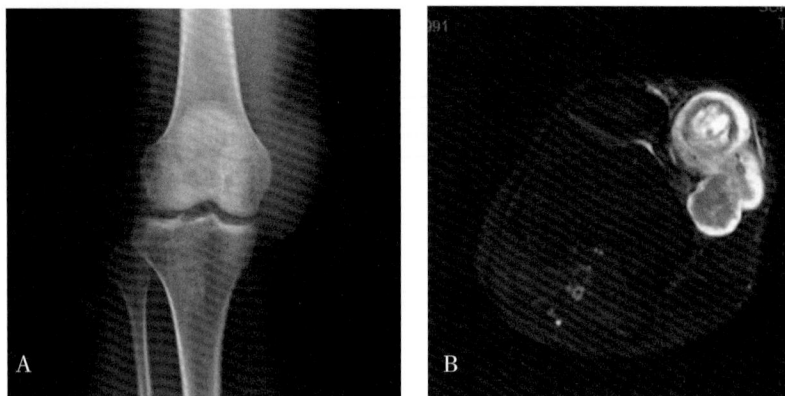

A 为膝关节 X 线表现：膝关节内侧局部软组织膨隆，见椭圆形密度增高影；

B 为膝关节 MRI 表现：膝关节内侧皮下见不规则性肿块，信号混杂，邻近骨质未见异常信号

图 1-55　关节旁软组织肿块 X 线、MRI 表现

1. X 线表现　良性病变所致的肿块多境界清晰，邻近软组织可受压移位，邻近骨表面可见压迹；恶性病变所致的肿块边缘模糊，骨皮质受侵蚀破坏。

2. CT、MRI 表现　软组织肿块在 CT 和 MRI 上易于观察，肿块的密度或信号可均匀或不均匀，多呈长 T_1、长 T_2 信号，边缘可光滑整齐或不规则，肿块的边界通常能清楚显示。软组织肿块的坏死表现为类圆形或不规则形低密度区，或在 T_1WI 上为低信号区、T_2WI 上为高信号区，可单发或多发，并可因出血或坏死组织碎屑的沉积而出现液 - 液平面，其上层为液体，下层为沉积的坏死组织或血液（图 1-55B）。脂肪瘤因其密度或信号与脂肪组织相似而易于诊断，肿瘤或病变内含的脂肪成分也可通过测量其 CT 值或使用 MRI 脂肪抑制序列来确认。增强扫描有助于区分软组织肿块与其邻近组织，也有利于区分肿瘤和瘤周水肿。注射对比剂后，有利于了解肿瘤内是否存在囊变、坏死，还有助于了解病变与邻近血管的关系。

（三）软组织内钙化和骨化

软组织内可出现钙化和骨化现象，这些现象可发生在肌肉、肌腱、关节囊、血管、淋巴结等部位，可由出血、退变、坏死、肿瘤、结核、寄生虫感染及血管病变等因素引起。

1. X 线表现 软组织钙化多表现为点状、片状高密度影（图 1-56），其内部无结构显示；骨化性肌炎常呈片状，可见骨小梁结构，甚至可见骨皮质；成骨性肿瘤多表现为云絮状或针状骨化影。

2. CT 表现 能够更好地显示软组织内的钙化或骨化影，同时也可显示软骨钙化的形态特点。

（四）软组织内气体

正常软组织内不存在气体。软组织内出现气体可由外伤、手术时气体进入或产气菌感染导致，在 X 线片、CT 上表现为不同形态的极低密度影，在 MRI 上各序列均呈低信号。

膝关节 X 线平片显示左小腿软组织内见多发结节状密度增高影，边缘清晰

图 1-56 膝关节软组织钙化 X 线表现

（五）肌肉萎缩

肌肉萎缩可由先天性发育不良、神经系统疾病，以及肢体运动长期受限等因素引起。X 线表现为肢体变细，肌肉较正常者小且薄。CT 表现为肌肉体积减小、密度降低。MRI 检查可见肌肉信号发生改变，T_1WI 信号略降低，T_2WI 信号可稍增高。

? 思 考 题

1. 如何优选骨关节影像学检查技术？
2. 儿童骨关节 X 线解剖有哪些特点？
3. 骨关节常见基本病变有哪些？

本章数字资源

第二章　体质性骨病

📋 案例导入

　　患儿男性，5 岁。自幼走路跛行，发现左侧肩部高耸畸形，伴左上肢活动受限 5 年。查体显示左肩高耸畸形，左侧较右侧高出约 5cm，左上肢上举约 90°，而右上肢上举达 170°。胸部正位片示左侧肩胛骨位置升高，肩胛骨内上角平 C_6 椎体水平。

问题：1. 患儿需要进行哪些影像学检查？最有可能的诊断是什么？
　　　2. 该病的诊断要点是什么？

　　体质性骨病是指骨骼先天性形态异常或同时伴随代谢异常的一大类疾病。这类疾病通常在出生时就已存在，或者在生长发育过程中逐渐显现出来。它们可能仅表现为骨骼的形态异常，也可能同时影响骨骼的功能和代谢活动。体质性骨病可以根据其病理机制和临床表现进行多种分类，其中最常见的分类方式是按照骨骼发育异常的类型，分为骨发育畸形（骨关节发育畸形）和骨软骨发育障碍（骨关节发育障碍）两大类。

　　在影像学检查方面，X 线检查是诊断体质性骨病的首选方法，这种方法能够直观地显示骨骼的密度变化及形态特征，但由于存在组织结构重叠的局限性，往往难以清晰显示病变的细微结构。当需要更详细地观察骨骼结构或解剖细节时，CT 检查就成为更好的选择。CT 检查能够提供更高分辨率的断层图像，可以更准确地评估骨畸形的具体情况，特别是在检查复杂结构或深层组织的畸形时，CT 三维重建技术不仅能清晰显示骨骼的形态和密度变化，还能精确判断病变的范围和程度，并能从多个方位全面观察病灶，其诊断优势更为突出。对于软骨和软组织结构的观察，MRI 则是最佳选择。

第一节　骨与关节先天性畸形

一、先天性高位肩胛

　　先天性高位肩胛又称 Sprengel 畸形，是一种因先天性肩胛骨下降障碍导致的畸形。

（一）病因病理

　　正常胚胎在第 5 周时，肩胛骨对应于 $C_4 \sim C_6$ 椎体平面，在 9 ～ 12 周下降至第 2 ～ 7 肋的正常位置。在下降过程中，若受到某些因素干扰，则会造成下降不全。

（二）临床表现

　　该病女性患者多于男性患者，可两侧发病，但单侧发病更为多见。除肩胛骨位置较高外，患者尚可伴有肋骨、椎体或胸廓不对称等先天发育畸形。约 1/3 的病例可见到肩胛骨与颈椎间有骨桥相连。单侧发病时，表现为双侧颈肩部不对称，患侧颈肩部饱满，颈部向健侧倾斜；双侧发病时，表现为短颈及颈蹼等外观。

（三）影像学表现

1. X 线表现　是诊断本病的首选方法，主要表现为患侧肩胛骨升高，并略向内旋转移位，肩胛骨内上角可达 $C_4 \sim C_7$ 椎体平面，同时伴有肩胛骨形态不规则且变小，两侧肩锁关节及胸锁关节不对称。典型表现为在肩胛骨与颈椎之间见到"肩胛脊椎骨桥"。多数患者会合并其他畸形，如胸廓不对称、颈椎和上部胸椎侧弯，肋骨缺如、分叉或融合畸形，半椎体、脊柱裂及椎体融合等。

2. CT 和 MRI　可以直观显示肩胛骨的形态、位置，与邻近诸骨的解剖位置关系，以及伴发的其他畸形，并且能够准确测量肩胛骨的移位、内旋程度。MRI 检查可以清晰地显示肩胛骨与脊椎骨的纤维性、软骨性连接情况及肩关节周围软组织的发育情况，为制订手术方案提供重要信息。

（四）鉴别诊断

本病的临床表现与翼状肩胛畸形存在相似特征，但两者病因存在本质区别。翼状肩胛多继发于进行性肌营养不良、胸长神经损伤导致的前锯肌麻痹，或产伤性臂丛神经损伤等病因。由于肩胛带肌群肌力减退及肌肉萎缩，患者在双上肢前伸位时表现为双侧肩胛骨异常上抬，其形态特征类似鸟类翼翅，故临床称为翼状肩胛。该病特征性影像学表现为肩胛骨内侧缘与后胸壁分离并呈翘起状态，且不合并其他骨性结构异常。

二、多指（趾）畸形

多指（趾）畸形是最常见的四肢畸形之一，也称赘指（趾）畸形。该畸形有家族遗传倾向，表现为手指或脚趾的数量增多。这类畸形可能单独存在，也可能与其他骨骼畸形合并出现，其连接部分可以是软组织或骨组织。

（一）病因病理

多指（趾）畸形的发生受遗传因素和环境因素的双重影响。在肢体早期发育过程中，前后轴基因的表达调控着手指（趾）的数量和外形。环境因素如致畸药物、病毒感染、工业污染、辐射损伤等，也可能导致多指（趾）畸形的发生。

（二）临床表现

多指（趾）畸形可双侧对称发病，也可单发。其中，复拇指（趾）或小指（趾）较为多见。复拇指（趾）可能只累及末节指（趾）骨，也可能同时累及近节指（趾）骨，甚至有时第 1 掌（跖）骨也会受累，但腕骨同时受累的情况极少见。重复小指（趾）可表现为一个完整的第 6 指（趾），或仅为一小赘生物，其中无骨骼、肌肉、肌腱。

（三）影像学表现

X 线、CT 检查可将多指（趾）畸形分为以下类型：①软组织型：多指（趾）仅为单纯的软组织，其中无骨骼、软骨、肌肉及肌腱，仅与正常肢体以软组织相连；②多生指（趾）型：多生指（趾）内有指骨，节数不等，可与掌骨或跖骨形成关节，而相应掌骨或跖骨则呈分叉状或角状畸形，此类最为多见；③骨型：在正常掌骨、跖骨或指（趾）骨上发生两指（趾）骨或呈分叉状改变，此类较少见。

三、并指（趾）畸形

并指又称蹼指，是指手指间骨性或软组织融合形成的先天性肢端畸形；并趾是指脚趾间骨性或软组织融合形成的先天性肢端畸形。并指（趾）大多与遗传因素、胚胎发育异常有关，是一种常染色体显性遗传病。并指的类型：①简单并指：仅皮肤或软组织相连；②复杂并指：指骨或掌骨等骨骼融合在一起。并指（趾）好发于第三、四指及第二、三趾之间，拇指则较少累及。半数患儿为双侧性并指（趾），男女发病比例为 3∶1。

（一）病因病理

并指（趾）畸形有一定的家族遗传倾向，属于肢体部分分化障碍。一方面，在胚胎的第 7～8 周，若受到极轻微损伤，会使手指局部发育分化停顿，导致掌板分化障碍，进而引发畸形；在一些染色体异常导致的综合征中，也会伴有并指（趾）畸形，这种情况在双手（足）同时出现对称性并指（趾）的情况较为常见。另一方面，母亲在孕期前 8 周，即手足发育的关键时期，若暴露于有毒物质或射线，也容易导致畸形的发生。

（二）临床表现

并指（趾）的表现形式可为两指（趾）并连、三指（趾）或四指（趾）并连，严重的可出现五指（趾）并指（趾），手／足呈铲状、拳状。常见症状包括皮肤短缺、骨骼畸形、血管神经畸形等。轻者指蹼只比常人浅一点，不影响手指、脚趾分开活动。

（三）影像学表现

X 线、CT 检查可以确定并指（趾）病变类型及程度。①软组织型：又称蹼样指（趾）；②骨性融合型：除软组织连接外，还有指（趾）骨间骨性连接。

四、巨指（趾）畸形

巨指（趾）畸形是一种罕见的先天性畸形。其主要特征为手指或足趾的软组织和骨出现过度生长。这种情况可能在出生时就已存在（先天性），也可能随着时间的推移而逐渐发展（进行性）。它可与其他综合征同时发生，如神经纤维瘤、普罗透斯综合征和血管骨肥大综合征。巨指（趾）畸形常为单侧发病，男女发病率无显著差异。

（一）病因病理

巨指（趾）畸形常累及一个或数个指（趾），也可累及一侧肢体，有家族遗传倾向。其病因目前仍不明确，巨指的病理改变显示病变指表现为广泛过度生长，皮肤增厚，皮下脂肪显著增生，呈纤维瘤样生长，手指固有神经粗大，指骨粗大。镜下所见主要为大量成熟的脂肪组织，肥大的脂肪组织常包绕肌肉、神经等周边组织。

（二）临床表现

巨指（趾）畸形常于出生时即可表现，受累指（趾）长度过长、粗大，皮肤增厚、光滑，色泽苍白，常累及多个指（趾），亦可合并其他指（趾）畸形。巨指的发病率由高到低依次为食指、中指、拇指、环指、小指。巨指可影响手部的形态和功能，当患指过大且累及腕管时，可压迫神经，进而出现腕管综合征，病程长的患者可继发关节疾病，导致关节功能下降。

（三）影像学表现

1. X 线表现、CT　可显示低密度软组织肥厚及患指／趾的骨肥大。指／趾骨可增长、增宽，远端扩展增宽呈"蘑菇样"表现。受累指骨或趾骨长度、宽度的增加是其特征性表现。

2. MRI　可显示患指／趾局部无包膜的纤维脂肪组织增多，且常浸润邻近肌肉。在所有序列上，脂肪成分信号均与皮下脂肪接近，而病灶内的纤维条索均呈低信号。

五、髋关节发育不良或脱位

（一）病因病理

髋关节发育不良或脱位是髋臼与股骨头对应关系异常导致的骨性结构及周围软组织发育障碍。本病与遗传因素相关，属于常见先天性畸形，好发于女性，单侧发病多于双侧，左侧发病率高于右侧。

（二）临床表现

新生儿期即可表现为腹股沟皮肤皱襞不对称、双下肢不等长。患儿行走后，单侧脱位表现为跛行，双侧脱位呈臀中肌步态。早期诊断和治疗可有效预防继发性畸形，因此新生儿筛查具有重要意义。

（三）影像学表现

1. X 线表现　常规需要摄取双髋关节正位片和双髋外展位片。髋臼的形态改变因脱位程度和病程长短而有所不同。轻度者仅表现为髋臼角轻度增大；重度者除髋臼角明显增大外，还可见髋臼顶发育不良呈"斜坡状"改变，髋臼窝变平、变浅且明显增宽（图 2-1）。

股骨头是否位于髋臼窝内是诊断本病的直接依据，在股骨头骨化中心尚未出现的 6 个月内婴儿，主要依据股骨近端的位置关系来判断。采用双髋外展位片检查时，正常情况下两侧股骨干轴线的延长线向上应通过髋臼中心，表明无脱位；若延长线位于髋臼中心以外，则提示存在脱位或脱位倾向。此外，X 线还可显示患侧骨盆发育不良，骨骺出现时间延迟且体积较小，耻骨与坐骨之间的骨骺线增宽且联合时间延迟，患侧闭孔较对侧明显缩小等继发改变。

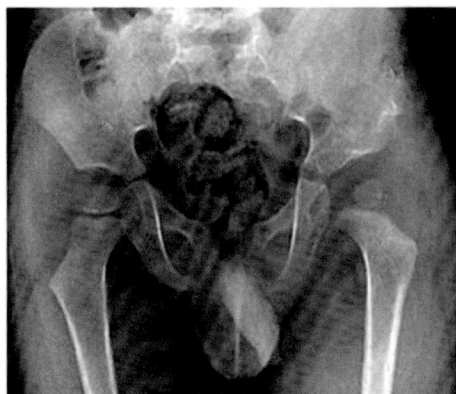

左侧髋臼发育浅平，股骨头骨骺变小、形态不规则，位于 Perkin 方格外下象限，股骨颈发育较右侧细

图 2-1　先天性髋关节脱位 X 线表现

常用的 X 线测量方法包括以下三种：① Perkin 方格：经两侧髋臼最深处的 Y 形软骨中心点作水平连线，再通过髋臼外上缘作垂直线，将髋臼分为四个象限。正常股骨头应位于方格内下象限，若超出此区域则提示脱位或半脱位；② Shenton 线：是沿股骨颈内缘与同侧闭孔上缘的自然连线，正常时应形成圆滑的抛物线，脱位时此弧线中断；③髋臼指数（髋臼角）：经两侧 Y 形软骨中心点作水平连线，再连接髋臼外上缘至髋臼最深处，两线夹角即为髋臼指数，正常值应小于 30°，超过此值需考虑髋臼发育不良。

考点与重点　髋关节发育不良 X 线表现

2. CT 表现　三维重建成像可以直观显示股骨头与髋臼的解剖关系，精确测量股骨颈前倾角和髋臼窝深度等重要参数，同时能够清晰观察髋关节囊挛缩、圆韧带增厚、纤维脂肪垫肥厚等病理改变。这些信息对于临床选择治疗方案、确定手术入路，以及术中矫正股骨前倾角和髋臼角都具有重要指导价值。

3. MRI　是目前最理想的影像学检查方法。可以清晰显示：股骨头软骨和二次骨化中心的发育状况；直接观察股骨头移位情况与髋臼形态变化；准确评估髋臼软骨病变、肌腱嵌顿、关节囊拉长肥厚、髋关节周围肌肉萎缩、圆韧带增厚和纤维脂肪垫肥厚等软组织改变。MRI 还能早期发现髋关节发育不良的并发症，如股骨头缺血性坏死或关节积液等。

（四）鉴别诊断

本病的临床诊断要点为骨盆发育不良；髋臼变浅、股骨头骨骺发育较小且出现时间延迟；股骨头未位于 Perkin 方格的内下象限；Shenton 线连续性中断；髋臼角明显增大；髋臼顶上部可见局限性三角形骨硬化区；髋臼部弓形线上方出现三角形透亮区等特征性表现。

本病应与婴幼儿髋关节化脓性关节炎进行鉴别。后者在骨质破坏出现之前即可发生病理性髋关节脱位，但其特征性表现为双侧髋臼形态对称，这与先天性髋关节脱位的单侧不对称改变形成明显对比。此外，结合患者发热等临床表现和白细胞升高等实验室检查结果也有助于两者的鉴别诊断。

六、先天性马蹄内翻足

先天性马蹄内翻足（congenital talipes equinovarus）是足部常见的先天畸形，多有家族遗传现象。其病因尚未明确，可能与胎儿宫内体位异常有关。

（一）病因病理

先天性马蹄内翻足于出生时即存在，单侧或双侧均可发生。主要病理改变包括内侧跟腱短缩、舟骨内旋移位、跟骨跖屈内翻及距骨头脱位。特征性表现为三联畸形：①整个足依其长轴内翻，足内侧缘向上，外侧缘向下；②踝关节跖屈呈马蹄状；③前足内收（跖内翻）。

（二）临床表现

患儿出生时即存在明显的前足内翻、内收，后足内翻、跖屈、跟腱挛缩及距舟关节脱位等症状。在开始学走路后，畸形逐渐加重，患儿多用足尖或足外缘甚至足背行走，导致步态不稳。

（三）影像学表现

1. X 线　本病诊断主要以 X 线检查为依据。其表现为跗骨发育不良及位置异常。距骨扁而宽，距骨中轴线远离第 1 跖骨（正常情况下，距骨中轴线的延长线应通过第 1 跖骨中段）。舟状骨短而宽，向内上后方移位（图 2-2）。跟骨短而宽，向内翻转且向后上方移位，几乎和胫骨后缘相接触。跖骨互相重叠靠拢，第 5 跖骨肥大，第 1 跖骨萎缩。

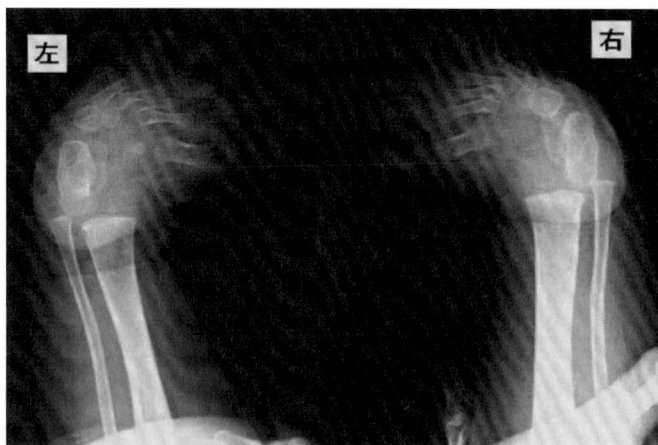

双侧足前部内翻，距骨中轴延长线向外偏离第 1 跖骨

图 2-2　马蹄内翻足畸形 X 线表现

2. CT 表现　CT 三维重建能够清楚地显示足踝部的解剖结构和空间关系。医生可直观地观察到马蹄内翻足的内翻程度、各跗骨之间的空间关系，以及骨骺的发育状况。在临床治疗及治疗后疗效评价方

面，CT 三维重建成像优于 X 线表现。

考点与重点　先天性马蹄内翻足影像表现

（四）鉴别诊断

临床上本病应与以下疾病进行鉴别。

1.新生儿足内翻　与先天性马蹄足外观相似，多数为单侧发病。患儿足呈马蹄内翻状，但足内侧不紧，足可以背伸并触及胫骨前面，经手法治疗 1～2 个月可完全恢复正常。

2.神经源性马蹄足　由神经病变引起的马蹄足，随着儿童发育，畸形逐渐变得明显。此时应注意观察肠道和膀胱功能有无改变，检查足外侧有无麻木区，特别注意腰骶部是否有小凹、窦道及皮肤色素改变等情况。必要时应行 MRI 检查，以确定是否存在脊髓栓系。肌电图及神经传导功能检查有助于了解神经损伤情况。

3.脊髓灰质炎后遗马蹄足　此类患者出生时足部外观无畸形，发病年龄多在 6 个月以上，有发热史，以单侧发病多见。患者伴有腓骨长短肌瘫痪，早期无固定畸形，大小便正常，可能伴有其他肌肉瘫痪。

4.脑瘫后马蹄足　患者有围生期或生后缺氧史，大多于出生后即发现异常。马蹄足畸形随生长逐渐明显，但在睡眠中可消失或减轻，一经刺激则畸形更明显。其畸形以马蹄为主，内翻较少，无前足内收，畸形多为双侧性，或累及同侧上下肢，表现为双下肢交叉步态，下肢肌痉挛明显，常伴有智力减退。

5.多关节挛缩症马蹄足　呈双侧对称性分布，足部畸形属于全身多关节畸形的重要组成部分。患者表现为全身广泛性肌肉萎缩、质地变硬，伴脂肪组织相对增多。马蹄足畸形僵硬且难以手法矫正，多同时累及髋关节和膝关节。

七、脊柱畸形

（一）椎体融合

1.病因病理　椎体融合（vertebral coalition）又称阻滞椎，是指两个或两个以上的椎体相互融合成一个椎体的先天性骨性联合畸形，最常见于腰椎和颈椎。椎体融合可分为完全性融合和部分性融合。完全性融合是指受累部位的两个椎体完全骨性联合，椎间盘消失；部分性融合是指受累椎体间存在椎间盘残留或仅残留骨性终板。

2.临床表现　椎体融合可引发脊柱后凸、侧弯，进而继发胸廓发育不良。此外，还可能引起患者腰背部疼痛、脊柱活动受限。

3.影像学表现

（1）X 线表现：椎体融合可分为完全性和部分性两种类型。完全性融合表现为两个椎体骨性联合，椎间隙消失，但椎体总高度不变。部分性椎体融合时，两椎体间可见线状透亮区，融合椎体的前缘常凹陷，呈"蜂腰状"。椎体融合常合并其他脊柱发育障碍，如胸椎融合常合并肋骨畸形、脊柱侧弯、棘突偏斜等情况。

（2）CT 表现：通过三维重建技术，可立体显示融合椎体的细微结构。完全性融合表现为两个椎体骨性联合，椎间隙消失；部分椎体融合时，两椎体间可见少许椎间盘，椎间隙变窄。多发椎体融合常合并椎弓根、附件的融合畸形。

（3）MRI 表现：可清晰显示椎体融合情况，完全融合节段的椎间隙消失，部分融合时椎间隙变窄，且可见少许椎间盘信号。若合并脊柱侧弯畸形，可见脊髓受压情况，部分患者还可伴有先天性脊髓发育异常及脊髓拴系。

4. 鉴别诊断   椎体融合应与脊柱结核进行鉴别。脊柱结核表现为两椎体相邻缘伴有骨质破坏，椎间隙变窄，椎体总高度减小，这与椎体融合患者椎体完整、椎体总高度不变的情况不同。

（二）半椎体及椎体裂

半椎体又称楔形椎，在脊柱多种畸形中最为常见，多为单发，也可多发，常见于胸椎。

1. 病因病理   在胎儿时期，椎体被冠状裂及矢状裂分成前后、左右对称的四个骨化中心。若椎体两半的骨化中心在发育过程中不融合或仅部分融合，就会形成半椎体。若椎体左半或右半不发育，则形成侧半椎体；若椎体前半不发育，则形成后半椎体；若椎体后半不发育，则形成前半椎体。如果两个软骨中心联合异常，使椎体形成左右两个三角形骨块，就会形成矢状椎体裂。

2. 临床表现   半椎体畸形一般无明显症状，在发育过程中，半椎体可引起脊柱侧弯后凸。侧半椎体常引起脊柱侧弯畸形，后半椎体常引起脊柱后凸畸形，导致躯体上部重力不平衡，患者可有腰背部疼痛症状。

3. 影像学表现

（1）X 线表现：在正位片上，半椎体多呈尖端指向不发育侧的楔形，故又称楔形椎。侧半椎体尖向内，前半椎体尖向后，后半椎体尖向前。一个或多个同侧侧半椎体，或多个侧半椎体呈两侧非对称性分布，常引起脊柱侧弯畸形。若多个侧半椎体呈两侧对称分布，则可互相补偿而不引起侧弯畸形。胸部半椎体常伴对侧肋骨发育畸形，如肋骨发育小、肋骨联合等。椎体裂在正位片上显示清晰，椎体呈左右两部分，或由尖端相对的两个楔形半椎体构成，形似蝴蝶两翼，故称蝴蝶椎；在侧位片上，前者与正常椎体相似，后者则呈楔形，邻近椎间隙正常或狭窄，相邻椎体代偿性增大，常合并脊柱侧弯及后突畸形。

（2）CT 表现：通过三维重建技术，可立体观察半椎体及附件畸形的全貌。矢状面及冠状面可显示半椎体畸形，轴位像可显示椎板及椎弓根发育情况。

（3）MRI 表现：半椎畸形椎体上下端均有生长骺板，容易导致畸形进展及脊髓受压。在 T_1WI、T_2WI 上，除可见半椎体及伴发的脊髓畸形外，还可显示半椎体上下椎间隙为类似椎间盘或软骨信号的组织，可评估半椎体上下是否存在生长骺板，从而预测脊柱畸形的发展趋势。另外，脊柱来源于中胚层，其胚胎发育与其他来源于中胚层的器官密切相关，因此可见合并心脏及泌尿系统畸形的情况。部分胎儿可在胎儿期行 MRI 检查，以提早发现脊柱畸形。

4. 鉴别诊断   半椎体应与压缩性骨折及脊柱结核进行鉴别。

（1）压缩性骨折：患者多有明确外伤史，椎体变扁，椎体内可见骨折线，骨皮质断裂，椎旁有分离的碎骨片，其表现与半椎体呈三角形、尖端向前或向椎体中心不同。

（2）脊柱结核：影像学可见骨质破坏，椎体可塌陷变扁，椎间隙变窄或消失，椎旁脓肿形成，不难与本病相鉴别。

（三）脊柱侧弯

脊柱侧弯是指在冠状面上一个或多个节段椎体偏离身体中线向侧方形成弯曲，多伴有椎体的旋转、矢状面上前后凸异常、肋骨和骨盆的旋转倾斜畸形，以及椎旁韧带肌肉异常，是一种脊柱的三维结构畸形。可分为原发性和继发性两种类型，其中原发性脊柱侧弯更为常见。

1. 病因病理   不同类型脊柱侧弯的病因存在差异。先天性脊柱弯曲异常主要包括先天性脊柱发育不良、先天性半椎体、腰椎骶化等情况；后天性脊柱弯曲异常又可分为姿势性和病理性两类。病理性脊柱弯曲异常可分为特发性（原因不明）和继发性（如由结核、外伤等引发），按体征可分为脊柱侧弯和脊柱前后弯曲异常，其中脊柱侧弯是病理性脊柱弯曲异常中最常见的一类。

2. 临床表现   原发性脊柱侧弯多见于女性，患者一般在 6～7 岁发病，最初病情进展缓慢，进入青春期后病情加重。其表现为一侧背部隆起，脊柱两侧肌肉厚薄不均。患者肩部和骨盆倾斜，双下肢不等长，身高低于同龄人。侧弯严重者可导致胸廓、肋骨及盆腹腔发育不良，进而影响心、肺、消化系统功能。

继发性脊柱侧弯常继发于先天性脊柱畸形（如半椎体、椎体联合等）、小儿麻痹症、胸部疾病等。

3. 影像学表现

（1）X线表现：在正位片上，脊柱侧弯多发生于胸椎上部，其次为胸腰段，大多凸向右侧，一般呈"S"形，存在三个弯曲，中间的弯曲为原发侧弯，上下两个为代偿性侧弯（图2-3）。原发侧弯部位的椎间隙左右宽窄不一，凸侧宽，凹侧窄，椎体向凹侧倾斜，并向凸侧移位。

在X线正位片上，可测量脊柱侧弯角度，其方法有两种（图2-4）。

1）柯布法（Cobb法）：确定原发侧弯的上端椎和下端椎，分别沿上端椎上缘和下端椎下缘做切线，测量这两条切线的交角（或做垂线测量垂线夹角）。该方法适用于侧弯角度大于50°的病例，测量时需清晰显示终板形态。

2）弗格逊法（Ferguson）：先确定原发侧弯两端椎体的中心点及顶点椎体的中心，接着连接两端椎体的中心与顶点椎体的中心，测量所形成夹角的大小。该方法适用于测量侧弯角度小于50°的病例，测量时需要准确定位椎体的几何中心。

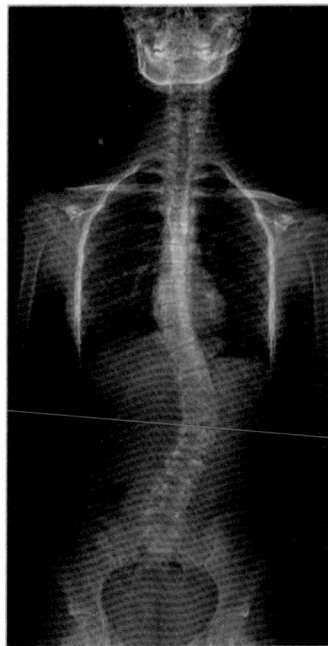

脊柱偏离中线，呈"S"形弯曲

图 2-3　脊柱侧弯 X 线表现

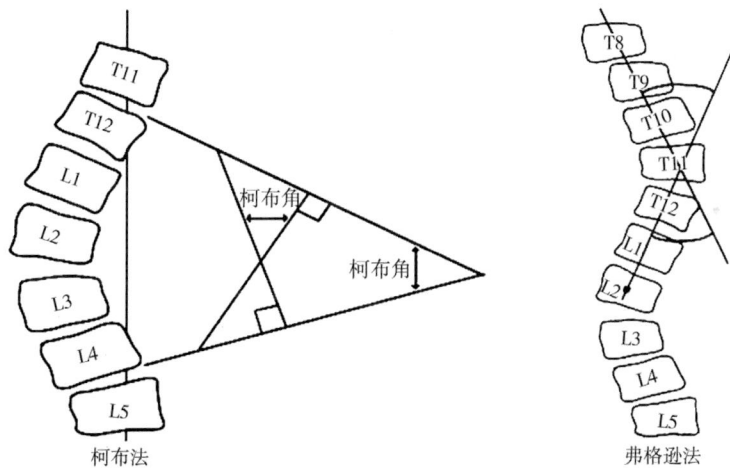

图 2-4　脊柱侧弯测量方法示意图

考点与重点　脊柱侧弯 X 线表现

（2）CT表现：CT三维重建成像可以立体地显示脊柱侧弯的位置、形态，以及合并的椎体与胸廓畸形（彩图5）。

（3）MRI表现：能够显示脊柱侧弯常合并的脊髓栓系、脊髓空洞、脊髓纵裂、Chiari畸形等脊髓异常。由于脊柱存在弯曲及旋转，常规磁共振检查常需按照脊柱弯曲方向进行分段扫描，难以显示脊柱和脊髓的全貌。采用新的MRI技术，磁共振3D序列可以将整个脊柱重建在一幅图像上。

4. 鉴别诊断　主要与造成脊柱侧弯的各种疾病进行鉴别。

（1）神经肌肉疾病所致脊柱侧弯：此类脊柱侧弯常呈C形，患者神经系统检查及实验室检查结果存在异常。

（2）椎骨发育异常：影像学检查可见相应椎骨存在畸形，如半椎体及额外椎骨等情况。

（3）感染性疾病：患者常有发热症状，实验室检查出现相应异常，同时伴有局部疼痛、脊椎骨质破坏等表现。

（4）肿瘤所致脊柱侧弯：其弯曲度通常较小，影像学检查可见骨质改变及肿块。

（5）外伤所致脊柱侧弯：患者有明确的创伤史，影像学检查可见骨质中断。

（四）椎弓峡部不连及脊椎滑脱

1. 病因病理　椎弓峡部不连也被称为椎弓崩裂。此病症以第 5 腰椎最为多见，可单侧发病，也可双侧发病。椎弓峡部不连会导致椎体向前移位，这种情况被称作脊椎滑脱，也叫真性脊椎滑脱。而因脊椎退行性改变所致的椎体向前移位则称为假性脊椎滑脱。

2. 临床表现　多发于 20 ～ 40 岁的成年人，且男性更为多见。主要症状为下腰痛，疼痛可向髋部或下肢放射。

3. 影像学表现

（1）X 线：在正位片上，椎弓附件可表现为裂隙、密度增高、结构紊乱等改变；在侧位片上，椎弓峡部缺损位于椎弓的上、下关节突之间，表现为自后上斜向前下方的裂隙样骨质缺损，缺损边缘可能有硬化表现。有时，正位片或侧位片不能明确显示峡部不连的情况。此时，需要拍摄左右斜位 X 线片，在斜位片上，峡部显示最为清楚，是诊断峡部不连最可靠的方法（图 2-5）。显示椎体滑脱情况以侧位片为准，测量滑脱程度时，采用 Meyerding 测量法较为适用。该方法是将下一椎体上缘由后向前分为四等份，根据前移椎体后下缘在下一椎体上缘的位置，将脊椎滑脱分为四度：前移椎体后下缘位于第 1 等份内的为 I 度滑脱，位于第 2 等份的为 II 度滑脱，以此类推。

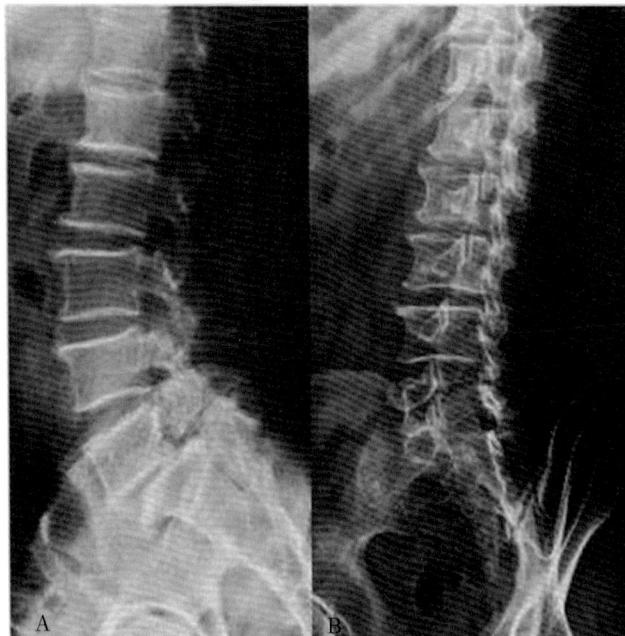

A 为侧位：第 5 腰椎椎弓峡部不规则线状透亮影，第 5 腰椎向前 II 度滑脱；

B 为斜位：第 5 腰椎峡部带状透亮影

图 2-5　椎弓根峡部不连及脊椎滑脱 X 线表现

（2）CT 表现：上位椎体向前移位，导致椎体后缘与其椎弓之间的间距增宽，椎管前后径增大。由于椎间盘未发生移位，在椎体后缘会形成条带状影，此影像易被误诊为椎间盘膨出。在椎弓峡部层面，CT 能够清晰显示峡部不连的情况。采用多平面重组技术，可更清晰地呈现峡部不连的细节。

（3）MRI 表现：在矢状面图像上，可观察脊椎的移位情况。通过显示峡部的横断面图像，能够明确看到峡部不连及椎管前后径增加的现象，峡部不连处在 T_1WI 和 T_2WI 上均表现为低信号。此外，椎体骨髓因受力改变而发生变化，初期表现为长 T_1、长 T_2 信号（提示存在纤维血管组织），随后逐渐脂肪化而表现为高信号，最终发展为骨质硬化的低信号。

考点与重点 椎弓峡部不连及脊椎滑脱影像学表现

4. 鉴别诊断 本病应与由脊椎小关节退行性改变引起的假性滑脱进行鉴别。假性滑脱表现为椎体和棘突同时向前移位，且脊椎的前后径不发生改变；而椎弓峡部不连及脊椎滑脱仅表现为椎体向前移位，此时椎体前缘至棘突后缘的距离会增加，二者存在明显不同。

链接

先天畸形

先天畸形是指个体在出生时或出生前就已存在形态结构异常，或存在可导致异常的潜在因素。这类畸形主要涉及骨与关节的发育障碍，以及脊柱与四肢的先天性异常。

人类在解剖结构上存在一定的个体差异，这些差异通常不会造成不良后果。然而，当这种异常超出正常范围，并对形态和功能产生一定影响时，则应归类为先天畸形。先天畸形既可以是局限性的，也可以是全身性或多发性的。全身性或多发性先天畸形可能导致某些组织发育异常，其确切病因迄今仍不完全清楚，但多数研究认为与胚胎发育异常或胚胎发育过程中的内在紊乱有关，部分病例有遗传史。对于先天畸形，只有做到早诊断、早治疗，才能获得预期的良好治疗效果。

第二节　遗传性骨疾病

案例导入

患者男性，16 岁。1 岁 6 个月会行走，4 岁时摔倒导致右股骨骨折，给予牵引治疗仍反复发生骨折，伴进行性双下肢弯曲畸形，现无法站立和行走。专科检查：患者取坐位，可见双前臂弯曲畸形，双大腿及小腿弯曲畸形，双下肢活动受限。

问题：1. 根据以上病史，该患者应进行哪些影像学检查？
　　　　2. 该患者最有可能的诊断是什么？该病的诊断要点有哪些？

一、成　骨　不　全

成骨不全（osteogenesis imperfecta）又称脆骨病、特发性骨质疏松症、骨膜发育不全等，是一种因成骨细胞生成不足或功能缺陷而导致的骨质形成障碍性疾病，以全身骨骼系统普遍性骨质疏松和脆性增加为主要特点。

（一）病因病理

本病系因基因缺陷导致骨 I 型胶原纤维合成不足或结构异常，进而造成骨骼强度和耐受力下降。

（二）临床表现

骨质疏松易骨折、蓝色巩膜、牙齿发育不全和听力障碍是本病的四大临床特征。本病分为早发型和晚发型两种类型。早发型患者在出生时即有骨折，或在婴幼儿期发病。患儿头大且软，前额凸出，手足多不受累。晚发型患者出生时正常，骨折多发生在患儿学走路时或青春期，成人极少发病。长管状骨和肋骨是骨折的好发部位。

考点与重点 成骨不全的 X 线表现

（三）影像学表现

1. X 线表现   本病以 X 线检查为主要诊断手段。基本征象包括多发骨折、骨皮质菲薄及骨密度降低，以长管状骨表现尤为明显。骨折虽多发，但不对称分布，骨折愈合迅速，有时可形成假性关节。长管状骨的 X 线表现可分为三型：①粗短型：一般见于胎儿和婴儿发病者，其长管状骨粗短，伴有多发骨折和弯曲变形；②囊型：出生即发病且呈进行性发展，骨内可见多发囊样变，形似蜂房，以下肢最为显著；③细长型：发病较迟，病情相对较轻，也可在胎儿期或出生后出现，表现为骨干明显变细，干骺端相对增宽，骨骺和干骺交界处可见横行的致密影（图 2-6）。头颅骨主要表现为颅骨骨板变薄，骨密度减低，裂缝及囟门明显增宽、闭合延迟，常有缝间骨。躯干骨则表现为脊柱密度减低、椎体变扁、椎体双凹变形等。

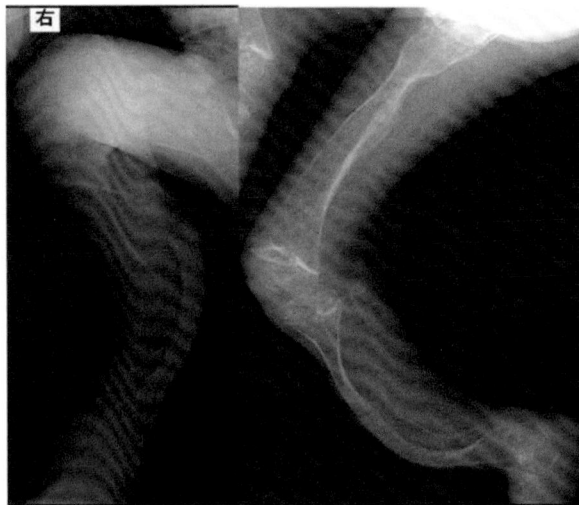

右侧下肢长骨弯曲，皮质菲薄，骨干变细，干骺端膨隆，
胫骨中段可见一横行骨折线，内有少量骨痂形成

图 2-6　成骨不全 X 线表现

2. CT 表现   与 X 线表现类似，主要用于观察颅骨病变，表现为颅顶横径大而颅底相对狭小，颅底骨增厚，呈棉花团样改变，以蝶骨表现较为明显。

3. MRI 表现   MRI 成像对骨密度的评估效果不佳，但可以观察到骨折情况。

（四）鉴别诊断

临床上本病应与以下疾病进行鉴别。

1. 佝偻病   患者存在骨密度减低和长骨弯曲的表现，不过骨干弯曲程度较轻，且不会出现多发性骨折。其干骺端增宽，边缘模糊，呈毛刷样改变，骺（板）线增宽。

2. 坏血病   可见骨质密度减低，但不会出现骨干畸形。干骺端先期钙化带增厚增白，其下方可见一条骨质疏松区，即坏血病线。

3. 软骨发育不全   可见长骨短粗和椎体变扁，但其骨质密度并无减低。干骺端呈喇叭口状，不会出现多发骨折。

4. 克汀病 是胚胎时期或出生后缺碘所引起的呆小症，患者身材矮小，以下部躯干短小为主，伴有智力障碍，骨龄明显落后，骨骺发育不良。

二、软骨发育不全

软骨发育不全（achondroplasia）是一种先天性全身对称性软骨发育障碍性疾病，其特征为四肢短小而躯干相对正常的不成比例的矮小畸形。患者多有遗传史和家族史。

（一）病因病理

管状骨骺板软骨细胞增殖及成熟出现障碍，无法形成正常的先期钙化带，进而影响骨骺长轴的生长，导致软骨化骨过程发生障碍。不过，骨膜下骨的生长不受影响，骨横径的生长仍保持正常，因此管状骨较短且相对增粗。

（二）临床表现

患者多在 2～3 岁发病，之后可发展成典型的侏儒。患者表现为躯干大而四肢粗短，站立时手不能触及髋部，头大唇厚且向外突出，四肢短小，近端较远端更明显，下肢可出现弯曲。手足宽而厚，手指等长、宽短且散开，呈车轮状。腰椎正常的生理前凸增加，腹部膨隆，臀部向后突出。头颅前额与顶部隆凸，脸小，鼻梁宽而平，下颌大。患者智力和性发育正常。

（三）影像学表现

1. X 线表现 本病以 X 线检查为主要诊断手段。X 线片可见颅底短，颅盖相对较大。肱骨和股骨对称性短粗且弯曲，骨皮质增厚，肌肉附着的结节部常明显增大。骺板光滑或轻度不规则，并有散在点状致密影。干骺端增宽，向两侧张开，中央凹陷呈杯口状或 "V" 形。尺骨较桡骨短，近端增宽，远端变细。手足短管状骨粗短，诸手指近乎等长，呈三叉戟状，此表现具有确诊意义。椎体较小，后缘轻度凹陷，骨性终板不规则。椎弓根间距从第 1 腰椎到第 5 腰椎逐渐变小。骨盆狭小，髂骨呈长方形，坐骨大切迹小，深凹呈鱼口状。髋臼上缘变宽呈水平状。

考点与重点 软骨发育不全的 X 线表现

2. CT 表现 有助于观察颅底狭窄、脑积水、脑室扩大，以及枕骨大孔萎缩呈漏斗形改变等情况。

3. MRI 表现 有助于判定脊髓受压迫的程度。

（四）鉴别诊断

临床上本病应与以下疾病进行鉴别。

1. 软骨形成低下 为常染色体显性遗传，也是一种四肢短小、躯干相对较长的不成比例的短肢型侏儒，但程度较轻。临床表现与软骨发育不全类似，但头颅正常，无肢体缩短，手部呈 "三叉戟" 状，骨短粗但不严重，骨骺及干骺形态大致正常。

2. 黏多糖病Ⅳ、Ⅰ型 黏多糖病Ⅳ型患者表现为短颈短躯干型侏儒，椎体前缘呈弹头状，肋骨有飘带征，髂骨下部变尖，通常伴有髋外翻、膝外翻。黏多糖病Ⅰ型患者的特异性表现为掌骨近端、指骨远端明显变尖，尺桡骨远端干骺端倾斜呈 "V" 字形，肋骨呈船桨样增宽，椎体前缘变尖较突出，形似 "鸟嘴"，髋外翻多见，髂骨翼基底部窄而尖，患者面容丑陋、智力低下。

3. 假性软骨发育不良 长骨干骺端增宽且不规则，侧缘呈刺状突出，骨骺出现较晚，且呈碎裂样、点彩样或菜花样；椎体上下缘多不规则，略呈双凸变形，形似 "横置的花瓶状"；椎体前缘上下角缺损而呈台阶状，骨盆发育较小，坐骨大切迹稍窄，髋臼顶扁平，边缘不规则；手足部短管状骨短宽，侧缘有凸起；肋骨前后端呈括号征。

三、黏多糖病

黏多糖病（Mucopolysaccharidosis，MPS）也称为黏多糖沉积症或黏多糖贮积症，主要是降解黏多糖所需的溶酶体水解酶存在缺陷，致使组织内有大量黏多糖贮积，进而引发骨骼发育畸形、肝脾肿大、智力障碍，以及尿中黏多糖排出增多等一系列症状。MPS 患者中男性多于女性，该病多发生于近亲结婚者的后代，患者多有家族史，黏多糖病属于罕见病。

（一）病因病理

MPS 是编码各种黏多糖代谢酶的基因发生点突变、无义突变、错义突变、缺失、插入、重复等变异，导致体内黏多糖降解所需的各种酶出现缺陷，使黏多糖降解代谢发生障碍，造成未被降解的各种黏多糖成分蓄积于体内，如角膜、软骨、骨骼、皮肤、筋膜、心瓣膜和血管等结缔组织中。过多的黏多糖沉积于上述组织，可引起相应器官损害及功能障碍，且过多的黏多糖还可从尿液中不断排出。特定酶活性检测是诊断 MPS 的金标准。

（二）临床表现

男女均可发病，男性稍多于女性。MPS 表现为多系统受累，患者可出现典型特殊丑陋面容、骨骼畸形、肝脾肿大，以及严重的智力障碍和呼吸系统、心血管系统、眼部、耳鼻喉等器官受累的症状。实验室检查结果显示尿黏多糖定性试验阳性、24 小时尿黏多糖排出量＞ 100mg、外周血白细胞及骨髓中黏多糖颗粒阳性、外周血白细胞中的酶活性及活体组织（包括肝细胞、皮肤或结缔组织）中成纤维细胞黏多糖代谢酶活性的测定出现异常。

（三）影像学表现

1. X 线表现

（1）头颅：表现为头颅增大，呈"舟"状畸形，蝶鞍变扁增宽，形似横置的小提琴状。蝶窦及乳突气化不良，板障增宽或局限性内板增厚，眶顶和颅底骨致密硬化，部分患儿前额明显凸起。

（2）脊柱：表现为楔形椎体、扁平椎、前喙和后扇形（"子弹"形椎体）改变，存在宽椎间盘间隙，伴有脊柱侧弯和胸腰椎后凸畸形（或驼背畸形）。

（3）胸骨：表现为胸骨前凸形成鸡胸，肋骨前部呈飘带样增宽，胸骨分节，胸骨柄、胸骨体、剑突均不融合。

（4）爪形手：表现为双手掌指骨粗短，近节指骨远端变尖，指骨基底部、掌骨远端干骺端增宽、凹陷，形似"爪形"。

（5）四肢长骨：表现为骨塑形障碍，变得粗短，尺桡骨远端关节面相互倾斜。四肢长骨的这些改变被认为最有诊断价值。

（6）骨盆：表现为骨盆变形，髋关节间隙和耻骨联合增宽，股骨头发育不良。

2. CT 表现　

与 X 线检查表现相似，主要用于观察颅底增厚、蝶鞍畸形、乳突气房气化不良、颅颈交界处异常（如齿突发育不全和颅椎结合部狭窄）、巨舌症和茎突舌骨韧带钙化等改变。

3. MRI 表现　

黏多糖病是溶酶体贮积症的一个遗传性亚型，具有独特的脑部表现。

（1）血管周围间隙：间隙扩张通常见于脑室周围 / 三角区周围白质、胼胝体、基底神经节、皮质下白质、丘脑或脑干，通常呈放射状，长轴多与室管膜垂直，具有从皮质下白质区域向大脑皮层发展的特点。

（2）白质病变：是黏多糖病中最常见的表现之一，表现为局灶性或者融合成片的 T_2-FLAIR 高信号，病变常从脑室周围白质开始，脑灰白质分界不清。蝶鞍变浅，前后径增大，呈横置的"J"形；胼胝体结构不清，信号不均，提示发育不良。

（3）脑积水：通常为交通性，进展缓慢，典型表现为脑室和蛛网膜下腔扩张。

（4）脑萎缩：是黏多糖病患者的常见表现。脑皮质萎缩程度与年龄不符，枕大池明显扩大，脑组织体积减小。

（5）椎管狭窄：通常发生在寰枢关节水平，也可能发生在胸椎和 / 或腰椎。齿状突发育不良、局部软组织增厚及寰椎后弓凹陷可导致椎管狭窄，引起不同程度的脊髓受压。

（四）鉴别诊断

临床上本病应与以下疾病进行鉴别。

1. 佝偻病　是维生素 D 及其活性代谢产物缺乏，引起钙、磷代谢紊乱，进而导致骨骼钙化不良的一种疾病。其主要表现为生长中的软骨和新生的类骨组织钙化不足；影像学上表现为骺板增厚，干骺端呈杯口状增宽，骨干易弯曲变形。

2. 脊柱骨骺发育不良（spondyloepiphyseal dysplasia，SED）　是一组以脊柱和骨骺畸形为特征的遗传性骨病。影像学表现为普遍性椎体变扁，前后径增加，椎间隙狭窄，下胸和腰椎椎体中后部的上下缘呈驼峰状突起。骨盆狭小，髋臼发育不良，股骨头扁小，可出现囊变。四肢大关节发育不良，且较早发生退行性改变。

3. 多发性骨骺发育不良　是一种少见的遗传性软骨发育缺陷疾病，病变仅侵及骨骺。其表现为儿童时期显著对称性的两侧骨骺发育小而扁，边缘不规则，可呈分节或斑点状，但无硬化表现，骨骺闭合时间通常正常；典型表现为胫骨远端骨骺外侧部分发育不良，骨骺呈尖端指向外侧的楔形，导致踝关节倾斜，患部较早发生关节退行性改变。

四、石　骨　症

（一）病因病理

石骨症（osteopetrosis）又称大理石骨病、泛发性脆性骨硬化症、硬化性骨增生性疾病、粉笔样骨病等，其主要特点是广泛性骨质硬化。本病病因不明，可能与遗传因素有关。

本病是由于正常的破骨细胞吸收功能减弱，使得钙化的软骨和骨样组织不能被正常骨组织所替代，进而发生堆积，导致骨质明显硬化、变脆。

（二）临床表现

石骨症多在儿童或青年期被发现，少数病例发现于老年期，且男性患者多于女性。本病具有自发性骨干骨折、贫血，肝、脾和全身淋巴结肿大等症状，还可因脑神经受压而产生视力减退、失明、重听和耳聋等表现，甚至出现颅内压增高的症状。

（三）影像学表现

1. X 线表现　本病以 X 线检查为主。全身骨质发生广泛对称性骨硬化。长骨骨质密度增高，骨髓腔变窄甚至消失，皮质增厚，长骨的骨质结构消失，呈均匀一致的高密度影，形似"粉笔"；同时，干骺端常可见深浅交替的波浪状横纹；婴儿指骨的干骺端可出现锥形致密区，锥形的长轴与骨干平行，基底部位于两端，以远端更为明显；髂骨翼有多条与髂骨嵴平行的弧形致密线。椎体的上下终板明显硬化、增宽，而中央相对低密度，表现为"三明治"样形态（图 2-7）。颅骨普遍密度增高，板障影消失，以颅底硬化更为显著。

考点与重点　石骨症 X 线表现

椎体上下终板明显硬化、增宽，而中央骨质稀疏，密度降低，各椎体呈"三明治"样表现；
双侧髂骨翼对称性出现多条深浅交替的同心圆条纹致密线，其走行与髂骨嵴平行，呈"骨中骨"样排列影像

图 2-7   石骨症 X 线表现

2. CT 表现   与 X 线表现基本相似，主要用于观察颅骨改变，病变区域 CT 值升高，部分部位可达 1000Hu 以上。颅顶骨、枕骨、面骨等有特征性改变，例如顶骨、枕骨骨质明显增生，形如"鞋底"样；面骨呈典型"面具"征；颅底骨密度均匀性增高，尤其以颞骨、蝶骨和枕骨最为明显；蝶鞍前后床突骨质增生，板障消失，蝶骨岩部及乳突骨质增生显著。

3. MRI 表现   主要用于观察颅骨改变，颅骨呈长 T_1、短 T_2 信号改变；增强后 T_1WI 颅骨板障呈中等信号，提示颅骨内尚有造血功能。

（四）鉴别诊断

临床上本病应与以下疾病进行鉴别。

1. 泛发性骨皮质增厚症   表现为全身骨骼对称性硬化，以颅底及顶骨显著增厚硬化最为典型，同时可见下颌骨增大伴密度增高，管状骨骨干皮质增厚、髓腔狭窄，但骨干周径无增粗，且干骺端正常不受累。

2. 氟骨症   表现为脊柱、肋骨及骨盆等躯干骨最早出现骨密度增高，可见骨小梁结构模糊、骨纹理粗糙，特征性改变包括骨间膜骨刺形成、肌腱韧带附着处钙化及脊柱竹节样骨性融合。

3. 肾性骨硬化症   骨质弥漫性硬化或疏松，骨小梁结构紊乱、边缘模糊。

4. 蜡油样骨病   长骨骨干偏侧性条带状或斑片状硬化，病变可累及整段骨骼，骨表面呈波浪状不平整。

❓ 思 考 题

1. 先天性髋关节脱位的 X 线诊断主要依据哪些特征性表现？

2. 脊椎滑脱症在 X 线平片上有哪些测量方法？

3. 试列表对比成骨不全与软骨发育不全的病理改变及影像学表现。

本章数字资源

第三章 骨与关节创伤

案例导入

患者男性，25岁，因"高空坠落致腰背部疼痛30分钟"急诊入院。查体：T_{12}、L_1棘突压痛（＋），叩击痛（＋）。临床初步诊断为胸腰椎骨折。

问题：1. 该患者首选什么影像学检查方法？
      2. 如何评估骨折稳定性？需补充哪些检查？

骨与关节创伤主要包括骨折、关节脱位、软组织损伤等，不同的创伤应选择不同的影像学检查方法。

第一节 骨 折

骨折是指骨的完整性或连续性受到破坏所引起的以疼痛、肿胀、功能障碍、畸形及骨擦音等为主要表现的疾病，也包括少年儿童的骨骺分离。

考点与重点 骨折的概念

一、概 述

（一）骨折的病因

1. 暴力作用

（1）直接暴力 外源性暴力直接作用于骨骼，从而引发骨折。例如，因车祸伤导致股骨、胫腓骨骨折或者骨盆发生粉碎性骨折等。

（2）间接暴力 暴力通过杠杆、传导、扭转作用或肌肉收缩，致使机体受力部位发生骨折。例如，雪天滑倒或者急速奔跑摔倒时，手掌撑地，由于上肢与地面成一定角度，暴力自肢体着地部位向上传导，可引发桡骨远端骨折、肱骨髁上骨折或肱骨外科颈骨折。体内异常力量的作用也可导致骨折，大部分是肌肉强烈收缩牵拉所致，例如股四头肌强烈收缩可引起胫骨结节撕脱骨折。

2. 积累性劳损 长期、反复的直接或间接外力集中作用于骨骼的某一点，致使该部位发生骨折，这种情况也叫疲劳骨折或应力性骨折。此类骨折易发生在长距离行军的军人或长跑运动员的第2跖骨颈部和胫骨干上1/3处。此类骨折一般无移位，但由于骨折部位持续受到反复应力，愈合较慢。

3. 骨骼疾病 骨骼在原有病变的基础上，受到轻微外力时即发生骨折，这种情况称为病理性骨折。例如，严重骨质疏松症患者可能因为一个喷嚏就引发骨折。

（二）骨折的分类和移位判断

1. 根据骨折的程度及形态分类

（1）完全骨折：骨的完整性或连续性完全破坏或中断。根据 X 线片上骨折线的形态可分为以下 9 种。

1）横行骨折：骨折线横行，几乎与骨干纵轴垂直。

2）斜行骨折：骨折线与骨干纵轴不垂直，成一定的角度。

3）螺旋形骨折：骨折线呈螺旋形（图 3-1A）。

4）粉碎性骨折：骨折碎裂成三块及以上骨块（图 3-1B）。

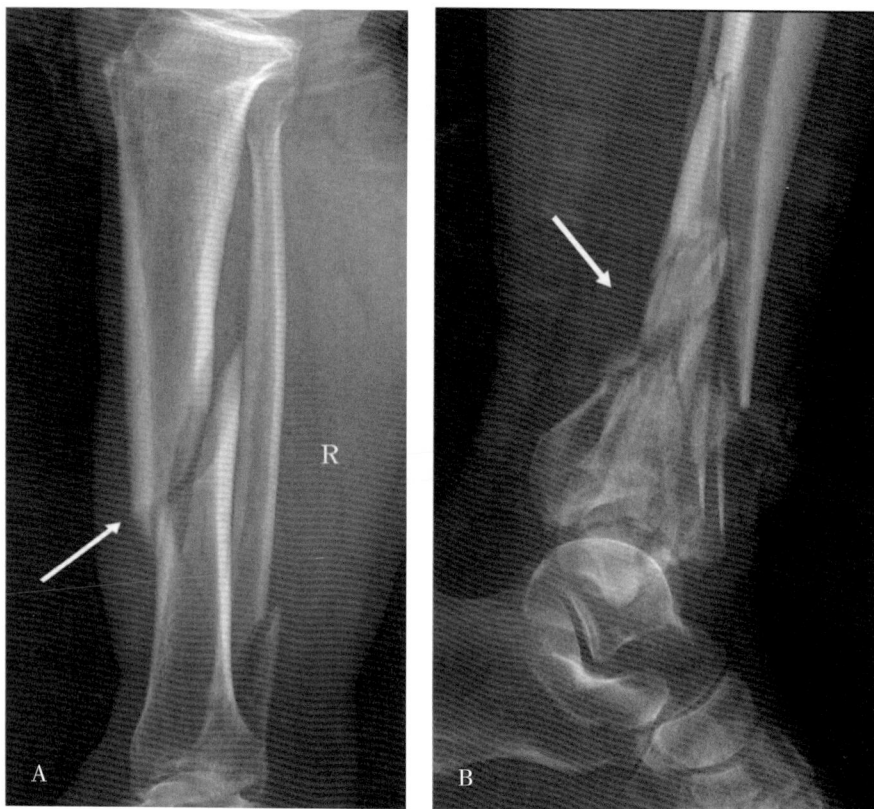

A 为螺旋形骨折 X 线表现；B 为粉碎性骨折 X 线表现

图 3-1　螺旋形骨折、粉碎性骨折 X 线表现

5）嵌插骨折：骨折后，一侧断端骨皮质嵌入另一侧断端骨松质内。多见于桡骨远端、肱骨近端、股骨颈等处的骨折。

6）压缩骨折：骨折处因压缩而变形，导致骨原有长度或高度变小。多见于椎骨、胫骨平台及跟骨等处的骨折。

7）凹陷骨折：骨折片向内凹陷，多见于颅骨。

8）撕脱骨折：肌肉突然收缩或韧带紧张导致其附着点处骨折。多见于肱骨内、外上髁，尺骨鹰嘴等。

9）骨骺损伤：外伤造成骨骺损伤，包括骨骺分离和骨骺软骨损伤。多见于生长发育期骨骺未闭合的青少年。

（2）不完全骨折：骨的完整性或连续性仅有部分破坏或中断。

1）青枝骨折：骨折类似于部分被折断的柳树枝，表现为骨皮质褶皱，呈隆起或凹陷改变（图

3-2），部分患者仅表现为长骨弯曲变形，此种类型骨折多见于儿童和青少年。

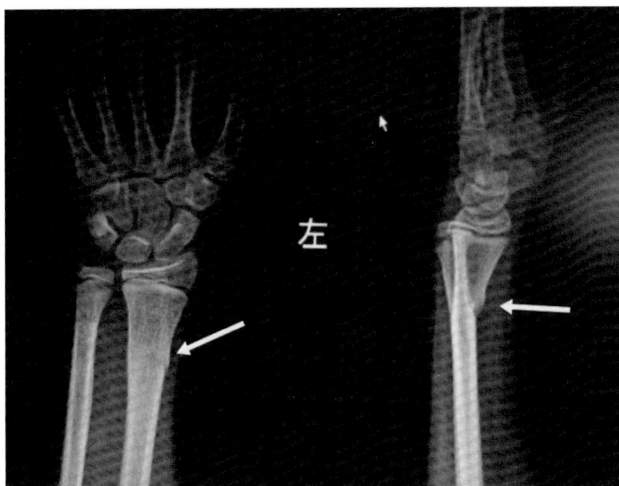

图 3-2　青枝骨折 X 线表现

2）裂缝骨折：骨折块无移位，骨折线像瓷器上的裂纹，因此也叫骨裂，多见于颅骨、髂骨等处的骨折。

2. 骨折端的移位判定

骨折端的移位根据外力的大小、作用方向及性质可分为成角移位、断端分离、缩短移位及侧方移位。

（1）成角移位：骨折两断端的轴线相互交叉成角，角顶点的凸向即为成角方向，如向内、向外、向前或向后成角。

（2）断端分离：骨折两断端在同一纵轴上互相分离，无成角偏移。

（3）缩短移位：骨折两断端互相重叠或嵌插，导致原有长度变短。

（4）侧方移位：四肢骨折以近躯干侧骨折端为基准，描述远躯干侧骨折端的移位方向，如向前、向后、向内或向外侧移位。对于脊柱，以下位椎体为基准，描述上位椎体的移位方向及程度（图 3-3），如向前、向后、向左或向右移位。

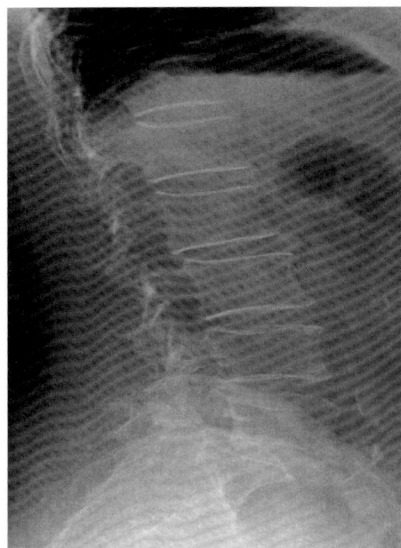

图 3-3　脊柱骨折移位方向判定（第 5 腰椎体向前 Ⅱ 度滑脱）

（三）临床表现

1. 骨折的一般表现

（1）疼痛与压痛：骨折部位会出现疼痛症状，移动患处时疼痛加剧。对骨折处进行触诊，常可发现局限性压痛。

（2）局部肿胀与瘀斑：发生骨折时，骨髓、骨膜及周围软组织的血管破裂出血，在闭合性骨折周围形成血肿，同时软组织因挫伤而发生水肿，导致患肢显著肿胀，严重时会产生张力性水疱。

（3）功能障碍：骨折后，肢体的部分或全部运动功能会丧失。但并非所有骨折都会丧失运动功能，嵌插骨折及裂缝骨折等不完全性骨折仍可保留大部分运动功能。

2. 骨折的专有体征

（1）畸形：骨折端移位会使受伤部位失去正常形态，主要表现为短缩、成角、旋转畸形。

（2）反常活动：外伤后，在肢体非关节部位出现类似关节样的异常活动。

（3）骨擦音或骨擦感：当两骨折端互相摩擦时，可听到骨擦音或触及骨擦感。若骨折断端间有软组织嵌入，则可能听不到骨擦音或不能触及骨擦感。

以上三种体征只要出现其中一种，即可诊断为骨折。但未见这三种体征时，也不能完全排除骨折的可能。例如，嵌插骨折和裂缝骨折可能不会出现上述体征。

考点与重点 *骨折的专有体征*

（四）骨折影像学检查技术

1. X 线成像　骨折患者应首选 X 线检查。X 线摄片能够显示临床体格检查难以发现的损伤，并可明确骨折类型及移位方向，尤其对不完全骨折、深部骨折等具有重要诊断价值。常规检查需拍摄正位、侧位片，特殊部位需加摄轴位（如跟骨骨折）、斜位或切线位（如肋骨骨折）。长骨摄片范围须包含邻近关节，必要时需拍摄特殊体位或健侧对应部位 X 线片以供对比。

2. CT、MRI 成像　X 线摄片是骨折检查的基础手段，但对于关节部位损伤等特殊情况存在局限性，容易导致漏诊而延误治疗，此时需行 CT 或 MRI 检查以明确骨折详情。

随着 CT 设备分辨率的提升，其在临床的应用日益广泛，有效弥补了 X 线检查的不足。特别是 CT 三维重建技术，可实现对病变的多方位观察，为手术方案的制订提供可靠依据。MRI 凭借其优异的软组织分辨能力，在脊髓损伤、韧带损伤、半月板损伤及软组织肿块诊断方面具有 X 线和 CT 不可替代的优势。

（五）骨折愈合过程

骨折愈合过程复杂且连续，其 X 线表现与病理生理演变密切相关，在 X 线片上主要反应为骨折线变化及骨痂形成情况。一般骨折愈合分为三个阶段，各阶段相互交织，难以截然分开。

1. 血肿炎症机化期　骨折后，髓腔、骨膜下及周围软组织血管破裂出血，在骨折端周围形成血肿。因断端血供中断，部分软组织和骨组织发生坏死。伤后 6 ～ 8 小时，凝血块及坏死组织引发局部无菌性炎症反应，中性粒细胞、淋巴细胞、单核细胞和巨噬细胞等炎症细胞开始清除坏死组织及细胞碎片，同时新生毛细血管和成纤维细胞侵入血肿，纤维性连接逐渐形成，血肿被吸收并转化为纤维组织。此过程通常持续约 2 周。X 线片可能无明显改变，或仅见骨折断端模糊。

2. 原始骨痂形成期　断端骨膜的成骨细胞增殖分化，形成骨样组织并缓慢钙化，生成新的网状骨，紧贴断端骨皮质周围，逐渐向骨折端汇聚形成棱形骨痂，将两断端的骨密质及血肿机化形成的纤维组织夹于中间，形成内、外骨痂。同时，骨折端间及髓腔内的纤维组织转化为软骨组织，并通过软骨细胞增生、钙化实现骨化（即软骨内化骨）。当两部分骨痂汇合且钙化增强至能抵抗肌收缩力、剪力和旋转力时，表明骨折已达临床愈合。此阶段一般需 4 ～ 8 周。X 线片可见骨折线周围出现棱形、线形或花边状阴影，骨折线仍隐约可见。

3. 骨痂改造塑形期　原始骨痂由杂乱无序的骨小梁构成，结构尚不牢固。随着肢体应力和负重增加，原始骨痂通过不断改造，骨小梁排列逐渐规则、致密并具有方向性。应力轴线以外的骨痂被逐步清除，骨髓腔再通，原始骨痂最终改造为具有正常骨结构的永久性骨。此过程需 8 ～ 12 周，甚至持续终身。X 线片显示骨折线完全消失，原骨折断端形态趋于规整，影像学上称为陈旧性骨折。

考点与重点 *骨折的愈合过程分期*

链接

骨折临床愈合的标准

1. 局部无压痛及纵向叩击痛。

2. 局部无异常活动。

3. X 线片显示骨折线模糊，可见连续骨痂形成。

4. 拆除外固定后上肢能平举 1kg 重物持续 1 分钟；下肢不扶拐在平地连续步行 3 分钟（不少于 30 步）。

5. 连续观察 2 周骨折处无变形。

注意事项：功能检查应谨慎进行，避免造成骨痂损伤或再骨折。

（六）骨折延迟愈合和不愈合

骨折延迟愈合是指骨折在愈合过程中，由于存在固定不当、血运障碍、断端软组织嵌顿、局部感染等原因，在原本应该愈合的时间内未能达到愈合状态，但经适当处理后仍有愈合的可能性。X 线表现为骨折端骨质明显疏松，边缘模糊，呈绒毛状改变，可伴有囊性变；骨痂量少或者无骨痂形成，骨折两端的外骨痂未形成桥接，断端无硬化现象。

骨折不愈合是指因延迟愈合的原因未得到消除，致使骨折愈合功能处于停滞状态，骨折端已被成熟纤维结缔组织充填，无法自然完成修复愈合过程，需要采取手术方式进行处理。X 线表现为断端间隙增宽，骨折断端出现萎缩或硬化表现，髓腔闭塞，骨折端周围没有骨痂形成，形成假关节。

（七）骨折的并发症和后遗症

1. 早期并发症

（1）休克：严重创伤、骨折可引发大出血和（或）重要器官损伤，进而导致创伤性休克。

（2）血管、神经损伤：伸直型肱骨髁上骨折易合并肱动脉损伤。当脊柱颈椎、胸椎段发生骨折、脱位时，损伤脊髓可造成不同程度的瘫痪；肱骨干骨折易损伤桡神经。

（3）脂肪栓塞综合征：骨折时，髓腔内血肿使髓内压升高，脂肪滴进入破裂的静脉或静脉窦，随血液循环进入各个组织器官，引发肺、脑脂肪栓塞，从而产生相应症状。

（4）骨筋膜室综合征：由骨、骨间膜、肌间隔和深筋膜形成的骨筋膜室内，肌肉和神经因急性缺血而出现疼痛、被动牵拉痛、远端肢体苍白或发绀、麻木和无脉等临床表现，此情况最常发生于小腿和前臂。

（5）骨感染：开放性骨折若清创不彻底，易发生化脓性感染和厌氧菌感染。急性感染后，一般 18～24 小时即可观察到细菌生长繁殖；也有生长缓慢的细菌，需数日或数周后才生长繁殖。

2. 晚期并发症和后遗症

（1）下肢深静脉血栓形成：骨盆或下肢骨折后，由于患者长期下肢制动，静脉血回流缓慢，加之创伤后血液处于高凝状态，易形成血栓，血栓脱落后可形成肺动脉或脑动脉栓塞。

（2）褥疮：老年人发生下肢骨折、截瘫或有严重外伤的患者，因长期卧床，软组织受压，血液循环障碍，易形成褥疮。

（3）坠积性肺炎：老年人、体弱者、慢性呼吸道疾病患者长期卧床，易发生坠积性肺炎。因此，应鼓励患者常翻身，及时咳痰，病情允许时应尽早下床活动。

（4）骨畸形：骨折端对合不良，可造成肢体短缩或成角畸形；骨折端不愈合可形成假关节；骨骺损伤后，若复位不佳或骨骺软骨生发层细胞和血供遭破坏，会导致骨骺早闭，引起骨端关节畸形、两侧肢体不等长。

（5）创伤性关节炎：由关节内骨折或脱位引发关节软骨坏死或非正常磨损所致。X 线表现为骨性关节面硬化、边缘骨质增生、关节间隙变窄和（或）关节内出现游离体。

（6）损伤性骨化：又称骨化性肌炎，是指骨折合并周围肌肉韧带损伤、骨折多次复位、关节附近局部骨膜下血肿机化，进而肉芽组织钙化或骨化。常发生在股四头肌、膝关节、踝关节及肩关节周围，X

线表现为关节或受伤部位软组织内可见点状、条状、块状密度增高影。

（7）关节僵硬：患肢长期固定或未进行正确的功能锻炼，会使关节周围组织发生粘连，关节囊挛缩，导致关节活动障碍。

（8）骨缺血性坏死：骨折后，局部血管损伤导致骨折端血供障碍，从而出现缺血性坏死。常见于股骨头、手舟骨、足距骨等部位。

考点与重点　骨折的早期并发症和晚期并发症

（八）骨骺损伤

骨骺损伤是在干骺端与骨骺交界处发生的未成熟骨的骨折，会累及软骨生长板，其高发年龄为 11～12 岁。儿童的关节囊、韧带和肌肉、肌腱的连接强度都比骺板大，再加上骨骺软骨是长骨应力最为薄弱的部位，因此骨骺处容易发生损伤。

组织学上，正常骺板可分为四个带：生发带（近骨骺端）、增殖带、肥大带和临时钙化带（近干骺端）。肥大带内细胞体积增大，软骨基质明显减少，该区域坚韧度最差，骺板骨折线常穿过此层，有些骨折线可伸入骺板其他层或干骺端及骨骺。15%～30% 的儿童骨折会累及骨骺。骨骺与干骺端的血运除关节部位外，分别由不同的动脉提供。单纯骺板骨折一般不影响干骺端与骨骺的供血，骨愈合情况良好。如果损伤了生发带细胞或骨骺与干骺端对位不良，可导致骨骺早闭，进而引起肢体畸形。

儿童骨骺部位的损伤分为五型（图 3-4），由罗伯特·索尔特（Robert Salter）与威廉·哈里斯（William Harris）于 1963 年共同提出，该分型又称 Salter-Harris 分型。

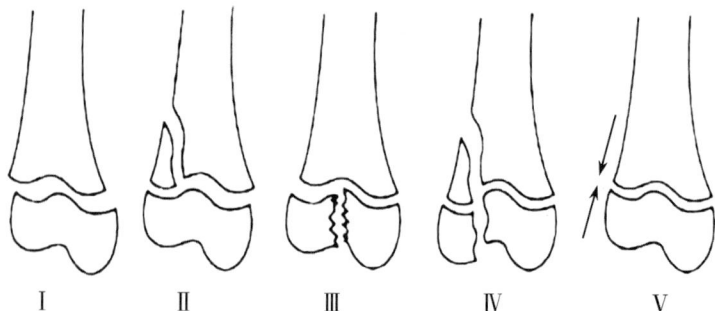

图 3-4　骨骺损伤 Salter-Harris 分型

Ⅰ型：占骨骺损伤的 8.5%，骨折线仅累及骺板，预后良好。由于软骨组织在 X 线下不能显影，因此当骨骺无移位时诊断较为困难，容易漏诊（新生儿骨骺尚未骨化，诊断更为困难，常于数日后出现骨膜反应才被发现）。X 线表现为骺板间隙较对侧增宽，伴骺板旁骨片移位或成角，周围软组织肿胀。

Ⅱ型：最常见，占骨骺损伤的 73%，骨折线穿经骺板，再向干骺端延伸，干骺端骨片大小不一。此型常见于膝关节和踝关节，一般预后良好，延误治疗可导致骺板早闭。X 线表现为骨骺移位，骺线增宽或中断，干骺端出现骨块且与骨骺同方向移位。

Ⅲ型：占骨骺损伤的 6.5%，骨折线穿经骨骺达骺板软骨，但不累及干骺端，骨骺可无移位。整复良好时预后佳，骺早闭情况罕见。X 线难以查出，须通过 CT 扫描或 MRI 检查才可发现。如有移位，必须妥善整复，否则愈合后关节面不平整，易发生创伤性关节病。

Ⅳ型：占骨骺损伤的 12%，骨折线自干骺端穿过骺板进入骨骺，最易造成骺板早闭和成角畸形。此型常见于肘关节和胫骨远端。X 线表现为自骨骺关节面至干骺端的骨折线，干骺端边缘常见分离的骨片或骨块。

Ⅴ型：罕见，约占骨骺损伤的 1%，骺板全部或部分被压缩，预后极差。早期诊断困难，X 线表现为骺板软骨变窄；晚期发生早闭，导致肢体短缩，出现锥状骨骺或成角畸形。

考点与重点 儿童骨骺部位损伤分型

二、上肢骨折

（一）锁骨骨折

锁骨骨折临床常见，约占全身骨折的5%。锁骨呈"S"形，其内2/3段凸向前方，因此，当由肩部传来的间接外力沿锁骨长轴作用于转弯处时，极易引发骨折，骨折多发生于中1/3或中、外1/3交界处。儿童锁骨骨折多为青枝骨折，成人则多为斜形、粉碎性骨折。

1.病因 多因摔倒致肩部着地，间接外力传导至锁骨，进而引发斜行骨折；也可因手或肘部着地，暴力经肩部传导至锁骨，导致斜行骨折或横行骨折。直接暴力常因锁骨遭受直接撞击而引发，可造成粉碎性骨折，且常伴有周围神经和血管损伤。

2.临床表现 骨折后局部出现疼痛、肿胀及瘀斑，肩关节活动时疼痛加剧。患者常用健侧手托住患侧肘部，以减轻肩部重量和活动导致骨折端移动所引发的疼痛；患者常将头部向患侧偏斜，以缓解胸锁乳突肌牵拉骨折端活动所导致的疼痛。触诊检查时，骨折端存在局限性压痛，可扪及骨擦感，并听到骨擦音。

3.影像学表现 一般需拍摄肩部正位X线片，拍摄范围应涵盖锁骨全长、肩胛骨、上肺野及肱骨上1/3。对于儿童青枝骨折，单靠一侧肩关节平片常难以准确诊断，应拍摄上胸部（包括双侧锁骨）的正位X线片进行对比诊断。成人外1/3骨折时，有时需加拍向头侧倾斜40°位X线片，或拍摄双肩应力位片（患者直立，双手各提5～10kg重物，放松上肢肌肉，依次拍摄双肩正位片）。

锁骨骨折根据部位可分为内1/3、中1/3和外1/3骨折（图3-5）。

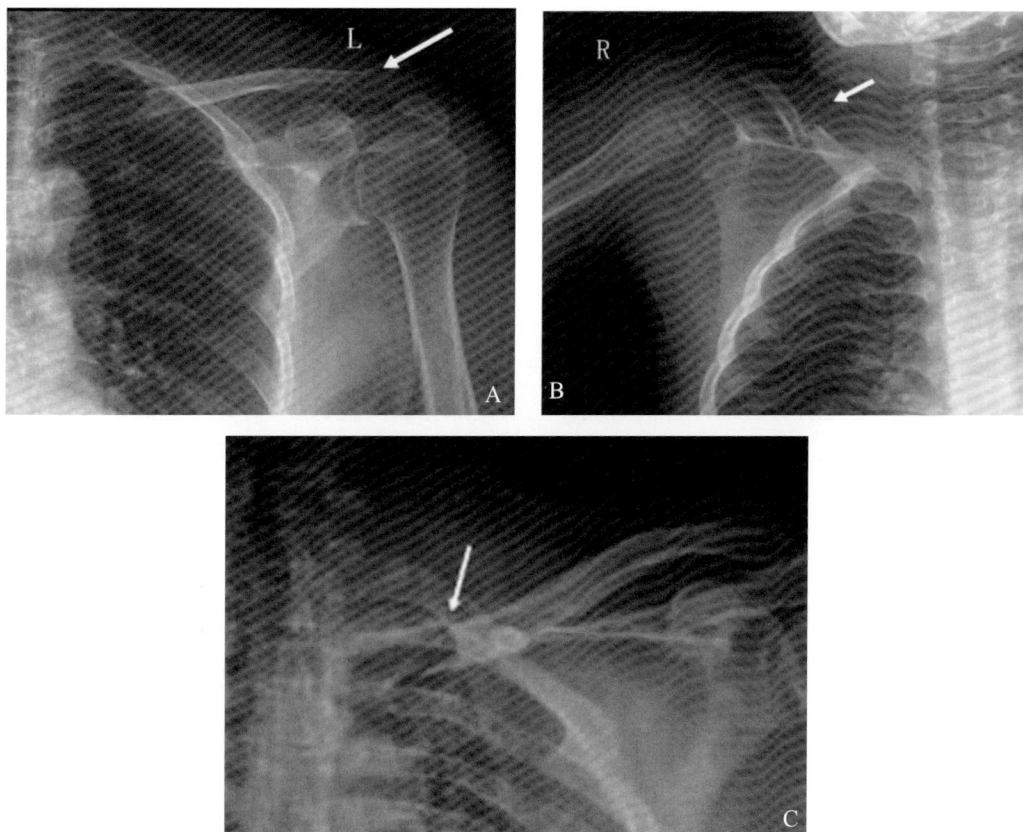

A为锁骨外1/3骨折X线表现；B为锁骨中1/3骨折X线表现；C为锁骨内1/3骨折X线表现

图3-5 锁骨骨折X线表现

（1）内 1/3 锁骨骨折：此类型骨折最为少见，占锁骨骨折总数的 5% ～ 6%。内 1/3 骨折一般移位程度较轻，甚至仅为裂缝骨折，需仔细观察，否则容易漏诊。

（2）中 1/3 锁骨骨折：此类型骨折最为多见，占锁骨骨折总数的 6% ～ 80%。近折端因胸锁乳突肌的牵拉作用，可向上、向后移位；远折端则因上肢的重力作用及胸大肌的牵拉作用，向前、向下移位，且多伴有重叠移位。

（3）外 1/3 锁骨骨折：此类型骨折较为少见，占锁骨骨折总数的 12% ～ 15%。锁骨外端骨折常因受重力影响，远折端向下移位，近折端向上移位。

（二）肩胛骨骨折

肩胛骨骨折占肩部周围骨折的 3% ～ 5%。肩胛骨的内、外侧缘及肩胛冈是实施内固定术的重要解剖部位，基于其结构特点，这三条骨嵴被统称为"三柱"。在成年人群体中，约 75% 的人肩胛盂存在 2° ～ 12° 的后倾角，约 25% 的人肩胛盂存在 2° ～ 4° 的前倾角。肩胛骨与胸廓之间分布着血管神经丛，当肩胛骨发生骨折移位或者在手术操作过程中，该血管神经丛容易受到损伤，进而可能引发大出血，或者导致支配肩部活动的肌肉出现功能障碍。

1. 病因 肩胛骨骨折大多由车祸、高处跌落等高能量直接暴力作用引发。在临床病例统计中，80% ～ 90% 的肩胛骨骨折患者会合并胸部其他部位的损伤，常见的合并损伤包括肋骨骨折、喙突骨折、锁骨骨折、肺挫伤及气（液）胸等。

2. 临床表现 患者遭受外伤后，患侧肩部会立即出现疼痛、肿胀的症状。在进行患侧肢体的被动活动及主动活动时，活动范围均会因疼痛而明显受限。

3. 影像学表现 在肩胛骨骨折的影像学检查中，肩关节正位、冈上肌出口位（Y 位）及腋窝位像属于常规检查方法。通过这些检查，可在影像上观察到肩胛骨内存在线状或不规则状的透亮线影（图 3-6）。单纯依靠肩关节正位片进行检查时，漏诊和误诊的概率极高。CT 三维重建成像技术能够清晰、直观地显示骨折的具体情况及骨

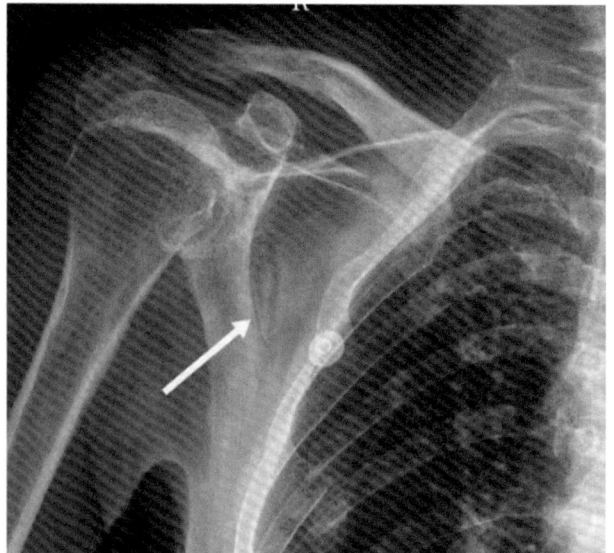

肩胛骨内见纵行不规则骨折线

图 3-6 肩胛骨骨折 X 线表现

折块的移位状态。对于复杂的肩胛骨骨折病例，尤其是那些需要进行手术治疗的患者，CT 三维重建成像技术所提供的影像信息，能够为临床医生制订科学、合理的手术方案提供至关重要的参考依据。

（三）肱骨外科颈骨折

肱骨外科颈骨折在全身骨折中占比为 1.7%，其发病群体主要集中在青壮年与老年人。肱骨外科颈位于肱骨解剖颈下方 2 ～ 3cm 处，精确对应肱骨大、小结节移行区域与肱骨干的交接部位。此部位作为松质骨和密质骨的交界区域，属于骨质薄弱部位，因而存在较高的骨折发生风险，故而被命名为外科颈。

1. 病因 当机体遭受间接暴力作用（如跌倒时手掌撑地以支撑身体重量）时，暴力会沿着上肢向上传导，在撞击肩部的同时致使身体向前倾倒。此暴力作用机制可致使骨折表现为横行、嵌顿、成角或粉碎性等多种形态。当暴力从手掌、前臂、肘部、肱骨依次传递至肩胛盂及肩峰下区域时，由于肩峰的阻挡效应及身体重力的共同作用，最终会引发粉碎性骨折。

2. 临床表现 患者通常具有明确的外伤病史。患肢会表现出肿胀、疼痛的临床症状，同时伴有功能

障碍，局部可见瘀斑形成。对患处进行体格检查时，可发现明显的压痛，部分患者可触及骨擦感、闻及骨擦音。患者常采取用健侧手托住患肘，使其紧贴胸壁的姿势，并且拒绝他人触碰患肢。

3.影像学表现　明确肱骨外科颈骨折的具体分型需依赖影像学检查手段。依据骨折移位方向，可将其分类如下。

（1）无移位型：该类型骨折在临床上多见于裂缝骨折和青枝骨折。

（2）内收型：骨折断端表现为外侧皮质分离，内侧相互嵌入的特征。大结节与肩峰之间的间隙变小，肱骨头发生旋转，可产生向前、外方的成角畸形或侧方移位。

（3）外展型：此类型较内收型更为常见，骨折断端表现为内侧皮质分离、外侧皮质嵌入。

（4）粉碎性：影像学检查可见骨折断端存在多块碎骨块（图3-7）。除外科颈断端有碎骨块外，还常合并肱骨头脱位、肱骨大结节骨折及小结节骨折。

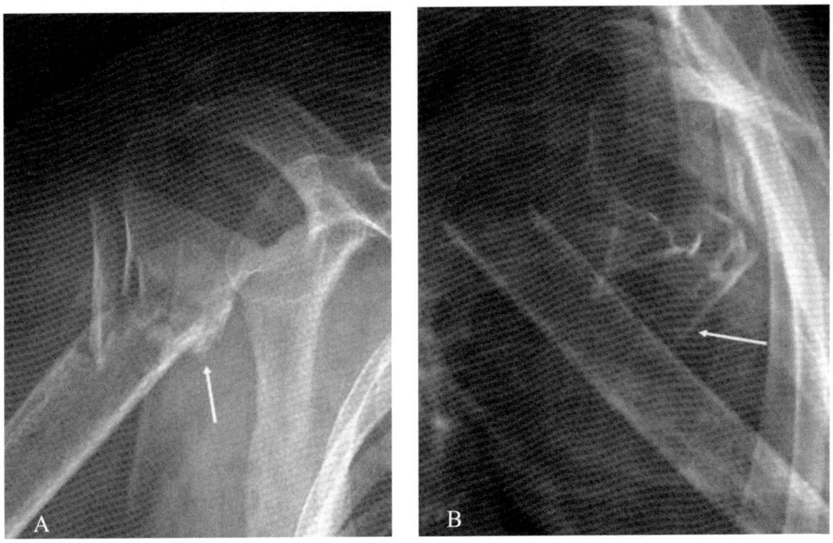

A 为肱骨外科颈粉碎性骨折正位 X 线表现；B 为肱骨外科颈粉碎性骨折侧位 X 线表现

肱骨外科颈骨折，呈粉碎性，断端成角，对位对线不良，断端周围见碎骨块影

图 3-7　肱骨外科颈粉碎性骨折 X 线表现

（四）肱骨干骨折

肱骨外科颈下方至肱骨髁上 2cm 这一区间内的骨折，临床定义为肱骨干骨折。在肱骨干中下 1/3 段后外侧，存在桡神经沟这一解剖结构，由臂丛神经后束发出的桡神经自内后方紧贴骨面走行，斜向外前方进入前臂。此部位发生骨折时，桡神经因解剖位置关系，极易受到损伤。

考点与重点　肱骨中下 1/3 骨折易损伤的神经

1.病因　肱骨干上、中 1/3 骨折的发生率相对较高。直接暴力作用于肱骨干中份外侧时，常导致横行或粉碎性骨折。间接暴力引发的骨折，多因手部或肘部着地，暴力沿上肢向上传导，同时身体倾斜产生的剪应力共同作用，进而造成中下 1/3 骨折。此外，在投掷运动或掰手腕等活动中，因肌肉强烈收缩与暴力作用协同，也可导致中下 1/3 骨折，此类骨折形态多为斜行或螺旋形。

2.临床表现　患者遭受外伤后，上臂局部会迅速出现疼痛、肿胀症状，同时伴有畸形、皮下瘀斑等体征，上肢活动功能明显受限。在体格检查过程中，可触及骨折断端的反常活动，部分患者可闻及骨擦音或触及骨擦感。若骨折合并桡神经损伤，患者将出现典型的垂腕症状，具体表现为手指及掌指关节无法背伸，手背桡侧两个半指皮肤出现感觉减退或消失等感觉功能障碍。

3.影像学表现　X 线检查是诊断肱骨干骨折的常用影像学检查方法，通过 X 线片可明确骨折部位及移位方向。骨折端的移位情况受多种因素影响，主要包括外力作用的大小、方向及肌肉牵拉力等。根据骨折部位的不同，可将肱骨干骨折分为近端、中段、远端骨折。

（1）近端骨折：骨折线位于三角肌止点近侧。近折端因胸大肌、背阔肌、大圆肌的牵拉作用，向内、向前移位；远折端则因肱三头肌的牵拉作用，向近端移位。

（2）中段骨折：指骨折线位于三角肌止点远侧的骨折。近折端受三角肌牵拉，向前外侧移位；远折端因肱二头肌、肱三头肌的牵拉作用，向近端移位。

（3）远端骨折：即肱骨干下 1/3 骨折。此类骨折的移位方向较为复杂，与暴力作用的方向、前臂和肘关节所处的位置等因素密切相关，多数患者存在成角、短缩及旋转畸形等表现。

（五）肱骨髁上骨折

肱骨髁上骨折是指肱骨干与肱骨髁的交界处发生的骨折。在儿童骨折类型中，此骨折最为常见，其中约80%发生于10岁以下小儿。肱骨干轴线与肱骨髁轴线之间存在30°～50°的夹角，该区域为解剖学上的薄弱部位，故容易发生骨折。肱骨远端存在骨骺，若骨折线累及骺板，可能对骨骺的正常发育造成影响，进而常引发肘内翻或外翻畸形。

1. 病因   肱骨髁上骨折多由间接暴力所致。若跌倒时掌心着地，地面向上的传导暴力会将肱骨髁推向后方，从而引发伸直型骨折；若跌倒时肘关节处于屈曲位，尺骨鹰嘴撞击地面，暴力经肱尺关节向上传递至髁部，可造成髁上屈曲型骨折。

2. 临床表现   儿童有手或肘关节着地受伤史。伤后，肘部出现疼痛、肿胀、皮下瘀斑等症状，肘部向后突出并处于半屈位，呈"靴状畸形"，但肘后三角关系保持正常，可据此与肘关节脱位进行鉴别。体格检查时，局部有明显压痛，可触及骨擦感及异常活动。

3. 影像学表现   肘部正、侧位 X 线片可以确定肱骨髁上骨折的类型及移位情况。

（1）伸直型肱骨髁上骨折：此类型最为常见，约占86.9%，多由间接暴力引发。骨折线从前下斜向后上，远折端向后上方移位，近折端向前下方移位（图3-8A）。根据侧方受力情况的不同，可分为尺偏型骨折和桡偏型骨折。

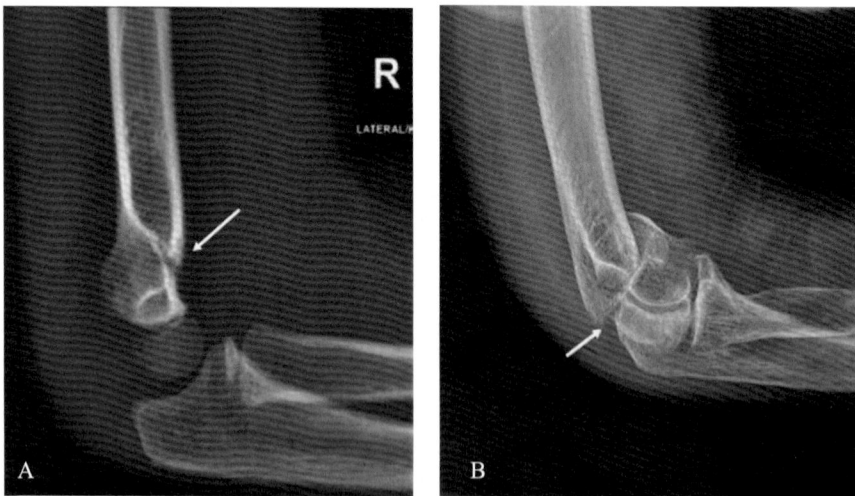

A 为伸直型肱骨髁上骨折；B 为屈曲型肱骨髁上骨折

图3-8 肱骨髁上骨折 X 线表现

1）尺偏型骨折：约占伸直型骨折的75%。内侧皮质受挤压，产生一定程度的塌陷，前外侧骨膜破裂，内侧骨膜完整，骨折远端向尺侧移位。由于内侧骨皮质遭受挤压塌陷，再加上肢体自身重力作用，复位后远折端容易内旋并向尺侧移位，易以内翻位愈合，导致肘内翻畸形。

2）桡偏型骨折：约占伸直型骨折的25%。与尺偏型骨折相反，外侧皮质受挤压而塌陷，内侧骨膜断裂，外侧骨膜完整，骨折远端向桡侧移位，不易出现肘内翻畸形。若骨折侧方移位严重，可能损伤桡神经或尺神经，但多为挫伤，预后较好。

（2）屈曲型肱骨髁上骨折：相对较少见，多由间接暴力引起。骨折线多从后下斜向前上，骨折远端向前上方移位（图3-8B）。此类型血管神经损伤较少见。

（3）粉碎性肱骨髁上骨折：多见于成年人，该型骨折多属于肱骨髁间骨折，按骨折线形状可分为T形、Y形和粉碎性。

考点与重点　肱骨髁上骨折的分型

（六）肱骨外髁骨折

肱骨外髁骨折是儿童肘部常见的损伤类型，其发病年龄多为2～18岁，其中以6～10岁最为多见，成人亦有发生此类损伤的情况。骨折块通常包括肱骨小头骨骺、滑囊外侧部分及干骺端骨质，因此也被称为骨骺损伤。此类骨折多属于关节内骨折，且肱骨小头与桡骨头关节面相互对应。骨骺部分与骨骼的生长发育密切相关，若治疗不当，将会遗留肘部畸形，进而导致功能障碍及其他并发症。

1. 病因　肱骨外髁骨折多由间接复合外力所致。当儿童摔倒且手掌着地时，前臂多处于旋前位，肘关节呈稍屈曲状态，此时大部分暴力经桡骨传导至桡骨头，再撞击肱骨外髁骨骺，从而引发骨折。

2. 临床表现　肘部外侧出现肿胀，并逐渐向周围扩散，可累及整个关节。局部肿胀程度与骨折类型存在明显关联，其中骨折脱位型的肿胀最为严重。肘外侧可见皮下瘀斑，且逐渐向周围蔓延，可扩散至腕部。肘部外侧存在明显压痛，患者常将肘关节维持在稍屈曲位，当被动活动肘关节时，患者会感到疼痛。

3. 影像学表现　肱骨外髁骨折线常呈斜行，自小头滑车间沟或滑车外侧缘斜向髁上嵴。根据骨折类型的不同，可出现尺骨相对于肱骨干向外侧移位的情况。伸肌附着点的牵拉作用可使骨块发生移位。由于存在大量未骨化的骨骺，X线片有时难以准确判断骨折的移位程度。在侧位片上，干骺端的骨块有助于作出诊断（图3-9）。

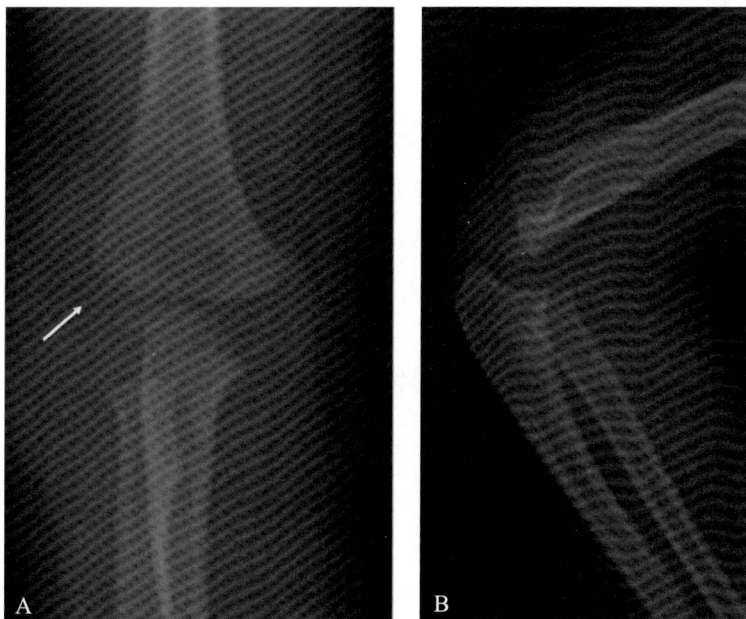

A为肱骨外髁骨折正位X线表现；B为肱骨外髁骨折侧位X线表现
肱骨外髁处见条状游离骨片影

图3-9　肱骨外髁骨折X线表现

链接

小儿肱骨外髁骨折的 Wadsworth 分类

由美国骨科医生威廉·沃兹沃思（William Wadsworth）提出，具体分型如下。

Ⅰ型：骨折无移位。

Ⅱ型：骨折有移位，但无旋转。

Ⅲ型：外髁骨折块向外侧及后下反转移位。

Ⅳ型：多见于 13～14 岁儿童，由肱骨小头与桡骨头碰撞所致，常伴有骨软骨损伤。

（七）尺桡骨骨折

前臂骨骼由尺骨和桡骨构成。尺骨近端的鹰嘴窝与肱骨滑车共同构成肱尺关节；桡骨头与肱骨小头共同构成肱桡关节；尺桡骨近端相互构成上尺桡关节。尺骨下端为尺骨小头，其借助三角软骨与腕骨近侧列相关节；桡骨下端膨大，与尺骨小头共同构成下尺桡关节，同时与近侧列腕骨形成桡腕关节。

1.病因

（1）直接暴力：多因机器或车轮直接碾压、重物打击及刀砍伤等情况，造成同平面的横行或粉碎性骨折。此类骨折多伴有不同程度的软组织损伤，包括肌腱断裂、肌肉断裂及神经血管损伤等。

（2）间接暴力

1）传导暴力：患者跌倒时手掌着地，暴力经腕关节向上传导。由于桡骨负重多于尺骨，暴力先作用于桡骨上端，导致桡骨上端骨折。若残余暴力较为强大，则会通过骨间膜向内下方传导，进而引起低位尺骨斜行骨折。

2）扭转暴力：患者跌倒时手掌着地，前臂发生旋转动作，可导致不同平面的尺、桡骨出现螺旋形骨折或斜行骨折。这种情况多引发高位尺骨骨折和低位桡骨骨折。

2.临床表现　患者有明确的外伤史。前臂出现肿胀、疼痛、畸形及功能障碍等症状。检查时，可触及骨擦感，并能察觉到异常活动。

3.影像学表现　通过 X 线片能够明确骨折的准确部位、骨折类型、移位方向，还可判断是否合并桡骨头脱位（上尺桡关节脱位）或尺骨头脱位（下尺桡关节脱位）。

X 线检查应尽量包括肘关节和腕关节，尤其是对于儿童患者更需注意，以避免漏诊不明显的青枝骨折。必要时，应注意拍摄健侧 X 线片进行对比。

（八）桡骨头和桡骨颈骨折

桡骨头骨折在成人中较为多见，在青少年中相对少见。桡骨颈骨折则多见于儿童，属于骨骺分离的范畴。

1.病因　此骨折多因患者跌倒时手掌着地，此时前臂处于旋前位且肘关节处于伸直状态，外力沿肢体纵轴向上传导，致使桡骨头外侧与肱骨小头发生撞击，进而引发桡骨头或颈骨折。

2.临床表现　患者外伤后会出现肘部疼痛、活动受限及功能障碍等症状。由于该骨折属于关节内骨折，肘关节肿胀和皮下瘀斑的表现通常并不明显。

3.影像学表现　肘关节正、侧位 X 线片可显示桡骨头或桡骨颈处存在线状透亮影。对于伴有桡骨头移位的桡骨颈骨折，桡骨头会向外侧倾斜，表现为"戴歪帽"样的改变。少部分患者的平片上未发现骨折，仅出现肘前后脂肪垫征，呈"八"字形。不过，若仅出现脂肪垫征，而未发现明显可见的骨折，可行 CT 平扫加三维重建检查，以寻找隐匿性骨折。当 X 线片显示肘关节间隙前上方存在骨折片时，则应考虑可能合并肱骨小头骨折。

CT 检查可通过轴位扫描、矢状面及冠状面重建来观察桡骨头骨折情况，有助于评估骨折的范围、骨块大小、移位情况及粉碎程度等。CT 三维重建成像对于制订术前计划和指导手术操作也具有辅助作用。

链接

桡骨头骨折临床常用 Manson 分型

由美国骨科医生约翰·奥布里·曼森（John Aubrey Manson）于 20 世纪 50 年代提出，是临床最常用的桡骨头骨折分类系统。具体分型如下。

Ⅰ型：桡骨头骨折块较小或边缘骨折，无移位或轻度移位。

Ⅱ型：桡骨头边缘骨折，有移位。

Ⅲ型：桡骨头粉碎性骨折。

Ⅳ型：桡骨头粉碎性骨折伴有肘关节脱位。

（九）尺骨鹰嘴骨折

尺骨鹰嘴骨折多发生于成年人，临床上较为常见，属于关节内骨折类型，常伴有关节内出血和渗血情况，在成人肘关节骨折中占比约为 20%，在小儿肘关节骨折中占比约为 6%。

1. 病因　患者摔倒时肘部着地所遭受的直接暴力，以及肱三头肌产生的间接牵拉暴力，均可能引发尺骨鹰嘴骨折。

2. 临床表现　患者外伤后，肘后方骨折处可触及凹陷性畸形，伴局部压痛及关节活动受限。查体可扪及异常活动骨折块，闻及骨擦音。特征性表现为抗重力伸肘试验阳性（患者无法对抗重力伸直肘关节），此体征提示肱三头肌腱伸肘装置连续性中断，对治疗方案的选择具有决定性意义。

3. 影像学表现　尺骨鹰嘴骨折的 X 线诊断中，肘关节侧位片显示效果最佳，能清晰显示骨折线；正位片对无移位骨折的诊断价值有限。由于儿童肘部骨化中心尚未完全融合，在诊断可疑骨折时，需拍摄健侧 X 线片进行对比观察，以避免将正常骨骺误判为骨折。

链接

北京积水潭医院尺骨鹰嘴骨折分类

北京积水潭医院对尺骨鹰嘴骨折的分类主要基于骨折的移位程度和形态，具体分为以下几类。

1. 无移位骨折：这类骨折通常包括粉碎性、横行或斜行骨折。骨折端分离小于 2mm，患者在屈肘 90° 时仍能对抗重力伸展肘关节，表明骨折稳定。

2. 有移位骨折：骨折端分离超过 3mm，且无对抗重力的伸肘活动。这类骨折又分为以下几种。

（1）撕脱骨折：多发生在肱三头肌腱止点处，骨折块较小，骨折线多为横形。

（2）横行骨折或斜行骨折：骨折线多从前上走向后下，有利于使用螺丝钉固定。

（3）粉碎骨折：多由直接暴力引起，有时合并软组织开放伤。

（4）合并肘关节脱位的骨折：常见于肘关节前脱位，骨折线呈横行或短斜行，且多发生在尺骨冠突水平而伴有明显移位。

（十）蒙泰贾骨折

尺骨上 1/3 骨折合并桡骨头脱位的联合损伤，称为蒙泰贾骨折，由意大利外科医生乔瓦尼·巴蒂斯塔·蒙特贾（Giovanni Battista Monteggia）于 1814 年首先提出并加以描述。

考点与重点 *蒙泰贾骨折的定义*

1.病因 间接暴力是导致蒙泰贾骨折的常见原因，直接暴力则相对少见。当患者摔倒时，手撑地面，身体重量促使上肢外旋，导致前臂极度旋前，进而引发蒙泰贾骨折。此外，尺骨背侧遭受直接打击也可导致该骨折发生。

2.临床表现 患者遭受外伤后，前臂及肘关节会出现肿胀与疼痛症状，骨折部位和脱位处压痛明显。在检查过程中，需评估患者腕部力量、手指感觉及运动功能，以此判断是否存在桡神经挫伤。鉴于儿童尺骨存在生理性弯曲，在诊断时必须仔细检查其桡骨头是否同时脱位，以免漏诊。

3.影像学表现 在拍摄 X 线正、侧位片时，若怀疑蒙泰贾骨折，检查范围应涵盖前臂全长及上、下尺桡关节。标准投照位可清晰显示尺骨骨折线及桡骨头脱位方向。

根据受伤机制可将蒙泰贾骨折分为以下类型。

（1）伸直型蒙泰贾骨折：常见于儿童，约占 60%。患者摔倒时肘关节伸直，前臂处于旋后位或中立位，手掌触地，传导暴力造成骨折。X 线表现为桡骨头向前脱位，尺骨骨折端向前方成角（图 3-10）。

（2）内收型蒙泰贾骨折：幼儿多见，约占 20%。幼儿跌

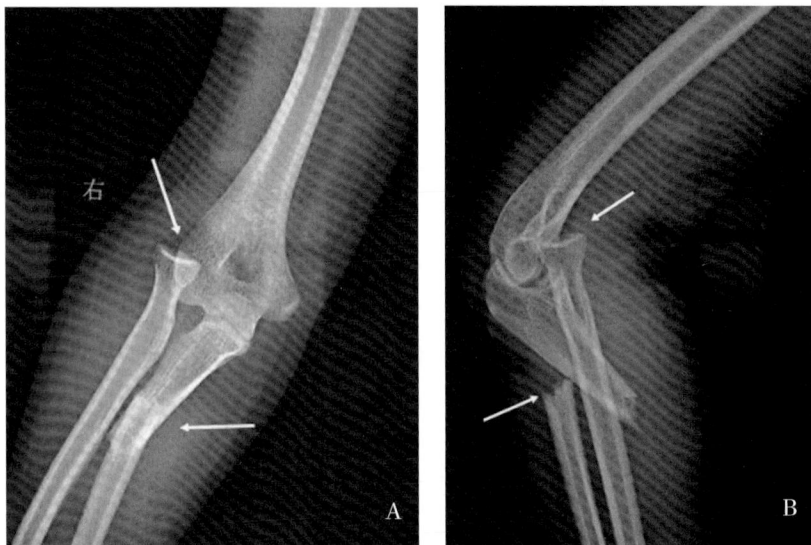

A 为伸直型蒙泰贾骨折正位 X 线表现；B 为伸直型蒙泰贾骨折侧位 X 线表现
尺骨近 1/3 骨折，近侧骨折端向前移位，桡骨头向前外脱位

图 3-10　伸直型蒙泰贾骨折正、侧位 X 线表现

倒时，肘关节伸直，前臂呈旋前位，掌心触地，间接暴力作用于肘内侧造成骨折。X 线表现为尺骨喙突下发生纵行劈裂骨折，骨折端向外弯曲成角，桡骨头向外及稍向前方脱位（图 3-11）。

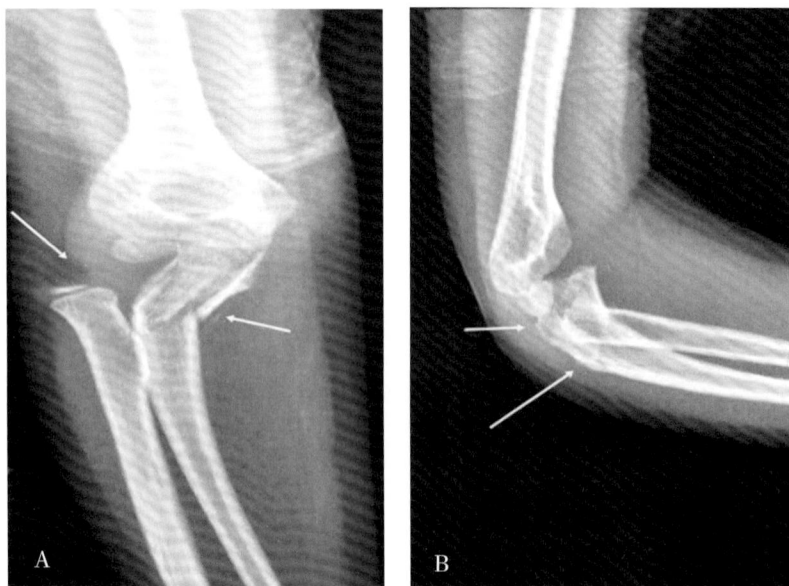

A 为正位片、B 为侧位片：尺骨喙突下纵形骨折，桡骨头向外脱位

图 3-11　内收型蒙泰贾骨折正、侧位 X 线表现

（3）屈曲型蒙泰贾骨折：较少见，成人多发，约占15%。患者肘关节微屈，前臂处于旋前位时跌倒，手掌撑地时，传导外力造成骨折。X线表现为尺骨上段或中段骨折，尺骨近端偏向尺侧及背侧，桡骨头向外侧移位（图3-12）。

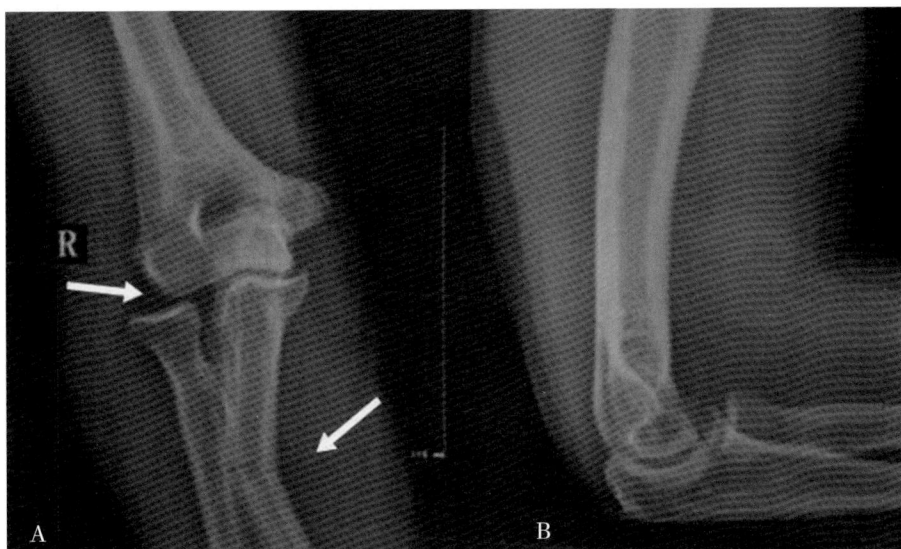

A为屈曲型蒙泰贾骨折正位X线表现；B为屈曲型蒙泰贾骨折侧位X线表现

尺骨近端骨折，桡骨头向外侧移位

图3-12　屈曲型蒙泰贾骨折正、侧位X线表现

链接

蒙泰贾骨折的 Bado 分型

由乌拉圭骨科医生何塞·路易斯·巴多（José Luis Bado）于1967年提出，具体分型如下。

Ⅰ型：尺骨骨折（任何水平）向前成角，合并桡骨头前脱位（约占60%）。

Ⅱ型：尺骨干骨折向后成角，合并桡骨头后脱位（约占15%）。

Ⅲ型：尺骨近端干骺端骨折，合并桡骨头外侧/前侧脱位（儿童特有，约占20%）。

Ⅳ型：为桡骨头前脱位，桡骨近端1/3骨折，尺骨任何水平的骨折（约占5%）。

（十一）盖氏骨折

盖氏骨折又称为Galeazzi骨折，由意大利外科医生里卡尔多·加莱亚齐（Riccardo Galeazzi）于1934年首次系统描述，是指桡骨干下1/3骨折合并下尺桡关节脱位的联合损伤。

考点与重点　盖氏骨折的定义

1. 病因　①桡骨远1/3段的桡背侧遭受直接暴力打击，可引发该骨折；②跌倒时手部撑地，地面应力经上肢传导，亦可导致此骨折的发生；③机器绞轧等外力作用同样能够造成该骨折。鉴于受伤机制存在差异，其骨折特征也各不相同。

2. 临床表现　与创伤严重程度密切相关。对于移位不明显的骨折，患者主要表现为局部疼痛、肿胀及压痛。若骨折移位明显，桡骨将出现短缩及成角畸形，下尺桡关节处压痛加剧，尺骨头可触及膨出。此类骨折以闭合性骨折为主，开放性骨折多因桡骨骨折端穿破皮肤所致，且伤口通常较小。神经血管损伤在此类骨折中较为少见。

3. X线　桡骨中下1/3处可见横形或短斜行骨折线，多无严重粉碎。若桡骨移位明显，则伴下尺桡关节完全脱位。正位片显示桡骨短缩，远侧尺桡关节间距减小，桡骨向尺骨靠拢；侧位片可见桡骨向掌侧成角，尺骨向背侧凸出。

Ⅰ型：见于儿童患者。表现为桡骨干下端青枝骨折合并尺骨下端骨骺分离。

Ⅱ型：临床较为常见。表现为桡骨干远端横行、螺旋或斜行骨折，短缩移位明显，伴下尺桡关节明显脱位。

Ⅲ型：多见于机器绞轧伤。表现为桡骨干远 1/3 骨折合并下尺桡关节脱位及尺骨干骨折或弯曲畸形（图 3-13）。

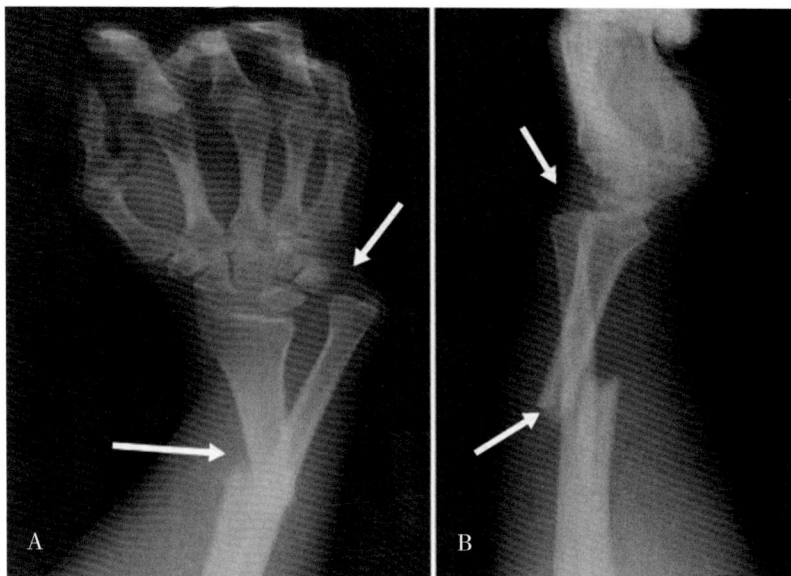

A 为正位、B 为侧位：桡骨远侧 1/3 骨折，远侧断端向背侧及尺侧移位，下尺桡关节脱位

图 3-13 盖氏骨折 X 线表现

（十二）桡骨远端骨折

桡骨远端骨折是指桡骨远端关节面以上 2 ～ 3cm 内的骨折，包括 Colles 骨折、Smith 骨折、Barton 骨折和 Hutchinson 骨折。Colles 骨折由爱尔兰外科医生亚伯拉罕·科勒斯（Abraham Colles）于 1814 年首次描述，临床较为常见，占全身骨折的 6.7%。其表现为贯穿干骺端的横行骨折，且远折端向背侧移位并向掌侧成角。Smith 骨折又称反 Colles 骨折，指桡骨远侧干骺端横行骨折伴掌侧成角，合并下尺桡关节脱位。Smith 骨折由爱尔兰外科医生罗伯特·威廉·史密斯（Robert William Smith）于 1847 年提出，临床较少见，占全身骨折的 0.11%。Barton 骨折是由美国外科医生约翰·里亚·巴顿（John Rhea Barton）提出的一种腕关节脱位且累及桡骨远端关节面的关节内骨折。Hutchinson 骨折由英国外科医生乔纳森·哈钦森（Jonathan Hutchinson）提出，即桡骨茎突骨折。

1. 病因 旋前方肌近侧缘以远部位是松质骨与密质骨的交界处，属于解剖薄弱区域，易发生骨折。Colles 骨折多由间接暴力引起，患者向前跌倒时手掌着地，间接外力作用于桡骨远端，从而造成横行骨折。该骨折在中老年女性中较为多见，与绝经后骨质疏松有关。Smith 骨折是因摔倒时腕背侧触地，导致腕关节急剧掌屈而引发的。Barton 骨折是指摔倒时腕背伸且前臂旋前，腕骨冲击桡骨远端关节面背侧部而导致的骨折。Hutchinson 骨折是指摔倒时手掌撑地，暴力沿着腕舟骨冲击桡骨下端，造成桡骨茎突横行骨折。

2. 临床表现 Colles 骨折患者临床检查发现腕关节疼痛、肿胀，疼痛可波及手背和前臂下 1/3。移位明显者，会出现"餐叉样"畸形，腕关节活动受限，可扪及骨擦感。Smith 骨折患者临床检查发现腕关节压痛，存在功能障碍，出现"锅铲样"畸形。Barton 骨折患者临床检查桡骨远端有压痛，触及移位的骨折端可有骨擦音。Hutchinson 骨折患者临床检查桡骨茎突处肿胀、疼痛，压痛明显，可扪及骨擦感。

3. 影像学表现

（1）Colles 骨折：X 线表现为桡骨远端 2.5cm 以内的横行骨折，远侧断端向桡侧及背侧移位，向掌侧成角，桡骨短缩，常合并尺骨茎突骨折、分离（图 3-14）。

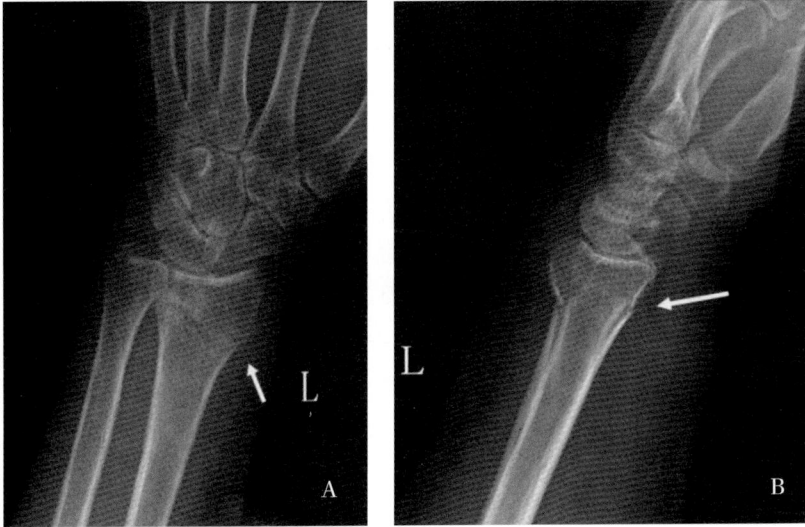

A 为正位、B 为侧位：桡骨远端骨质连续性中断，远侧断端向背侧移位合并尺骨茎突骨折

图 3-14　Colles 骨折 X 线表现

（2）Smith 骨折：X 线表现为桡骨远端骨折块连同腕骨向掌侧及近端移位，掌侧骨块可呈粉碎性（图 3-15）。

（3）Barton 骨折

1）Barton 背侧缘骨折：在腕部侧位 X 线片上，骨块位于桡骨远端背侧缘，呈楔形，累及关节面的 1/3，多向背侧及近侧移位，呈腕关节半脱位状。

2）Barton 掌侧缘骨折：在腕部侧位 X 线片上，骨折块较 Barton 背侧缘骨折的骨块小，向近侧及掌侧移位，腕骨随之半脱位（图 3-16）。

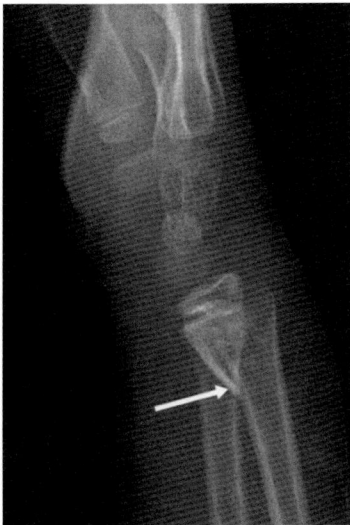

图 3-15　Smith 骨折 X 线表现

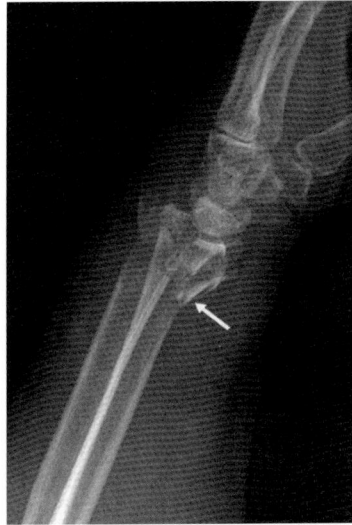

图 3-16　Barton 骨折 X 线表现

（4）Hutchinson 骨折：在腕部正位 X 线片上可见到一横行骨折线，起于腕舟状骨和月骨关节面相交处，向外走行，止于桡骨茎突顶端近侧约 1.0cm 处（图 3-17）。

（十三）腕舟骨骨折

腕舟骨两端膨大，中间（腰部）细窄。当腰部和近端发生骨折时，可致使近端骨的血液供应中断，进而引发延迟愈合、不愈合或缺血性坏死，常并发创伤性关节炎，导致腕关节运动功能障碍。

1. 病因　跌倒时，手臂呈前伸状态，腕部发生桡偏、背伸动作，手掌大鱼际着地。此时，身体重量与地面反作用力共同作用，导致腕关节过度背伸，桡腕掌侧韧带紧张，牵拉舟骨近端，同时桡骨茎突的远端背缘抵在舟骨桡背侧，最终造成舟骨骨折。

2. 临床表现　患者多为青壮年男性。外伤后，腕背桡侧出现肿胀、疼痛症状，腕关节进行桡偏动作时疼痛加剧，腕关节功能受限。查体时，可发现鼻烟窝及舟骨结节处压痛显著。

3. 影像学表现　桡骨远端骨折的 X 线检查需常规摄取腕关节正位、侧位及尺偏位三个体位的平片。对于早期单纯裂缝骨折，X 线片可能仅显示软组织肿胀而未见明确骨折线，此时应在伤后 2 周复查摄片，待骨折端骨质吸收后更易显示骨折线。陈旧性骨折的典型 X 线表现为骨折线增宽超过 3mm、断端边缘硬化或出现囊性变，提

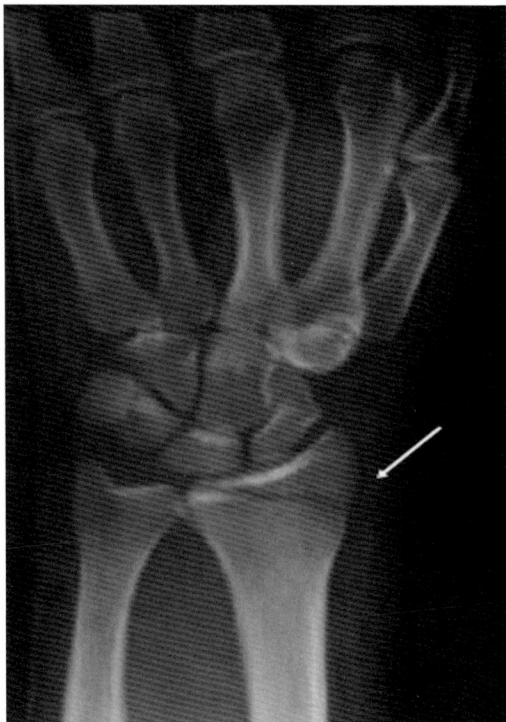

图 3-17　Hutchinson 骨折 X 线表现

示骨不连可能；若同时发现近端骨块密度增高、变形、塌陷等改变，则需考虑缺血性坏死的诊断。根据骨折部位进行分型如下。

（1）结节部骨折：该部位血液循环未受影响，骨折愈合速度较快，不易发生缺血性坏死。

（2）远侧 1/3 骨折：舟骨远端血液循环相对较好，此类骨折易导致延迟愈合，但较少出现不愈合的情况。

（3）腰部骨折：此类型最为常见，骨折可有移位现象，局部血液循环存在严重障碍，近端骨易发生缺血性坏死。

（十四）第一掌骨骨折

第一掌骨粗短，骨折多发生在基底部，分为关节内和关节外两大类型。关节内骨折包括 Bennett 骨折和 Rolando 骨折，关节外骨折则为 Winterstein 骨折。

1. Bennett 骨折　由爱尔兰外科医生爱德华·哈勒姆·班尼特（Edward Hallaran Bennett）提出，属于关节内骨折脱位，由部分屈曲的掌骨承受轴向暴力导致。X 线正位片特征：第一掌骨基底部内侧三角形骨块保留原位，远端骨干向外侧移位（图 3-18A）。

2. Rolando 骨折　由意大利医生西尔维奥·罗兰多（Silvio Rolando）提出，第一掌骨基底关节内粉碎性骨折，呈"T"形、"Y"形或"V"形。X 线正位片显示基底部不规则透亮骨折线（图 3-18B）。

3. Winterstein 骨折　由德国外科医生奥托·温特斯坦（Otto Winterstein）提出，为关节外横行骨折。X 线表现：骨折线位于基底部，近端保持原位，远端因拇长展肌牵拉向桡侧移位，导致虎口狭窄（图 3-18C）。

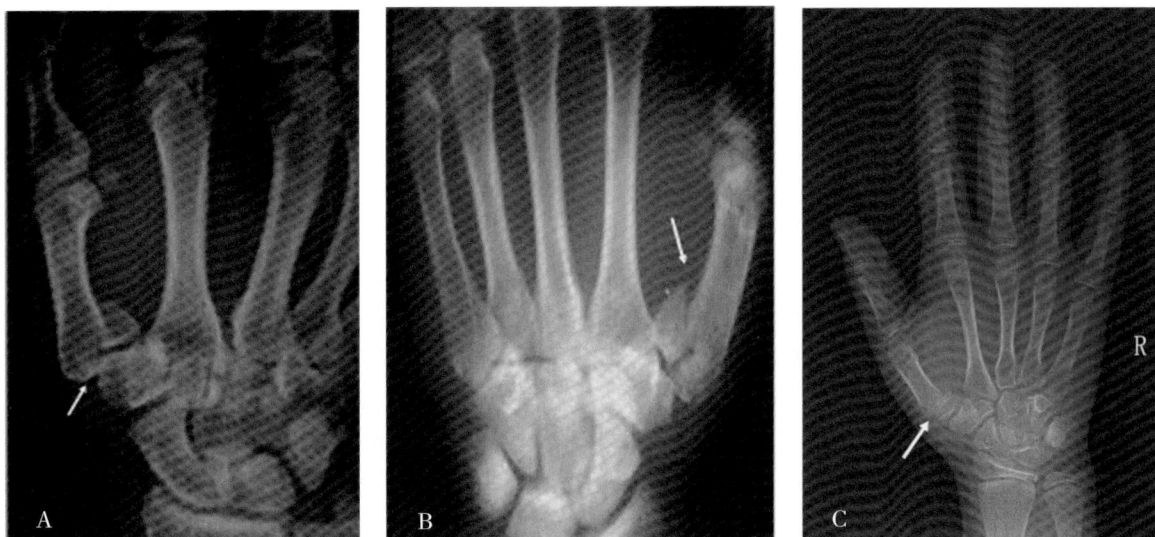

A 为 Bennett 骨折；B 为 Rolando 骨折；C 为 Winterstein 骨折

图 3-18 Bennett 骨折 X 线表现

（十五）拳击手骨折

拳击手骨折指第 5 掌骨颈部发生骨折，通常是在手呈握拳状态下直接遭受撞击导致，此骨折类型常见于拳击运动员，故而得名。X 线表现为掌骨颈处有横行骨折线，断端向背侧及尺侧成角。

> **链接**
>
> ### 小夹板固定术
>
> 小夹板固定术是中医正骨的重要外固定技术，最早记载于东晋葛洪所著《肘后备急方》："竹片裹之，令遍病上，急缚勿令转动。"
>
> 1. 小夹板固定术的适应证 ①四肢软组织较薄的闭合性骨折；②稳定型骨折；③创面较小的四肢开放性骨折；④陈旧性骨折，但经手法整复后仍可使用小夹板固定；⑤老年人骨质疏松性骨折及儿童骨折。
>
> 2. 小夹板固定术的优势 ①无创性固定：小夹板固定术运用直接外固定且无须实施手术切割的方式，在骨折脱位治疗中具备独特优势。②取材方便，价格低廉：小夹板固定术在选材上具有广泛适用性，各类木板或硬纸板均可作为固定材料。在急性骨损伤的现场，能够及时应用，有效减少因搬运等操作导致的二次损伤。同时，小夹板固定术整体费用低廉，可显著减轻患者的经济负担。③利于患者早期功能锻炼：鉴于小夹板固定范围较小，未超出骨折部位的上下关节，患者在固定后能够尽早开展自主活动，进行功能锻炼，有助于促进肢体功能的恢复。④便于直接观察患肢情况：小夹板固定方式较为灵活，在骨折早期，肢体因创伤反应会出现明显肿胀。随着时间推移，肿胀逐渐消退，此时可及时对小夹板进行调整，避免因固定不当引发后期诸如肢体畸形愈合、关节功能障碍等严重不良后果。

三、下 肢 骨 折

（一）股骨颈骨折

股骨颈骨折多见于老年人，女性发病率高于男性，约占全身骨折的 3.6%。从解剖学角度看，股骨颈与股骨干形成 110°～140° 的颈干角，并在矢状面上存在 12°～15° 的前倾角。成人股骨头的血供主要依靠三组动脉：股骨头韧带内的小凹动脉、股骨干滋养动脉升支，以及旋股内、外侧动脉的分支。这些血管在股骨颈基底部形成动脉环，发出分支滋养股骨颈。由于股骨头血供的特殊性，其营养完全依赖股骨颈周围的血管网，一旦血供受损，极易发生缺血性坏死，这也使得股骨头成为人体骨坏死发生率最高的部位。

考点与重点　股骨颈颈干角

1. 病因　老年人骨质疏松导致股骨颈骨质强度降低，在轻微外力作用下即可发生骨折。临床多因行走时滑倒，身体扭转产生的间接暴力传导至股骨颈，导致股骨颈骨折。

2. 临床表现　临床上绝大多数患者表现为伤后立即出现髋部疼痛和下肢活动障碍，无法站立行走；个别患者伤后并不立即出现活动障碍，仍可行走，数天后髋部疼痛逐渐加重才出现功能障碍，这说明刚受伤时为稳定性骨折，随着走动的增多发展为不稳定性骨折。体检发现下肢出现外旋畸形（一般为 45°～60°，若外旋角度达 90°，应考虑股骨粗隆间骨折）；患肢功能障碍，有纵向叩击痛和腹股沟韧带中点下方压痛；两下肢对比可发现患肢有短缩畸形。

3. 影像学表现　股骨颈骨折可根据骨折线的位置和方向进行分类。

（1）根据骨折线的位置分类（图 3-19A）

1）头下型：骨折线位于股骨头下方，属关节囊内骨折。此型损伤股骨头主要供血血管，仅保留圆韧带小凹动脉供血，股骨头缺血性坏死发生率最高。

2）经颈型：骨折线通过股骨颈中部，损伤股骨干滋养动脉升支，血供部分受损，易发生骨折不愈合或迟发性股骨头坏死。

3）基底型：骨折线位于大小转子连线附近，多属关节囊外骨折，基底动脉环完整，血运良好，骨折愈合率高，坏死风险最低。

（2）根据骨折线的方向分类（Pauwels 分型）　测量骨折线与两侧髂嵴连线的夹角，见图 3-19B。

1）Ⅰ型：骨折线与髂嵴连线夹角 < 30°，稳定性较好。

2）Ⅱ型：骨折线与髂嵴连线夹角为 30°～50°，稳定性中等。

3）Ⅲ型：骨折线与髂嵴连线夹角 > 50°，稳定性较差。

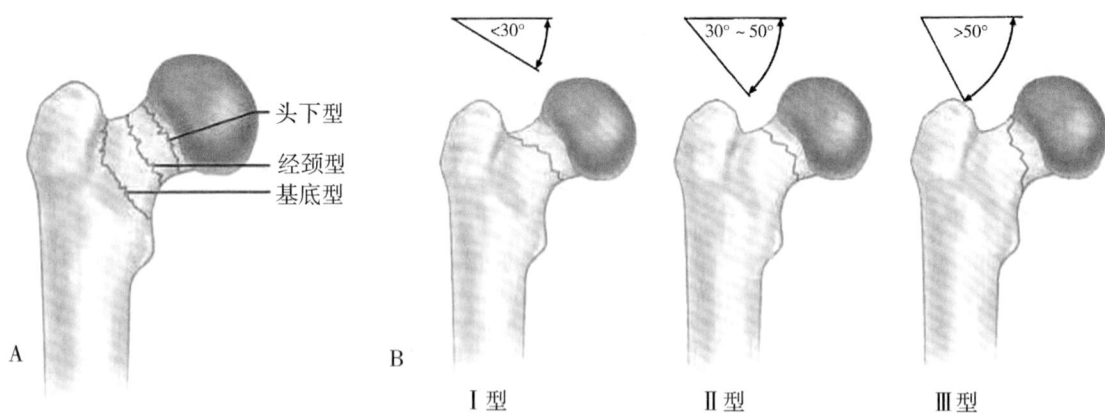

A 为根据骨折线的位置分类；B 为根据骨折线的方向分类（Pauwels 分型）

图 3-19　股骨颈骨折分类

（二）股骨粗隆间骨折

股骨粗隆间位于股骨干与股骨颈交界处，是承受剪应力最大的部位，因此容易发生骨折。由于力线分布具有特殊性，在股骨颈干连接的内后方，会形成致密的纵行骨板，称为股骨矩。股骨矩的存在对粗隆间骨折的稳定性起着决定性作用。

1. 病因　直接暴力与间接暴力均可导致股骨粗隆间骨折。与股骨颈骨折不同的是，粗隆间骨折部位血运丰富，极少发生股骨头缺血性坏死。当走路时身体发生旋转或倒地，股骨大粗隆直接撞击地面，就可能引发粗隆间骨折。骨折后，若股骨矩的完整性未遭破坏，则为稳定性骨折；反之，则为不稳定骨折。

2. 临床表现　伤后患者髋部会出现疼痛、肿胀、功能障碍等症状，局部血肿可能较为严重，还可能有较广泛的皮下瘀斑。由于该骨折属于囊外骨折，缺乏关节囊和髂股韧带的束缚，所以下肢外旋畸形明显，典型的外旋畸形可达 90°，肢体短缩程度较股骨颈骨折更为明显。

3. 影像学表现　粗隆间骨折大多为粉碎型，通过骨盆正位片基本能够明确诊断。部分患者需要行CT 平扫及三维重建，这对确定手术方式有一定帮助。

根据骨折线走行方向可将股骨粗隆间骨折分为三类。

（1）骨折线由大粗隆斜向内下延伸至小粗隆：小粗隆可能劈裂而形成一个蝶形骨片，常呈髋内翻畸形，此为最常见的稳定性粗隆间骨折。

（2）骨折线由小粗隆内上斜行向外下延伸至大粗隆基部：骨折近侧断端往往存在比较严重的外展外旋移位，远侧段向上和内收，移位较为显著，这是一种比较少见的不稳定性骨折。

（3）骨折线由外向内横行通过粗隆间部位：此类型最为少见，是一种相对比较稳定的横行粗隆间骨折。

（三）股骨干骨折

股骨干骨折是指发生于转子下至股骨髁上区域的骨折，是临床上最常见的骨折类型之一。由于股骨是人体下肢主要负重骨之一，若治疗不当，可造成下肢功能障碍及严重残疾。股骨干骨折多由高能量创伤引发，常合并多系统损伤。股骨干后方有一条纵行骨嵴，称为粗线，它是骨折复位的重要标志。股深动脉在股骨干中后部发出数条滋养血管分支，进入骨干，骨折后这些血管受损，出血量较大，多者可达1000mL，可能危及患者生命，救治时务必考虑休克发生的可能性。股骨干周围肌肉丰富，骨折后很少出现不愈合现象。

1. 病因　股骨干骨折常由撞击、压砸、车祸等高能量创伤导致。骨折后因大腿肌肉的牵拉作用，骨折移位较大，骨折多呈横形、斜形、螺旋形或粉碎性，部分患者为开放性骨折。

2. 临床表现　受伤后，患者大腿肿胀显著，出现皮下瘀斑，肢体有短缩、旋转、成角等畸形，髋、膝关节屈伸活动受限。体检可见局部压痛明显、有反常活动，骨擦音及骨擦感明显；因出血较多，患者可出现休克症状。

3. 影像学表现　X 线正、侧位片可明确骨折的部位、类型、程度和移位方向。股骨干上 1/3 骨折有时会合并股骨颈裂缝骨折，需仔细鉴别，防止漏诊。

（1）股骨干上 1/3 骨折：移位方向较有规律，近侧断端因受髂腰肌、臀肌和其他外旋肌群的牵拉，会出现屈曲、外展、外旋畸形；远侧断端因受内收肌的牵拉而向上、向内、向后移位。

（2）股骨干中 1/3 骨折：此为最好发部位，骨折断端除有重叠畸形外，移位无固定规律，与暴力作用方向有关。无重叠时，远侧断端因受内收肌的牵拉，可发生成角畸形。

（3）股骨干下 1/3 骨折：特别是髁上骨折时，典型移位表现为近端内收向前，远端因受腓肠肌牵拉而向后屈曲，有压迫或损伤腘动静脉和坐骨神经的可能。

（四）股骨髁上骨折

股骨髁上骨折是指发生于股骨远侧干骺端松质骨和密质骨交界处，在腓肠肌起点以上 2 ～ 4cm 范围内的股骨下端骨折。

1. 病因　该骨折多由高能量损伤或高处坠落导致。骨折后，松质骨压缩形成骨缺损，进而引起肢体短缩，这常是粉碎性骨折复位不理想的主要原因。骨折线若累及髁部及关节内，会形成"T"形或"Y"形的髁间骨折。若处理不当，早期常发生关节粘连、挛缩、僵直及膝内、外翻畸形；晚期可继发骨关节炎等，影响膝关节功能。

2. 临床表现　患者外伤后，局部会出现疼痛、肿胀、功能障碍等症状。医护人员需注意检查足背动脉搏动情况，观察足部血液循环。如果怀疑有血管损伤，可进行腘动脉 Doppler 脉压测定；若仍不能确定，则需做动脉造影检查。

3. 影像学表现　通过 X 线正、侧位片即可确诊。当怀疑合并膝关节周围韧带损伤时，需做 MRI 检查；如果骨折线累及股骨髁，则需做 CT 检查。

股骨髁上骨折可分为伸直型股骨髁上骨折和屈曲型股骨髁上骨折。

（1）伸直型股骨髁上骨折：骨折线由前下斜向后上方，远折段因受腓肠肌牵拉易向后移位，有刺伤和压迫腘动、静脉的风险。

（2）屈曲型股骨髁上骨折：骨折线由后下斜向前上方，远折端位于前方，近折端向后与远折端重叠移位。

（五）髌骨骨折

髌骨是全身最大的籽骨，其骨折发生率约为 1%，多见于青壮年。股四头肌合力轴与髌腱轴在髌骨中点形成的夹角，称为股四头肌髌骨角（简称 Q 角），正常 Q 角不超过 14°。Q 角增大，会使髌骨有外移倾向，增加髌股关节的压力，容易引发髌骨半脱位、软骨磨损或膝前疼痛；Q 角减小，可能与 O 型腿（膝内翻）或股骨过度内旋等情况相关。

1. 病因　髌骨骨折多由间接暴力导致。受伤时，膝关节呈半屈曲状态，以股骨髁为支点，股四头肌突然猛烈收缩，从而造成髌骨骨折。骨折多为髌骨中部横行骨折，也可发生在髌骨的上极或下极。直接暴力损伤（如车祸撞击或跪地伤）则常导致髌骨粉碎性骨折，且髌骨分离程度越大，股四头肌扩张腱膜撕裂越严重。

2. 临床表现　患者外伤后，膝关节会出现疼痛、肿胀症状，伸膝功能丧失，膝关节常呈半屈状态。检查时，医生可触及骨擦感。

3. 影像学表现　临床怀疑髌骨骨折时，应拍摄膝关节正、侧位片和髌骨轴位片以明确诊断。X 线片上，髌骨内可见横行或星形透亮的骨折线（图 3-20）。由于股四头肌腱和髌腱的牵拉，骨折块分离明显，骨折上段向上移位，下段通常无移位。

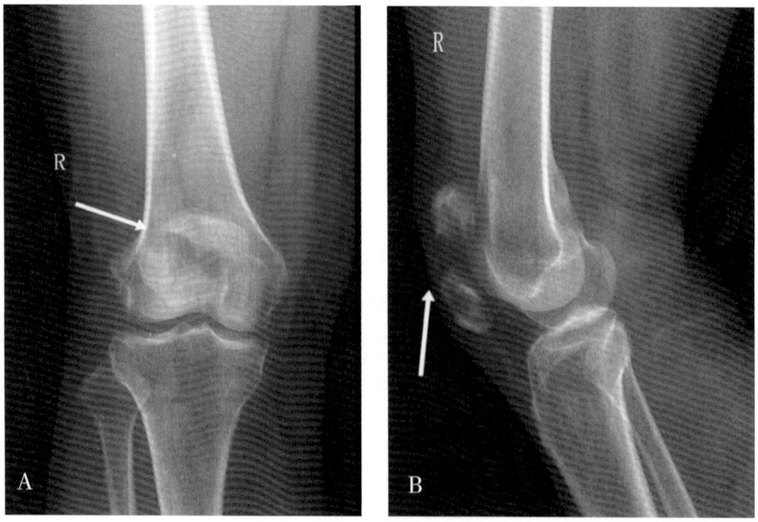

A 为正位片、B 为侧位片：髌骨横断骨折，上方骨折块向上移位

图 3-20　髌骨骨折 X 线表现

（六）胫骨平台骨折

胫骨平台骨折在临床上较为常见，多发生于青壮年，多属于关节内骨折，常合并半月板及韧带损伤。内侧平台面积较大，外侧平台面积较小且高于内侧面，两个平台由髁间隆起分隔，存在两个髁间嵴，该区域为无关节面区域。前交叉韧带附着于内侧髁间嵴的前方，后交叉韧带附着于后侧髁间区，并延伸至干骺端的后面。

1. 病因 外伤时，股骨髁施加剪切和压缩暴力，作用于胫骨平台，从而引起骨折。最常见的骨折类型是劈裂骨折和压缩骨折，或者两者同时存在。单纯的劈裂骨折常见于较年轻的患者，因为胫骨髁强硬的骨质能够抵抗其上方股骨髁的压缩力量。随着年龄增长，胫骨髁松质骨量减少，由于物理特性发生改变，不再能抵抗压缩力量，所以在 50 岁以后，劈裂压缩骨折更为常见，且常由低能量损伤引发。

2. 临床表现 患者膝关节会出现肿胀、疼痛症状，患肢不能负重。胫骨平台骨折的症状和体征与骨折的严重程度相关。无移位骨折症状相对较轻，骨折部位常有明显压痛；有移位的骨折，骨折部位常出现明显血肿，血肿会渗入关节腔及周围肌肉、筋膜和皮下组织，导致膝关节和小腿上段严重肿胀，并伴有广泛瘀斑。由于肿胀严重，皮肤可产生张力性水疱。骨折移位时可见局部畸形，有时甚至可触及骨擦音。胫骨平台骨折常合并周围软组织损伤，如半月板、副韧带和交叉韧带的撕裂。

3. 影像学表现 应摄取膝关节正、侧位 X 线片，骨折的实际损伤情况常较 X 线片所显示的更为严重。若上述两个位置不能发现骨折，但临床高度怀疑骨折时，应拍摄内旋或外旋 40° 位片。内旋位片可发现外侧平台和髁的骨折情况；外旋位片可发现内侧平台和髁的骨折情况。必须明确骨折的塌陷和移位情况，以便选择理想的治疗方法，尤其是当塌陷部位位于髁的前部或后部时。X 线片评估骨折塌陷程度常会出现误差。CT 扫描更有利于判断骨折块粉碎及塌陷程度，可为手术方式的选择提供参考。虽然 CT 扫描及多方位重建已广泛应用，但其对软组织损伤的发现能力有限，为明确侧副韧带、交叉韧带和半月板损伤情况，应行膝关节 MRI 检查。

胫骨平台骨折的分类方法很多，当前应用最为广泛的是 Schatzker 分型（图 3-21），该分型由加拿大骨科医生约瑟夫·舒茨克（Joseph Schatzker）提出，分为 Ⅰ～Ⅵ型。

Ⅰ 型：单纯边缘或外侧平台劈裂骨折，无关节面压缩。

Ⅱ 型：外侧平台劈裂骨折并伴有关节面塌陷。

Ⅲ 型：单纯外侧平台中央压缩性骨折。

Ⅳ 型：内侧胫骨平台骨折，可为劈裂和（或）劈裂压缩型。

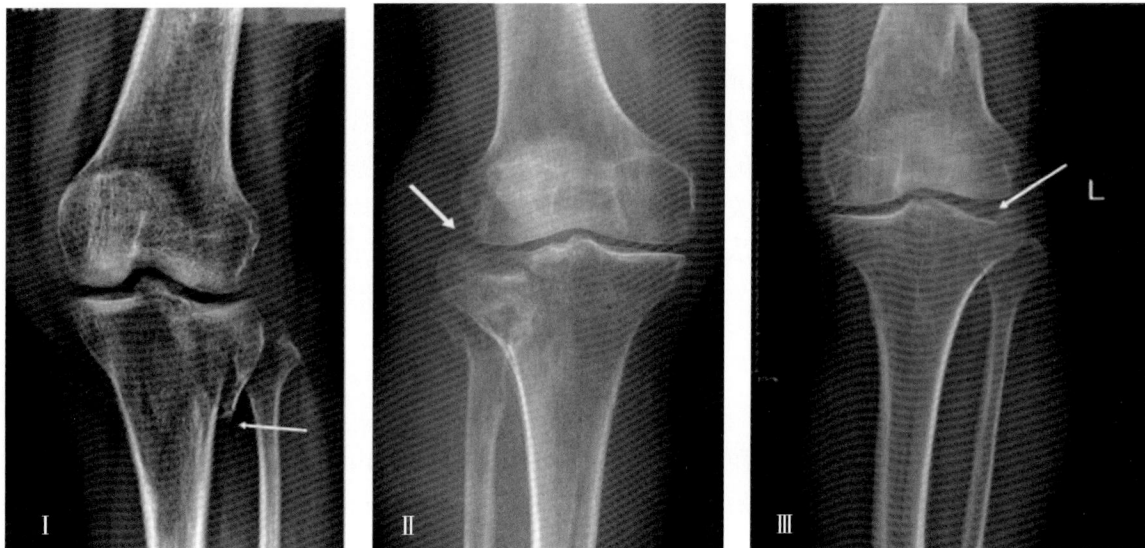

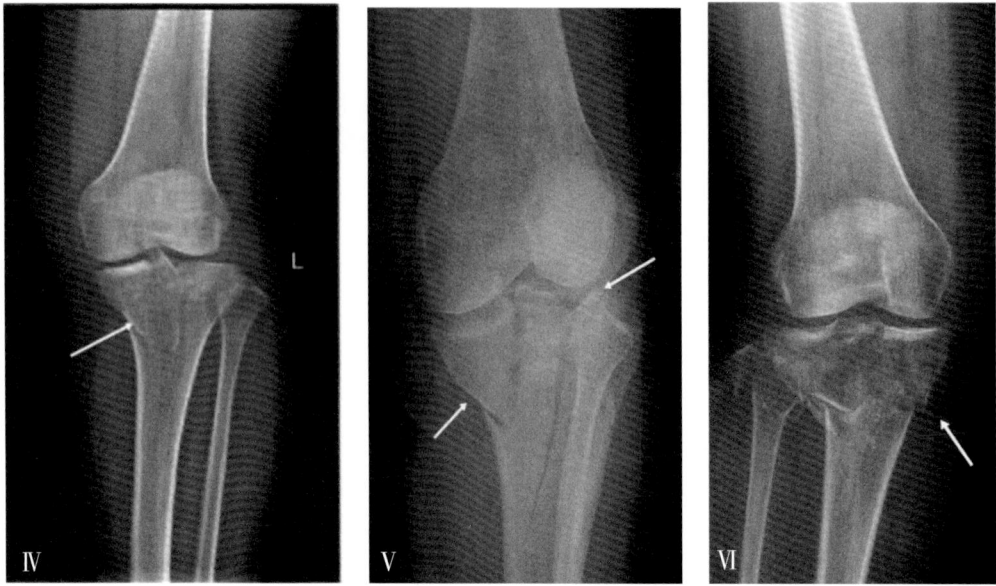

图 3-21 胫骨平台骨折 Schatzker 分型

Ⅴ型：双侧平台骨折，可伴有不同程度的关节面压缩或平台移位。

Ⅵ型：胫骨平台关节面骨折合并胫骨干骺端与骨干分离。

考点与重点 胫骨平台骨折 Schatzker 分型

（七）胫腓骨干骨折

胫腓骨干骨折在临床上较为多见，约占全身骨折的 13.7%。胫骨上 2/3 呈不规则的三角形，下 1/3 呈方形，中、下 1/3 交界处变细，且该部位几乎无肌肉覆盖，是骨折的多发部位。由于胫骨中下段几乎仅依靠滋养动脉及下干骺动脉供血，所以骨折后易并发延迟愈合和不愈合。

1. 病因 胫腓骨骨折以下 1/3 和中 1/3 部位较为多见，上 1/3 部位相对较少。胫腓骨干骨折以直接高能量损伤最为多见，常见于交通事故；其次是中等能量损伤，如坠落伤等；低能量损伤相对较少，如直接打击等。当暴力损伤较大时，骨折多呈粉碎性，且移位明显，同时软组织损伤严重，易合并骨筋膜室综合征；开放性骨折常合并软组织及骨缺损，这增加了治疗的难度。

2. 临床表现 患者外伤后，伤处会出现明显肿胀、疼痛、畸形和功能障碍等症状。局部压痛是反映骨折存在部位的基本体征之一。在儿童发生青枝骨折、成人发生腓骨骨折时，患者有时尚可负重行走，但若存在固定且局限性的压痛，则强烈提示骨折可能，此时必须行 X 线检查以明确诊断。

3. 影像学表现 X 线检查能够明确骨折的部位、类型和移位程度等情况。X 线片应尽量包括膝关节、踝关节，这样便于了解骨折与上、下关节面的关系，避免漏诊高位腓骨骨折。胫骨骨折线可为横行、斜行、螺旋形或粉碎性，儿童骨折则常表现为青枝骨折。胫骨下 1/3 骨折或内踝骨折时，应注意是否合并下胫腓关节脱位、骨折线是否波及关节面。因为若合并这两种情况而未得到及时治疗，很可能造成踝关节不稳或并发创伤性关节炎。

（八）踝关节骨折

踝关节由胫骨远端、腓骨远端、距骨体及周围的韧带共同构成。内踝、外踝和胫骨下端关节面构成踝穴，用于容纳距骨体。距骨体前宽后窄，当踝关节背伸时，距骨体与踝穴的匹配性良好，此时踝关节较为稳定；当踝关节跖屈时，距骨体与踝穴之间的间隙增大，活动度也随之增大，这使得踝关节相对不稳定，这是踝关节在跖屈位容易发生骨折的解剖学因素。

踝关节的韧带结构主要包括下胫腓联合韧带和内、外侧副韧带系统。下胫腓联合韧带由下胫腓前韧带、下胫腓后韧带和骨间韧带组成，其中骨间韧带最为坚韧，主要维持胫腓骨远端的稳定性；下胫腓后韧带次之；而下胫腓前韧带最为薄弱，是常见的损伤部位。内侧副韧带又称三角韧带，起自内踝尖端，呈扇形向下分别止于足舟骨、距骨和跟骨，这是踝关节最坚韧的韧带结构，主要功能是防止踝关节过度外翻。外侧副韧带由距腓前韧带、距腓后韧带和跟腓韧带三部分组成，起自外踝，分别止于距骨和跟骨相应部位，这是踝关节最薄弱的韧带系统，临床上绝大多数踝关节扭伤都发生在此处。

1. 病因 踝关节骨折主要由间接暴力导致。在下台阶、高低不平路面行走或剧烈运动时，踝关节处于背伸、跖屈、内外翻及旋转等不同体位，由于受力姿势各异且外力方向多变，可造成不同类型和程度的骨折，同时常合并周围韧带损伤。

2. 临床表现 踝部出现肿胀、疼痛症状，关节活动受限。

3. 影像学表现 X线正、侧位片及踝穴位片可以发现病变情况，并能判断损伤类型及损伤程度。

简单的分类方法包括单踝骨折、双踝骨折、三踝骨折并脱位（图3-22）。

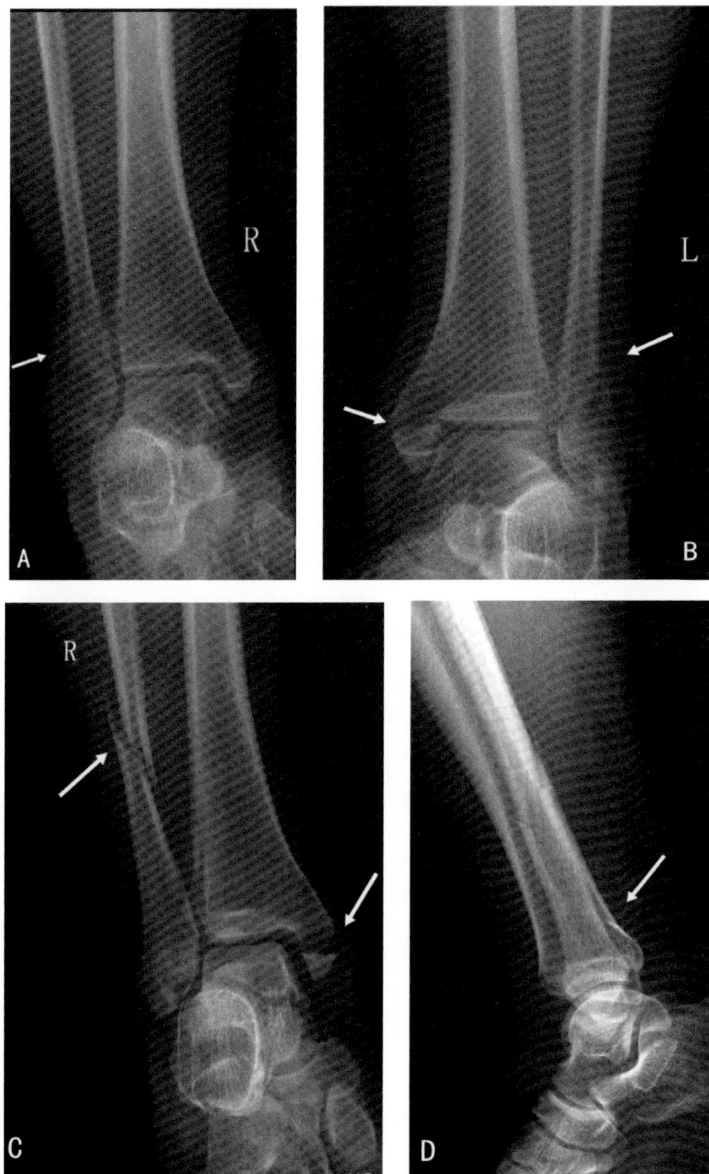

A为单踝骨折X线表现；B为双踝骨折X线表现；C为三踝骨折X线表现（正位）；D为三踝骨折侧位X线表现（侧位）

图3-22 踝关节骨折X线表现

（1）单踝骨折：指内踝或外踝骨折，且无踝关节脱位情况。

（2）双踝骨折：指内踝及外踝同时骨折，且无踝关节脱位情况。

（3）三踝骨折：指内踝、外踝及后踝同时骨折，多伴有踝关节脱位。

（九）距骨骨折

距骨分为头、颈和体三部分，其表面 70% 为关节面，血供主要来自胫前动脉的分支。胫前动脉分出数支血管进入距舟韧带内，该韧带连接距骨颈背侧面与舟骨背面边缘，有 2～4 条营养血管经距骨颈内上方进入骨内，而距骨体本身无直接血管进入。这种特殊的血供特点使得距骨颈骨折时容易损伤营养血管，从而导致骨折愈合不良和距骨体缺血性坏死等并发症。

1. 病因　距骨骨折多由高处坠落或交通事故所产生的直接暴力作用所致。过度跖屈可致距骨头压缩骨折；足内翻常引发剪力骨折。距骨颈骨折多因足强力背伸时，胫骨下端前缘犹如"凿子"般对距骨颈背部施加剪切力，从而造成距骨颈骨折，此情况常见于驾驶员碰撞伤。距骨体骨折则是距骨滑车关节面在应力作用下，于其外侧和内侧面发生骨软骨骨折。其中，外侧骨软骨骨折是由于足背伸时受内翻应力旋转，使距骨滑车外侧关节面撞击腓骨关节面而引发；内侧骨软骨骨折是足跖屈时内翻应力致胫骨远端关节面挤压距骨滑车内侧关节面而发生的。

2. 临床表现　患者外伤后，踝关节出现疼痛、肿胀、瘀斑，活动显著受限，踝关节局部或广泛存在压痛。若体格检查显示踝关节畸形明显，应高度怀疑距骨骨折，此时 X 线片有助于明确诊断，必要时可行 CT 或 MRI 检查。

3. 影像学表现　常规拍摄踝关节正、侧位片，基本可显示骨折情况。CT 能够发现 X 线片可能漏诊的隐匿性骨折，MRI 可发现骨软骨及踝关节周围韧带损伤情况。

距骨骨折按解剖部位分为头、颈、体部骨折。目前临床广泛应用的分型是由加拿大骨科医生莱恩·霍金斯（Lynn Hawkins）于 1970 年提出的 Hawkins 分型，该分型通过评估骨折线位置和移位程度，可准确判断距骨损伤的严重程度，并预测距骨缺血性坏死的发生率。

Ⅰ型：距骨颈无移位骨折，骨坏死风险为 10%。

Ⅱ型：距骨颈骨折移位，合并后距下关节半脱位或脱位，骨坏死风险为 30%。

Ⅲ型：距骨颈骨折移位，合并后距下关节半脱位或脱位、距小腿关节半脱位或脱位，骨坏死风险为 90%。

Ⅳ型：距骨颈骨折移位，合并后距下关节半脱位或脱位、距小腿关节半脱位或脱位及距舟关节脱位，骨坏死风险为 90%。

（十）跟骨骨折

跟骨是跗骨中体积最大的骨，其骨质以松质骨为主，形态长且略呈弓形。跟骨结节是足弓的重要着力点之一，跟骨的载距突与距骨颈相接触，起到支撑距骨头并承担体重的作用。

1. 病因　约 80% 的病例是由高处坠落、跟骨遭受垂直撞击所致。根据坠落时足部位置的不同，作用力的方向也存在差异，进而表现为不同的骨折类型，但基本上以压缩性骨折为主。此外，腓肠肌突然收缩可引发跟骨结节撕脱骨折。

2. 临床表现　患者外伤后会出现跟部疼痛、肿胀，伴有皮下瘀斑，足底变扁平且出现局部畸形，无法正常行走。

3. 影像学表现　通常通过 X 线侧位及轴位片即可明确诊断，对于诊断困难的患者，可行 CT 或 MRI 检查。其中，CT 在骨折分型诊断及预后评估方面具有较大作用。

按骨折线累及部位的不同，跟骨骨折可分为以下三种类型。

（1）跟骨单纯骨折：此类骨折的骨折线未累及关节面，常表现为跟骨结节或载距突骨折。在 X 线检查中，跟骨结节水平位骨折在侧位片上显示较为清晰，通常可见骨折断端存在不同程度的分离移位；

而跟骨结节纵行骨折在常规侧位片上容易漏诊，需要通过跟骨轴位片才能清楚显示骨折线，这类骨折一般移位程度较轻。载距突骨折在正位和轴位片上均可观察到骨折线，但往往需要结合 CT 检查以明确骨折的具体范围和移位情况。

（2）跟骨骨折累及关节面：跟骨前缘撕脱骨折可能累及跟骰关节，移位通常不明显。跟骨体部骨折多累及距下关节，其特征性骨折线走行方向为从外后上方向内前下方延伸。在 X 线侧位片上可观察到跟骨体后半部及跟骨结节向上移位，导致跟骨结节关节角（Böhler 角，正常为 22°～40°）减小。轴位片则显示骨折线呈内后向外前走向，同时跟骨交叉角（Gissane 角，是由跟骨外侧沟向前结节最高点连线与后关节面的夹角，正常为 125°～145°）增大。

（3）跟骨关节面骨折：表现为跟骨外侧关节面塌陷骨折或关节面粉碎塌陷骨折，其中后者较为常见且损伤严重。跟骨外侧关节面塌陷骨折在 X 线轴位片上显示骨折断端分离，跟骨结节关节角增大；在 X 线侧位片上，跟骨后半骨折端向上移位，跟骨交叉角变小。关节面塌陷粉碎骨折的 X 线轴位片除上述表现外，常伴有跟骨前部骨折；在侧位片上，可见距下关节面中心凹陷粉碎，跟骨高度丧失。

（十一）跖、趾骨骨折

1. 跖骨骨折　是最常见的足部骨折类型，常由直接暴力所致。第 5 跖骨骨折较为多见，约占全部跖骨骨折的 1/4，其中以基底部骨折最为常见，体部骨折次之，颈部骨折最少。若基底部骨折发生于儿童，则应与正常骨骺加以区别。此时，必须加摄健侧足部平片，通过对比来确定有无骨折情况。其他跖骨骨折则多发生于体部或颈部。单个跖骨发生骨折的情况较少，同时发生数个跖骨骨折的情况较多。骨折形态可呈横形、斜形或粉碎性。

2. 趾骨骨折　以第 1 和第 5 趾为好发部位。远侧趾骨发生骨折的概率较近侧趾骨大。趾骨骨折可为横行、斜行、纵行骨折，粉碎性骨折也较为常见。

在临床工作中，需注意分辨足部籽骨和副骨。足部籽骨具有完整的骨皮质，而跖、趾骨骨折处的骨皮质会出现中断或不完整的情况，切勿将籽骨和副骨误当作骨折碎片。

医者仁心

中医骨伤之父——尚天裕

尚天裕（1917—2002）是我国中西医结合治疗骨折的奠基人，被誉为"中医骨伤之父"。他创造性地将中医正骨技艺与西医学理论相融合，提出了"动静结合、筋骨并重"的治疗理念，显著提升了骨折治疗效果，其方法在全球范围内产生重要影响。20 世纪 50 年代，他突破传统固定模式，首创"手法复位 - 小夹板弹性固定 - 功能锻炼 - 药物调理"的综合疗法，不仅缩短了骨折愈合时间，更大幅降低了并发症发生率。尚天裕毕生致力于骨伤科临床与科研，著有《中西医结合治疗骨折》《中医接骨学》等经典著作，为现代中医骨伤学科发展奠定了坚实基础。他的小夹板固定术被列为国家级非物质文化遗产，其学术思想至今仍指导着临床实践。

四、脊 柱 骨 折

脊柱骨折好发于活动度较大的节段，包括颈椎（C_1、C_2、C_5～C_7）、胸椎（T_{11}、T_{12}）及腰椎（L_1、L_4、L_5）等。1983 年，法国骨科医生弗朗西斯·德尼斯（Francis Denis）首次提出脊柱三柱理论；1984 年，美国骨科医师艾伦·弗格森（Allen Ferguson）对该理论进行改良，将脊柱结构纵分为前、中、后"三柱"。前柱由前纵韧带、椎体和椎间盘的前 2/3 构成；中柱由椎体和椎间盘的后 1/3 及后纵韧带构成；后柱由椎弓、棘突、黄韧带、关节突关节及后方韧带复合体等构成。任何损伤若累及两柱或两柱以上，都会导致脊柱不稳定。

考点与重点 脊柱的三柱理论概念

1. 病因 任何引起脊柱过度屈曲、伸展、旋转或侧屈的暴力，均可造成脊柱损伤。例如，坠落伤多发生在脊柱活动度较大的部位，即胸腰段、下颈椎、寰枢椎等部位；车祸伤多引发安全带型骨折；直接暴力常见于直接外力打击的情况。

2. 临床表现 患者会出现局部疼痛、压痛和叩击痛，站立及翻身困难。胸腰椎骨折导致的腹膜后血肿容易刺激腹腔神经丛，使肠蠕动减慢，进而出现腹痛、腹胀甚至肠麻痹等症状。骨折引起脊髓损伤时，可表现为肢体感觉障碍、肌力降低，严重者会出现高位截瘫。

3. 影像学表现 X线检查是诊断脊柱骨折脱位较可靠的检查方法。摄片时应减少患者的移动，避免加重脊髓损伤。一般要拍摄正、侧位片。特殊部位需要加拍双斜位及寰枢椎张口位片。

（1）屈曲型脊柱损伤：强大的暴力使脊柱向前过度屈曲而致伤。主要损伤是椎体的压缩性骨折，后韧带复合体受到牵拉发生断裂或撕裂。

X线片上显示椎体受压变形呈楔形、前缘压缩明显（图3-23）。椎体前缘和两侧缘骨皮质中断、成角、嵌入或皱褶，椎体内出现骨小梁断裂、嵌插形成的致密骨折线。有时受伤椎体前缘可见到游离骨片。椎体压缩性骨折可单椎体或连续性多椎体发生，压缩明显者脊柱成角畸形，且常伴有脊髓损伤。椎体压缩大于50%的骨折需经CT检查排除爆裂骨折，经MRI检查排除脊髓损伤可能。

后韧带复合体的损伤表现为脊柱后方的肌肉韧带损伤和脊柱附件骨折。常见为棘间韧带和棘上韧带的撕裂。X线片上仅可见棘突间距离增宽，或伴有棘突的撕脱骨折。MRI具有良好的组织分辨力，能直接显示韧带和肌肉软组织挫裂伤和局部血肿。

（2）后伸型脊柱损伤：因暴力使脊柱过度后伸所致。由于前纵韧带和椎间盘受到强力牵拉发生撕脱和断裂，椎体前缘的上、下角出现撕脱骨折，椎体后方的附件由于相互碰撞挤压也产生骨折，椎小关节可出现交锁现象。由于脊柱的前柱和后柱都受到损伤，易导致骨折不稳定，并发脊髓神经损伤。强大的暴力甚至会造成椎体的纵行劈裂或粉碎性骨折。

（3）爆裂骨折：爆裂骨折占所有脊柱骨折的14%，是由沿身体纵轴作用的暴力使椎间盘被压入椎体、进入松质骨内而致，椎体由中央向四周裂开，呈"爆炸"样（图3-24）。骨折片（块）易突入椎管内，引起脊髓损伤。X线表现为椎弓根间距增宽，椎体压缩高度变小，椎体横径增宽。多数爆裂性骨折合并神经损伤症状。常合并后方椎板的纵行骨折，前方椎体裂开越大，椎板骨折就越明显，有时仅有椎板骨折，需CT扫描才能发现。

（4）安全带型骨折：又称Chance骨折，多见于车祸，占全部脊柱骨折的5%。受伤机制为以安全带为支点，上部躯干前屈，后柱与中柱受到牵张力而断裂，致棘间韧带或棘突水平横断，并可延伸至椎板、椎弓根、椎体水平。

X线表现为骨折线横行经过棘突、椎板、椎弓与椎体，后部棘突张开（图3-25）；或仅有棘上、棘间与黄韧带断裂，关节突分离，椎间盘后部破裂；或骨折与韧带断裂同时存在。CT扫描需行矢状面重建，以显示骨折的范围。

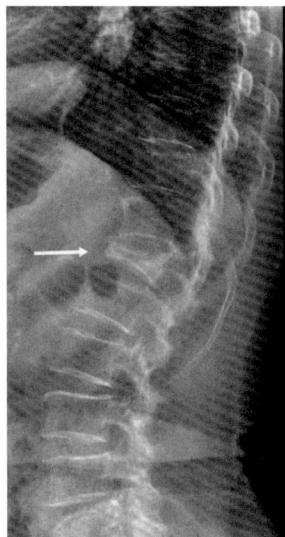

椎体受压变形呈楔形、前缘压缩明显

图3-23 椎体压缩骨折X线表现

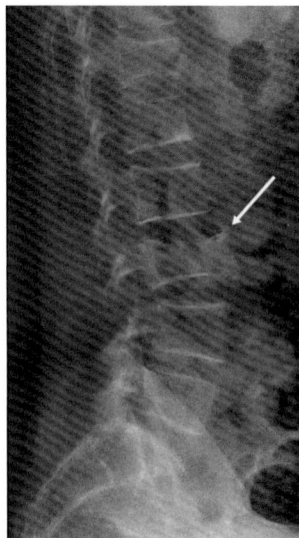

椎体压缩，高度变小，椎体横径增宽，
椎体前半部可见纵行骨折线影

图3-24 椎体爆裂骨折X线表现

图 3-25　安全带型骨折

（5）脊柱骨折并脱位：受伤机制为屈曲加旋转和剪力，三柱都有损伤。在 X 线片上主要显示椎体脱位、关节突交锁，常伴骨折。CT 对显示关节突的位置很有价值，矢状面重建能显示椎体脱位及椎管狭窄的程度。

（6）寰枢椎骨折

1）寰椎骨折：寰椎是一个坚硬的骨环，由于其在解剖结构上处于被保护的位置，所以很少发生骨折。寰椎骨折仅占全部颈椎骨折的 2%～13%，占全部脊柱骨折的 1.3%。

寰椎骨折常并发颈椎或颅骨的其他损伤，尤其易合并齿状突骨折、枢椎椎体或椎弓骨折。寰椎骨折最常见的情况为一侧或两侧后弓骨折（图 3-26），骨折线邻近或跨越椎动脉沟。其次为 Jefferson 爆裂骨折，此时暴力通过枕骨直达寰椎侧块，致使侧块向两侧分离，两侧前弓及后弓的最薄弱点发生骨折，寰椎断裂为四块，CT 扫描对此显示效果最佳。

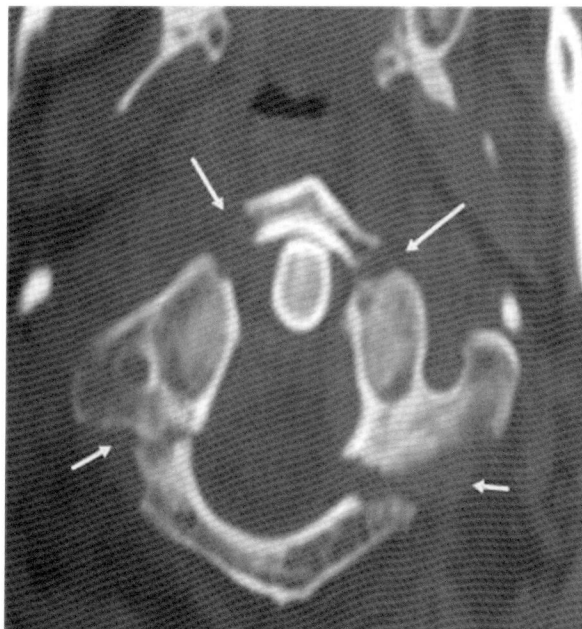

图 3-26　寰椎骨折

2）齿状突骨折：齿状突骨折是常见的高位颈椎损伤类型，占颈椎损伤的 7%～14%。其损伤机制主要是剪力与撕脱应力综合作用的结果。

1974 年，美国骨科医生大卫·安德森（David Anderson）将齿状突骨折分为三型，临床上称为 Anderson 分型（图 3-27）。Ⅰ型骨折较为罕见，表现为齿状突尖部的斜行骨折；Ⅱ型骨折是三型中最常见的类型，表现为齿状突基底部的骨折；Ⅲ型骨折是骨折线通过椎体的骨折。

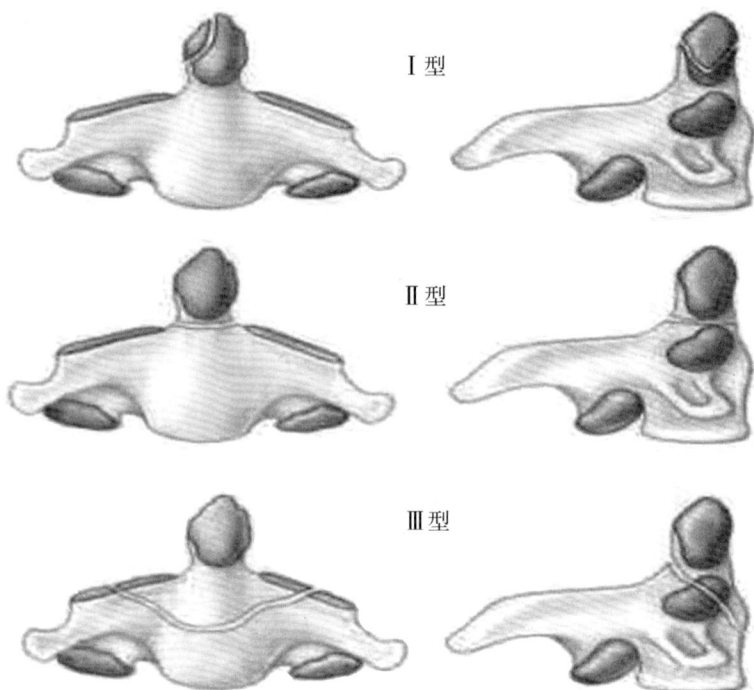

图 3-27　齿状突骨折的 Anderson 分型

考点与重点 齿状突骨折的 Anderson 分型

链接

脊柱外伤患者的正确搬运方法

脊柱外伤患者要采用担架、木板或门板进行运送。先让患者双下肢伸直，将担架或木板放置在患者一侧，由 3 人用手将患者平托至担架上；或者由 2～3 人采用滚动法，使患者保持平直状态，作为一个整体滚动至担架或木板上。目前，绝大部分救护车上配有分体式担架，这种担架可以纵向分为两半，搬运时，将两半分别从患者身体两侧插入，锁定把手后，直接将患者抬起。此方法有效减少了患者搬运过程中的挪动次数，从而最大限度地降低脊柱骨折患者发生继发性损伤的风险。

五、骨盆与髋臼骨折

骨盆由骶骨、髂骨、耻骨和坐骨共同构成。骨盆在前方借耻骨联合相连；在后方，借骶髂关节相接，分别形成前环和后环结构。骨盆环的稳定性主要依赖于后方负重的骶髂复合体的完整性。骶髂复合体包括骶髂关节、骶髂骨间韧带、骶棘韧带、骶结节韧带、骶髂后韧带及骨盆底的肌肉和筋膜。骶髂前韧带较为薄弱，若暴力导致耻骨联合分离、骶棘韧带断裂和髂骨外翻，进而致使骶髂前韧带损伤，会造成骶髂关节分离，这种情况被称为骶髂关节半脱位，此损伤会导致骨盆环不稳定。

1. 病因　直接暴力与间接暴力均可引发骨盆损伤，此类损伤常见于交通事故。当遭受来自前后方的间接暴力挤压时，前部的耻骨支会发生骨折，随后后部的骶髂骨出现骨折或分离。若受到来自侧方的暴力挤压，髋臼会被挤向中央，耻骨和骶髂骨容易发生骨折。当从高处坠落且足部或臀部着地时，暴力会经股骨头传导至髋臼中央薄弱处，从而引发髋关节中心性脱位及耻骨、坐骨、髂骨的骨折。直接暴力打击常引发局部骨折。局部肌肉猛烈收缩也可导致撕脱骨折。

2. 临床表现　患者有明确的外伤史，局部出现疼痛症状，可伴有皮下瘀斑，多数患者不能坐立和行走。进行骨盆挤压试验和骨盆分离试验时，疼痛会加重。若耻骨联合出现分离或移位，可触及分离的间隙，或发现两侧的耻骨棘不在同一平面，存在上下错位情况。若发生骶髂关节脱位，骨盆常出现变形，两侧髂前上棘不在同一平面上。骨盆损伤常引发严重的并发症，易危及生命。

3. 影像学表现

（1）X线表现：通过骨盆正位片，绝大多数骨盆骨折能够被发现，医生可据此确定骨折部位、移位情况、损伤程度及骨折类型。

（2）CT表现：CT检查能在多个平面上清晰显示骨盆与关节的外形及内部结构，能显示出X线片上不易发现的骶骨骨折、骨折碎片、关节的轻度移位情况，还可观察盆腔内脏器状况。CT检出的髋关节内骨折片中，约80%在X线片上未能显示。因此，对于涉及骨盆后环和髋臼的损伤，应常规进行CT检查。

近年来，CT三维重建成像技术已广泛应用于骨盆骨折的诊断。该技术能完整、直观、立体地显示骨盆结构，医生可通过任意角度旋转图像，选择最佳视角观察病变，这对判断骨盆骨折类型和制订治疗方案具有重要指导价值。

（3）MRI表现：能较好地显示髋臼盂唇的损伤情况。

4. 分类　根据骨折的范围，骨盆骨折可分为骨盆环骨折和骨盆边缘骨折。

（1）骨盆边缘骨折：骨盆边缘骨折是指骨折线未贯穿骨盆环，仅为骨盆边缘的部分性骨折，包括髂前上棘、髂骨翼及骶尾骨等处的骨折或骨骺分离。

1）髂前上棘撕脱骨折：好发于青少年。X线片可见患侧髂前上棘骨皮质变薄、模糊、不规整，其前外方可见受缝匠肌牵拉移位的骨折片或分离的骨骺（图3-28）。

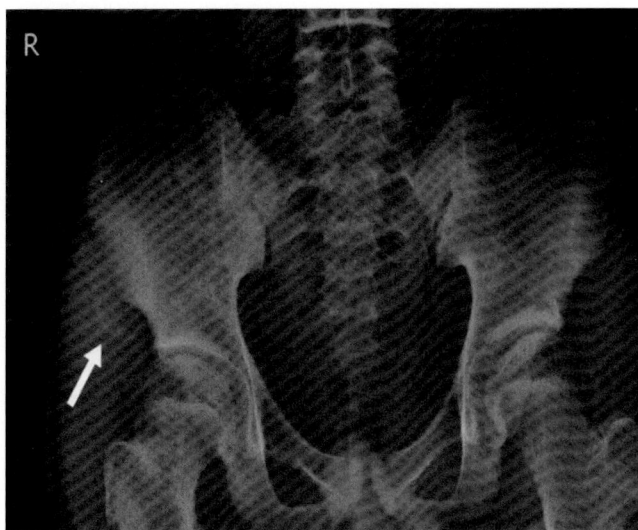

图3-28　髂前上棘骨折X线表现

2）髂骨翼骨折：由于髂骨翼相对较薄，其骨折线表现具有多样性，可呈线状、星形或不规则透亮线影（图3-29）。当骨折块出现重叠时，可见线状或带状致密影。髂骨翼骨折容易合并腹部脏器挫伤。

图 3-29 髂骨翼骨折 X 线表现

3）骶尾骨骨折：在 X 线正位片上，可见骶骨两侧骨皮质出现皱褶或呈阶梯状成角，骶骨体内有与之相连的骨折线。侧位片可见骶骨前缘骨皮质局部凹陷成角（图 3-30），偶尔可见骨折线。骶尾骨新鲜骨折时，其前缘可出现梭形的软组织肿胀和血肿，直肠出现反射性充气。尾骨受伤后易发生脱位和钩状变形，表现为骶尾关节间隙增宽、分离，尾骨向前移位。骶尾骨骨折在无明显移位的情况下，由于盆腔内容物等的重叠，容易出现漏诊，因此应进行轴位 CT 扫描及冠状位、矢状位重建，能够清楚显示骨折线。

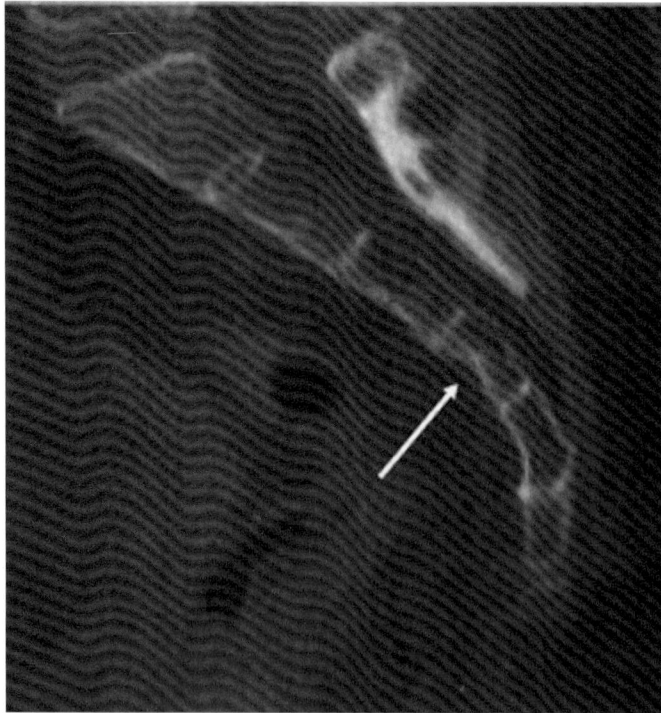

前缘皮质凹陷

图 3-30 骶骨骨折 X 线表现（侧位）

（2）骨盆环骨折：骨折线贯穿骨盆环状结构，致使骨盆环中断。此类骨折可分为单发骨折和多发骨折，其中以多发骨折更为常见。单发骨折指骨盆环仅有一处发生骨折，骨折端通常无明显移位。当骨盆环出现两处或两处以上骨折时，骨折端往往有明显移位，骨盆会出现明显变形。骨盆多发骨折容易合并盆腔内脏器损伤，因此，在诊断骨盆骨折时，还需注意观察有无盆腔内软组织肿块及盆腔内脏器移位情况，以此确定是否存在腹膜后血肿。

1）前部联结弓的骨折：指耻坐骨骨折。耻坐骨位于骨盆前方，结构相对薄弱，无论暴力来自哪个方向，都可能引发耻坐骨骨折。

耻骨上下支骨折时，X线平片可清晰显示骨折线，骨折易发生移位和重叠缩短，进而造成骨盆入口变小（图3-31）。耻骨体骨折是髋臼骨折的一部分，骨折线纵行向下延伸至坐骨闭孔内缘，这种情况常出现在对侧耻坐骨上下支骨折时。

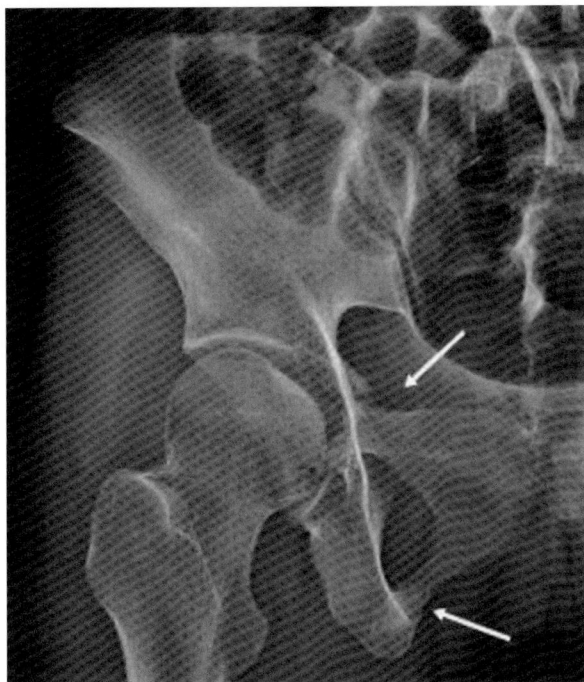

图3-31 耻骨上支、坐骨下支多发骨折X线表现

耻骨联合分离常与耻坐骨骨折同时发生，属于骨盆的严重损伤。X线片可见耻骨联合间隙增宽、宽窄不一或存在上下错位（图3-32），部分患者可见撕脱骨折。

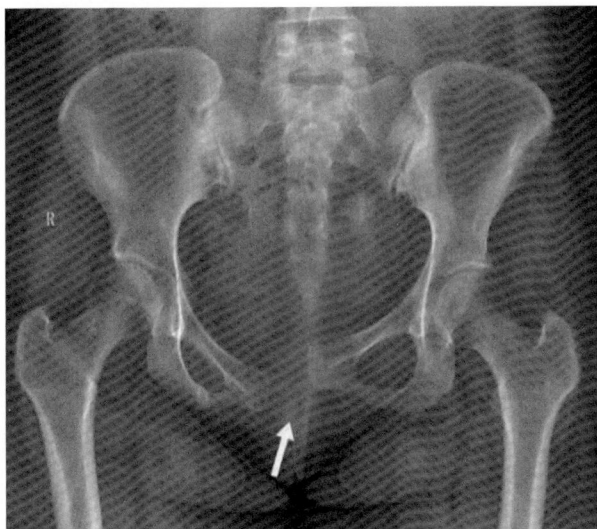

图3-32 耻骨联合分离X线表现

2）后部股骶弓和坐骶弓的骨折：骶髂关节分离和（或）脱位，常与前部联结弓的骨折、髂骨骨折同时存在，属于骨盆严重损伤。X线片显示单侧或双侧骶髂关节间隙增宽，或呈现上宽下窄的形态，甚至可能出现上下错位（图3-33）。关节间隙内可能夹有小撕脱骨片，骨盆明显变形。

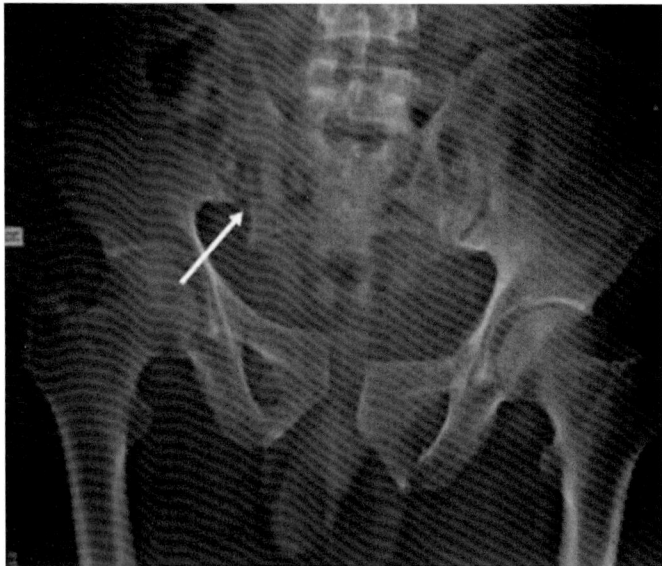

图 3-33 骶髂关节错位 X 线表现

坐骨体和坐骨支骨折时，骨折线通常纵行，可能波及髋臼并引发髋臼粉碎性骨折。若错位严重，可导致髋臼向骨盆内陷，引发股骨头中心性脱位。对于髋臼骨折，需了解骨折波及的范围。嵌插骨折容易漏诊，需进行双侧对比观察。CT不仅能显示骨折片的移位情况和累及范围，还能了解周围软组织情况。

第二节 关 节 脱 位

📋 案例导入

患者男性，29岁，因摔伤致右肩关节疼痛伴活动障碍入院。查体：患者呈急性病容，表情痛苦，右肩关节呈方肩畸形，关节盂空虚，可在腋窝扪及肱骨头。右肩关节弹性固定于轻度外展位，杜加斯征（＋）。

问题：1.该患者首选哪种辅助检查手段？
　　　2.评估肩袖是否损伤，需进一步做何种检查？

一、肩关节脱位

肩关节脱位亦称肩肱关节脱位，古称"肩髆骨出臼"或"肩骨脱臼"。肩关节是人体中活动范围最大的关节，其关节盂球窝关节面与肱骨头关节面接触面积小且浅，关节囊松弛，因此易发生脱位。肩关节的稳定性主要依靠以下解剖结构共同维持：关节盂周边由环形纤维软骨构成的盂唇结构提供静态稳定性，而动态稳定性则由肩袖肌群（包括冈上肌、冈下肌、小圆肌和肩胛下肌）协同三角肌及肱二头肌长头腱共同实现。肩关节脱位占所有人体关节脱位的比例超过50%，好发于中青年男性，可分为前脱位、后脱位、下脱位，其中以前脱位最为常见。

（一）病因病机

1.直接暴力 暴力直接作用于肩关节而引发脱位。临床上，多数是承受从后向前的暴力，如向后跌倒时肩部着地或遭遇车祸撞击肩部等，导致肱骨头向前突破关节囊，造成肩关节前脱位。少数情况下，肩关节承受从前向后的暴力，会导致肩关节后脱位。

2.间接暴力 肩关节脱位多由间接暴力所致。跌倒时肘部或手掌撑地，当肩关节处于外展、外旋、后伸位时，肩峰阻挡肱骨大结节，发挥杠杆作用，使肱骨头向肩关节前下方突破关节囊，从而发生前脱位。若跌倒时手伸展且内旋着地，可致肩关节后脱位。

（二）临床表现

1.症状 患侧肩关节出现肿胀、疼痛症状，活动受到限制，健侧手常常抬起扶持患肢前臂，头部倾向患侧，以此减少肌肉牵拉，从而减轻疼痛。

2.体征

（1）畸形：肩关节外观失去圆隆形态，呈方肩畸形。

（2）弹性固定：肩关节活动出现障碍，被动活动时患者疼痛感明显。前脱位及后脱位时，上臂固定于轻度外展位；下脱位时，患者上臂固定于前屈位。

（3）关节盂空虚：触诊时肩峰下感觉空虚，常可在喙突下、腋窝处或锁骨下触及脱位的肱骨头，测量肩峰至肱骨外上髁的长度时，会发现较健侧长。

（4）杜加斯征阳性（图3-34）：正常情况下，将手搭在对侧肩部，其肘部能够紧贴胸壁。当肩关节发生脱位时，患侧手搭于对侧肩部，患侧肘部无法紧贴胸壁；或者患侧肘部紧贴胸壁时，患侧手无法搭于健侧肩部。

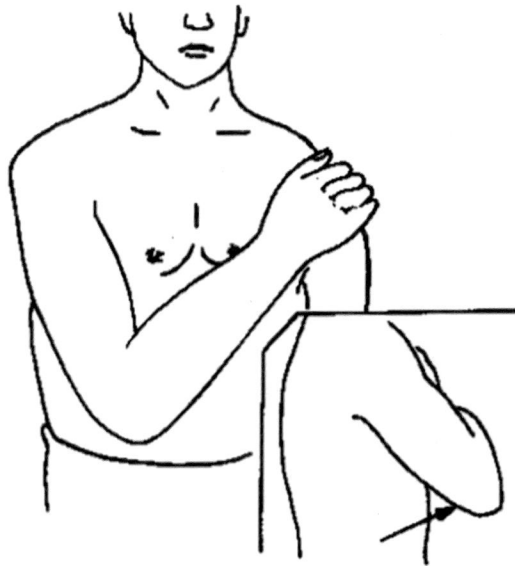

图 3-34 右肩关节脱位（杜加斯征阳性）

3.伴发损伤

（1）肩关节前脱位时：可伴有不同程度的关节囊及肩袖损伤。前下方盂肱韧带复合体撕脱的情况称为班卡特损伤（Bankart injury）；肱骨头后外侧撞击关节盂，可造成伊尔－萨克斯损伤（Hill-Sachs injury）。肱骨近端骨折及腋神经或臂丛神经损伤也是较为常见的并发症。

（2）肩关节后脱位时：多合并反班卡特损伤或（和）反伊尔－萨克斯损伤，因此应当进行细致检查。

（3）肩关节脱位时：也可能合并肱骨近端隐匿性骨折，以及腋神经、臂丛神经损伤。

（三）影像学表现

1. X 线表现　常规影像学检查中，需先行肩关节正位 X 线片拍摄。多数肩关节前脱位病例的影像学特征可在正位片上清晰呈现（图 3-35）。若对 X 线片诊断存在疑问或不确定性，则需加摄胸侧位、肩胛面正位、肩胛面侧位等特殊体位 X 线片，以辅助明确诊断。

当肩关节发生后脱位，尤其是肱骨头交锁时，肱骨头仅表现为轻微向内侧移位，此时常规正位 X 线片难以准确显示脱位情况，需加摄腋窝侧位片以明确诊断。若患者因肩关节疼痛剧烈，无法配合完成腋窝侧位片拍摄，则肩胛骨 Y 位片及肩关节穿胸位片亦可作为辅助诊断手段。

2. CT 表现　CT 检查有助于诊断 X 线检查难以确诊的肩关节后脱位，还能进一步了解肱骨头及关节盂的骨性损伤情况（图 3-36、图 3-37、彩图 6）。当 Bankart 损伤伴有撕脱骨折时，称为骨性 Bankart 损伤，X 线检查难以明确该损伤情况，此时需行 CT 检查。

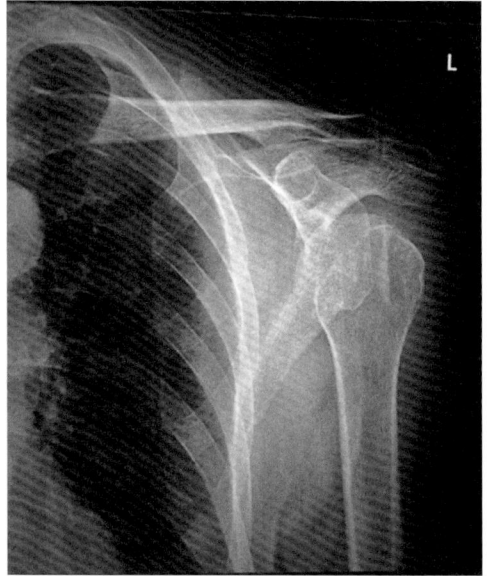

图 3-35　右肩关节脱位 X 线表现（正位）

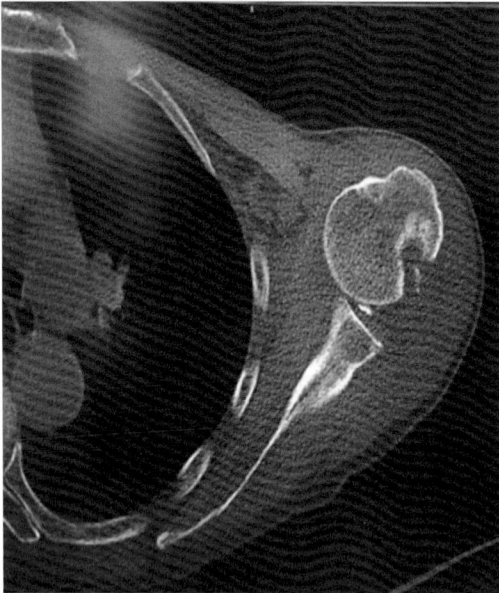

图 3-36　肩关节脱位伴关节盂及肱骨头骨折
CT 表现（轴位）

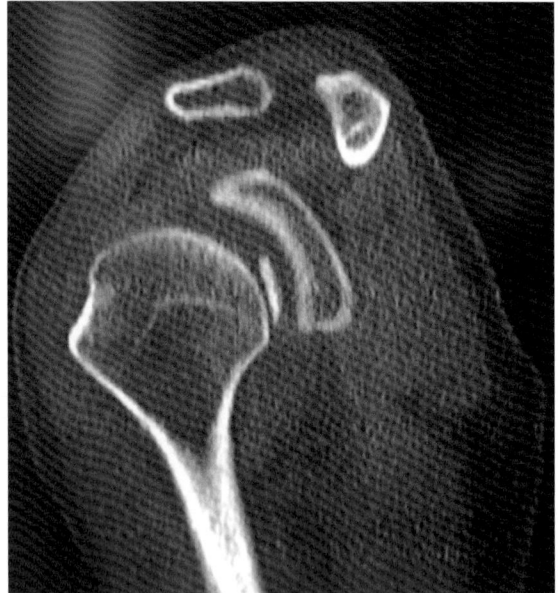

图 3-37　肩关节脱位伴关节盂及肱骨头骨折
CT 表现（矢状位）

3. MRI 表现　MRI 检查可评估相关软组织损伤情况，如肩袖损伤程度及盂唇撕裂等。

（四）鉴别诊断

临床上本病应与以下疾病进行鉴别。

1. 肱骨外科颈骨折　患者多有明确外伤史，主要表现为肩关节疼痛且活动功能受限，部分患者患肢长度可出现增加。肱骨外科颈骨折不存在弹性固定及方肩畸形等典型肩关节脱位体征，临床上可通过 X

线检查进行鉴别诊断。对于部分诊断不明确或怀疑存在隐匿性骨折的患者，必要时需进一步行肩关节三维CT检查，以排除肱骨近端隐匿性骨折，防止在手法复位过程中造成医源性损伤。

2. 肩部肌肉松弛或瘫痪引起的假性肩关节脱位 主要因肌肉废用、关节囊松弛和肌力减退导致肱骨头下移。这类患者无方肩畸形和弹性固定表现，常见于脑卒中后遗症、臂丛神经损伤和年老体弱者。X线检查可见肱骨头下移，但仍位于关节盂内。

二、肘关节脱位

肘关节由肱骨远端、桡骨头和尺骨近端共同构成，包括肱尺关节、肱桡关节及尺桡近侧关节，这三个关节被同一个关节囊包裹，其侧方由内、外侧副韧带加固。肘关节脱位是肘部常见的损伤类型，约占全身关节脱位的20%，多发生于青少年群体，成年人和儿童也可能发生。肘关节脱位可分为前脱位、后脱位、侧方脱位、分离脱位及骨折脱位（图3-38）。肘关节脱位常常伴有其他结构的损伤，因此，在诊断和治疗过程中应予以充分注意，以免发生漏诊。

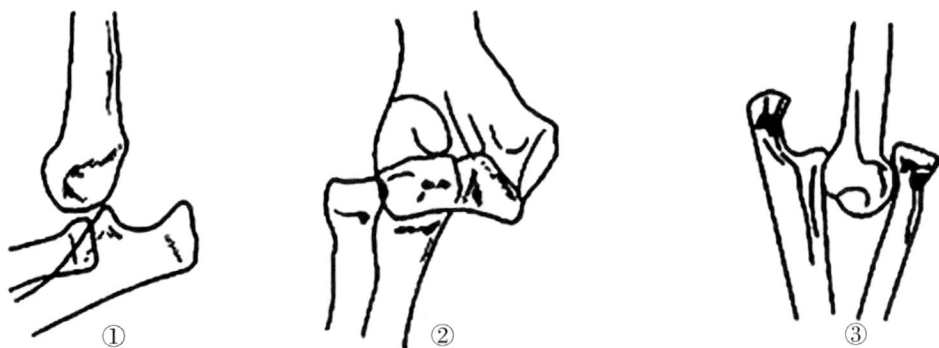

①为肘关节后脱位；②为肘关节前脱位；③为肘关节分离脱位

图 3-38　肘关节脱位示意图

（一）病因病机

1. 后脱位 是肘关节脱位中最为常见的类型。当跌倒时，肘关节处于伸直状态，前臂呈旋后位，掌面触地，暴力传导至肘关节时，尺骨鹰嘴与肱骨鹰嘴窝在肱尺关节处形成杠杆作用，使尺骨鹰嘴与肱骨鹰嘴窝分离，向近端的力量将尺骨向肱骨近端方向推挤，进而造成肱尺关节后脱位。若在后脱位的同时受到侧方的力量，则会造成侧方脱位。若掌面撑地时，前臂呈过度旋前位，环状韧带及尺桡骨近端骨间膜会被撕裂，肱骨远端嵌插在尺桡骨之间，这种情况即为肘关节分离脱位。

2. 前脱位 跌倒时若肘关节处于屈曲状态，鹰嘴着地，暴力作用可导致尺骨鹰嘴骨折，随后将鹰嘴向远端推挤，致使尺骨前脱位。

（二）临床表现

1. 症状 患者肘关节出现肿胀、疼痛症状，且活动功能受限。

2. 体征 由肱骨内上髁、外上髁及尺骨鹰嘴组成的等腰三角形，即肘后三角关系发生改变。当发生后脱位时，肘关节呈半屈曲位弹性固定，鹰嘴部突出明显；发生前脱位时，肘关节弹性固定于过伸位，肘前出现隆起；发生侧方脱位时，可见肘关节呈内翻或外翻畸形，肘的横径增宽。

3. 伴发损伤

（1）肘关节发生脱位时：可能伴有桡骨头或桡骨颈骨折，同时可能伴有肘外侧副韧带及环状韧带撕裂。

肘关节后脱位伴桡骨头骨折、尺骨冠突骨折，被称为肘关节恐怖三联征。肘关节恐怖三联征除存在骨折情况外，还可能伴有外侧副韧带及内侧副韧带后束肱骨止点撕脱、内侧副韧带前束尺骨止点骨折。

（2）肘关节发生侧方脱位时：可导致侧副韧带损伤，致使肘关节不稳定。

（3）肘关节发生前方脱位时：常伴有尺骨鹰嘴滑车切迹骨折，侧副韧带可能受到拉伤。

（三）影像学表现

1. X 线表现　拍摄肘关节 X 线片时，应尽量使肘关节处于伸直状态，行肘关节正、侧位 X 线检查（图 3-39），必要时行尺桡骨正、侧位 X 线检查，以排除蒙泰贾骨折。手法复位后，可行尺桡骨近端斜位片检查，以评估冠突复位情况。

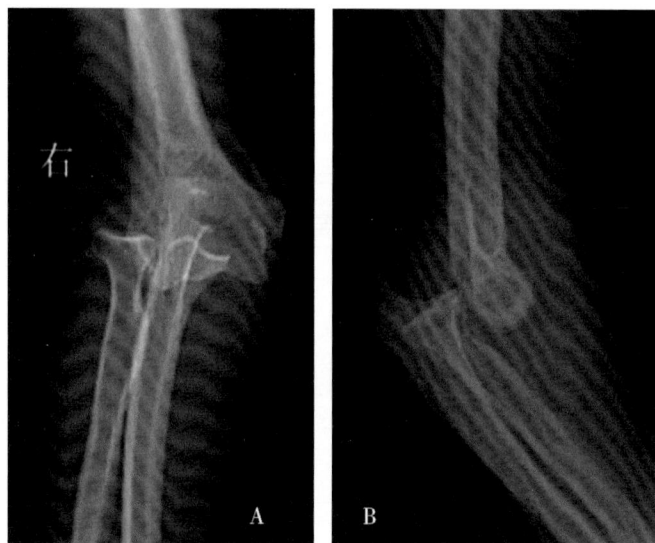

A 为正位；B 为侧位

图 3-39　肘关节后脱位 X 线表现

2. CT 表现（图 3-40、彩图 7）　当肘关节复位存在困难时，可行肘关节 CT 三维重建成像技术，判断碎骨片位置。

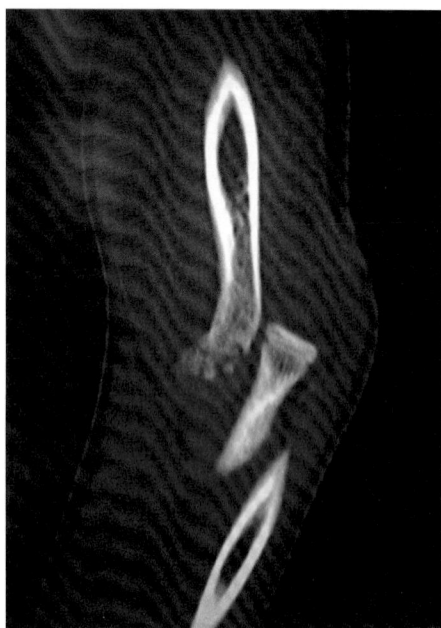

图 3-40　肘关节脱位伴骨折 CT 表现（矢状位）

（四）鉴别诊断

肘关节脱位通常具有较为典型的临床表现及影像学特征，在多数情况下，依据这些表现可做出较为明确的诊断。

三、腕骨脱位

腕骨脱位可分为月骨脱位、月骨周围脱位、经舟骨月骨周围脱位、舟骨脱位等类型。其中，月骨脱位是腕骨脱位中最常见的类型。当头状骨和其他腕骨相对于月骨向掌侧或背侧发生移位时，称为月骨周围脱位。手舟骨腰部发生骨折后，若月骨与舟骨近端和桡骨远端的解剖关系保持正常，而舟骨远骨折端连同其他腕骨一起向掌侧或背侧脱位，则称为经舟骨月骨周围脱位。

（一）病因病机

1.月骨脱位　患者跌倒时手掌撑地，同时腕关节受到旋转暴力，导致月骨及周围韧带撕裂，周围腕骨及桡骨将月骨挤向掌侧。

2.月骨周围脱位　患者跌倒时手掌处于背伸位，伴有尺偏及旋前动作着地，腕骨间韧带及关节囊破裂，月骨保留在原位，其他腕骨向月骨背侧及近侧脱位。

3.经舟骨月骨周围脱位　外伤导致舟骨腰部骨折后，月骨与舟骨近端的相对位置正常，舟骨远端连同其他腕骨一起向掌侧或背侧脱位。

（二）临床表现

1.症状　腕部肿胀，有广泛压痛，活动受限，患侧大小鱼际处可能伴有擦伤，韧带有松弛感。

2.体征　月骨脱位时，手指呈屈曲状，被动或主动活动手指时疼痛加剧，腕关节掌侧饱满，可扪及脱出的月骨。月骨脱位及月骨周围脱位时，腕管内压力增高，可压迫正中神经，引起桡侧三个半手指感觉异常。经舟骨月骨周围脱位时，桡骨茎突压痛明显，可触及异常活动及骨擦感，有时伴有正中神经压迫症状。

3.伴发损伤

（1）正中神经损伤：腕部肿胀及骨脱位压迫可造成急性腕管综合征，患者表现为桡侧三个半手指感觉障碍，肌力减弱。

（2）韧带损伤：脱位时腕部韧带损伤可导致腕关节不稳。

（三）影像学表现

1.X线表现　在正常情况下，腕关节各骨的关节间隙为 1～2mm，关节影像清晰。在正常腕关节正位片上，应能清晰显示尺桡骨远端关节面、近排腕骨关节面、远排腕骨关节面所呈现的 3 条平滑曲线。若发现关节间隙宽度不一致，或出现腕骨重叠现象，或 3 条曲线不平滑，则应考虑存在腕骨脱位的可能（图 3-41）。当发生月骨脱位时，在正位片上可见月骨发生旋转并与头状骨重叠，头月关节、桡月关节间隙可消失；在侧位片上显示月骨向掌侧脱位，而其余诸骨关系正常。发生月骨周围脱位时，腕关节正位片可见头状骨与月骨重叠，关节间隙消失或变窄；侧位片可见月骨位置正常，但其上关节面空虚，头状骨及手舟骨向背侧脱位；部分患者可能无典型的 X 线表现，因此容易漏诊。临床应特别注意观察舟月间隙，当舟月间隙出现异常时，不应排除月骨周围脱位的可能性，并且应特别注意检查腕关节诸骨是否存在骨折。发生经舟骨月骨周围脱位时，正位片可见手舟骨腰部出现骨折线，手舟骨骨折近端、月骨与桡骨远端关节面的位置关系无改变；侧位片可见除月骨、手舟骨近端外，其他腕骨均向背侧移位。

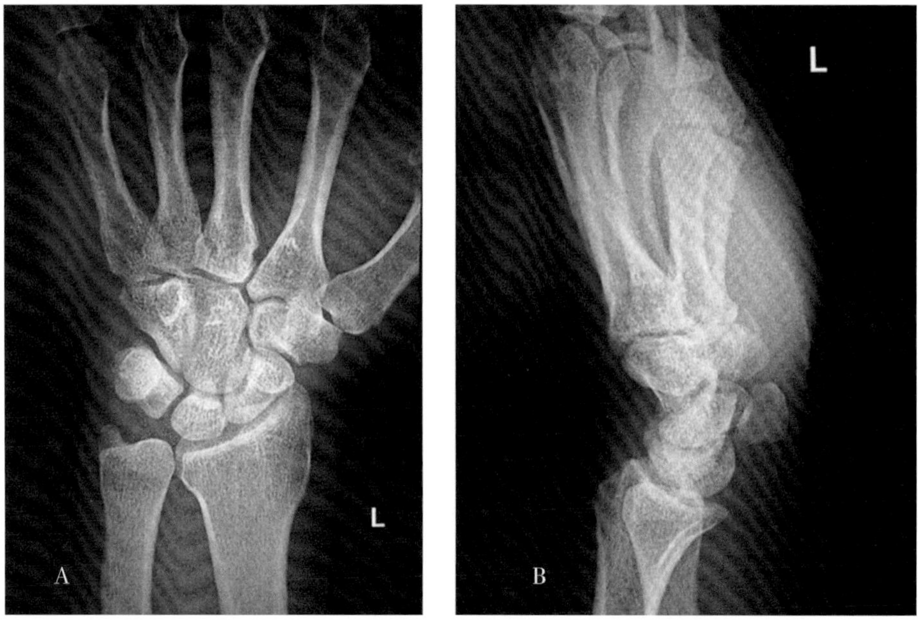

A 为正位；B 为侧位

图 3-41 腕骨半脱位伴下尺桡关节半脱位 X 线表现

2. CT 表现 CT 三维重建能够更为清晰地显示腕骨各骨之间的位置关系及骨折状况，同时可发现微小碎骨块或软骨损伤情况，避免碎骨块的存在影响手法复位操作。

3. MRI 表现 MRI 检查可以清晰观察到韧带损伤情况及线性骨折，能为临床选择合适的治疗方法及判断患者预后提供重要依据。

（四）鉴别诊断

临床上本病应与以下疾病进行鉴别。

1. 软组织损伤 患者仅表现为局部疼痛、肿胀，不存在感觉异常、活动受限等体征。可通过 X 线检查进行鉴别，必要时可行 CT 三维重建成像及 MRI 检查以辅助诊断。

2. 桡骨远端骨折 查体可见骨折的特有体征，如畸形、异常活动、有骨擦音或骨擦感等，可通过 X 线及 CT 检查进行鉴别。

3. 腕骨骨折 腕骨骨折时，鼻烟窝处压痛明显；当骨折发生移位时，可扪及骨擦感，舟骨轴移试验可为阳性。可通过 X 线、CT 三维重建成像及 MRI 检查进行鉴别。需注意，腕骨骨折可伴发腕骨脱位。

四、髋关节脱位

髋关节由髋臼及股骨头构成，是一种典型的杵臼关节。髋关节周围由坚韧的关节囊及韧带加固，同时被强壮的肌肉包裹，结构相对稳定。因此，髋关节脱位常见于车祸等高能量暴力损伤情况。髋关节脱位可分为前脱位、后脱位及中心性脱位，其中后脱位最为常见，占髋关节脱位的 85% ～ 90%。

（一）病因病机

1. 髋关节前脱位 较为少见，可见于交通事故及高处坠落等情况。当髋关节处于外展外旋位时，受到轴向暴力可引发髋关节前脱位。

2. 髋关节后脱位 常发生于交通事故。当乘员处于屈膝屈髋、髋关节内收位且股骨轻度内旋位时，膝关节正面受到向后的暴力，股骨头会从髋关节囊后下方薄弱处脱出。

3. 髋关节中心性脱位 来自侧方的高能量暴力直接撞击股骨大转子区域，使股骨头突破髋臼，进入盆腔。

（二）临床表现

1. 症状 患侧髋关节疼痛剧烈，伴有弹性固定现象，患肢短缩。

2. 体征 髋关节后脱位时，患侧髋关节弹性固定于屈曲、内收、内旋位（图3-42），可在臀部摸到突出的股骨头，股骨大转子上移明显。髋关节后脱位时，一些患者会出现坐骨神经损伤表现，如足下垂、趾背伸无力、足背外侧感觉障碍等，多数患者可逐渐恢复，若2～3个月神经功能障碍仍未好转，应考虑手术探查。髋关节前脱位时，患侧髋关节弹性固定于屈曲、外展、外旋位（图3-43），腹股沟处可触及突出的股骨头。发生中心性脱位时，患者主要表现为局部肿胀、压痛，当股骨头有明显向内移位时可扪及骨擦感，出现大转子内移、患肢短缩等体征，常伴有髋部及臀部广泛血肿。临床上必须警惕后腹膜间隙内出血导致的失血性休克。

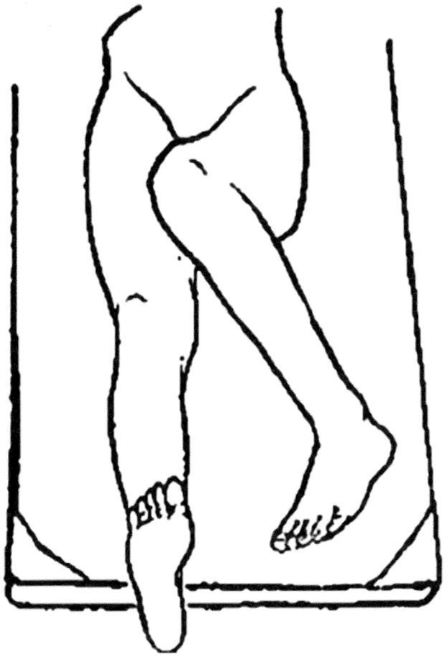

图 3-42 髋关节后脱位典型畸形 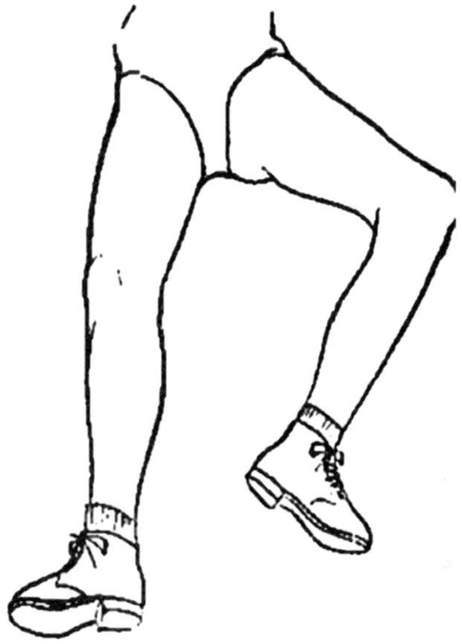　　　　　图 3-43 髋关节前脱位典型畸形

3. 伴发损伤

（1）股骨头或股骨颈骨折：髋关节脱位可伴发股骨颈骨折，而且无移位的股骨颈骨折在X线检查中往往难以明确诊断，此时需行CT三维重建或MRI检查。若未完全排除无移位股骨颈骨折的可能性，而直接进行闭合复位操作，则可能会造成医源性损伤，后期股骨头坏死的发生率会大大增加。股骨头撞击髋臼时可能出现股骨头骨折，当骨折块较小时，可暂不予处理；当骨折块较大时，应行切开复位内固定术。

（2）髋臼骨折：髋关节脱位时，股骨头撞击髋臼可能造成髋臼骨折。髋关节后脱位时可能合并髋臼后缘或后壁骨折；髋关节前脱位时可合并髋臼前缘、前壁或前柱骨折，这种情况较为罕见；髋关节中心性脱位时，多累及髋臼前壁和前柱，且髋臼毁损明显，因此髋臼骨折多采用急诊切开复位内固定术进行治疗。

（3）神经功能障碍：发生前脱位时，若股骨头停留于闭孔处，可压迫闭孔神经，导致大腿内收、外旋功能障碍；后脱位时可能导致坐骨神经损伤。

（4）血管损伤：发生前脱位时，若股骨头上移至耻骨上支水平，可压迫股动、静脉，引起血管挫伤或导致下肢缺血症状。

（5）韧带及软骨损伤：髋关节脱位时，韧带及软骨可能被撕裂，进而引起髋关节复位后不稳定，或导致股骨头复位后未处于正常解剖位置，必要时需进行手术治疗。

（三）影像学表现

1. X 线表现　疑诊髋关节脱位时，先应行骨盆平片及患侧髋关节正、侧位 X 线检查（图 3-44）。当发生后脱位时，骨盆平片显示股骨头较健侧小，小转子可能因肢体内旋而不可见；当发生前脱位时，股骨头较健侧大，小转子可能因肢体外旋而显得增大，同时患侧髋关节的 Shenton 线及 Calve 线欠平滑或不连续。髋关节侧位片可见患侧股骨头向前或向后脱位。但 X 线检查难以明确髋臼骨折碎骨片的大小及位置，因此必要时应行 CT 检查。

2. CT　CT 三维重建能够明确有无髋臼骨折及股骨颈骨折，确定髋臼骨折碎骨片的大小及数量（彩图 8），还可评估闭合复位的难度等。

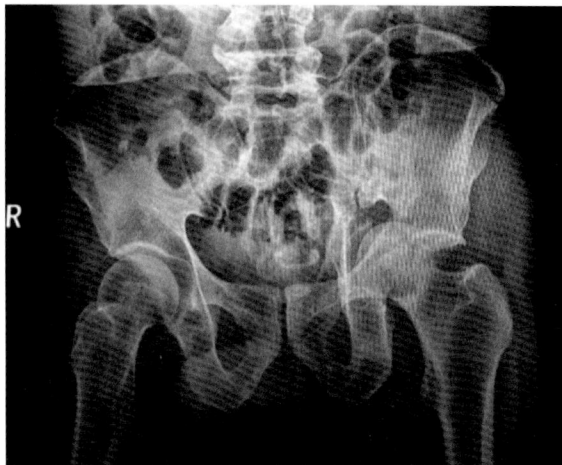

图 3-44　髋关节中心性脱位 X 线表现

（四）鉴别诊断

临床上本病应与以下疾病进行鉴别。

1. 股骨颈骨折　表现为患肢短缩，存在外旋畸形，外旋角度约 45°，腹股沟处压痛明显，一般无屈曲畸形。髋关节脱位可合并股骨颈骨折，通过 X 线及 CT 检查进行鉴别。

2. 股骨粗隆间骨折　表现为患肢短缩，存在外旋畸形，外旋角度约 90°，股骨大转子处压痛明显，一般无屈曲畸形，通过 X 线及 CT 检查进行鉴别。

第三节　软组织损伤

📋 案例导入

患者女性，28 岁，3 天前出现左腕部疼痛、肿胀且活动受限。患者于 3 天前在健身房锻炼时不慎扭伤左腕，当时腕关节处于背伸位。体格检查发现，患者左腕尺侧压痛明显，尺骨茎突挤压试验阳性，腕关节做尺偏动作时疼痛加重。X 线检查结果显示未见明显骨折征象。

问题：为明确诊断，该患者需进一步进行哪些检查？

一、腕关节损伤

腕部结构复杂，由 8 块腕骨、2 块前臂骨及 5 块掌骨近端共同构成，周围有众多肌腱附着。由于腕关节的多关节特性及频繁活动，其易发生损伤。三角纤维软骨复合体（triangular fibrocartilage complex，TFCC）损伤在临床上较为常见。TFCC 是位于腕关节尺侧的一个复合结构，主要由三角纤维软骨盘（关节盘）及其周围的韧带（尺腕韧带、桡尺韧带等）组成，具有缓冲压力、维持腕关节稳定的功能。

（一）病因病理

临床上，患者多因跌倒时手掌或手背着地而受伤，严重损伤多由直接暴力导致。直接暴力会迫使腕部过度背伸、掌屈及旋转活动，超出腕关节的正常活动范围，进而引起腕部韧带、筋膜、关节囊的扭伤或撕裂。TFCC损伤多见于腕关节处于背伸与尺偏状态。

（二）临床表现

患者有明显的外伤史。伤后腕部会出现疼痛、肿胀症状，且活动时疼痛加剧，局部有压痛感，腕关节活动受限。由于受力的部位与方向不同，患者可在相应部位出现肿胀、疼痛和压痛症状。桡骨茎突出现疼痛和压痛，多为桡侧副韧带损伤；尺骨茎突出现疼痛和压痛，多为尺侧副韧带损伤；腕部掌屈时疼痛，多为腕背侧韧带损伤；腕部背伸时疼痛，多为腕掌侧韧带损伤；腕部酸痛无力，尺骨小头异常突起，按压时有松动感，多为下尺桡关节韧带损伤。若伤情严重，腕部在各个方向活动时均有疼痛及功能障碍，可能为韧带肌腱的复合伤，或者存在骨折及半脱位情况。

（三）影像学表现

1. X线表现 X线检查需拍摄腕关节正位、侧位、斜位片，可显示腕骨（如舟骨、月骨）、桡/尺骨远端的骨质连续性中断（骨折线）或骨皮质褶皱，以此判断骨折；若见腕骨间、桡腕关节对应关系失常，如舟月关节间隙增宽（> 2mm）、月骨与桡骨位置异常，提示脱位；若无骨折脱位但关节间隙不对称、软组织肿胀（密度增高、影增厚），结合活动受限，需警惕软组织损伤。

2. CT表现 CT通过多平面及三维重建，能清晰显示细微骨折（如舟骨隐匿性断裂）、粉碎性骨折块数量及移位方向，明确关节面受累程度；可精准显示腕骨三维移位（如月骨脱位位置）及脱位伴随的边缘撕脱骨折，观察关节面是否平整；还能发现关节内游离体、尺骨茎突骨折累及三角纤维软骨复合体附着点，但在判断软组织损伤方面仍不如MRI检查。

3. MRI表现 MRI检查是诊断腕关节软组织损伤的关键影像学方法。它能够清晰地显示韧带、肌腱的形态及连续性是否中断。当韧带、肌腱损伤时，在MRI图像上表现为韧带信号增高，呈不规则的增粗或扭曲，甚至出现连续性中断。此外，MRI还可清晰地观察到滑膜的增厚情况，以及关节腔是否存在积液（图3-45）。

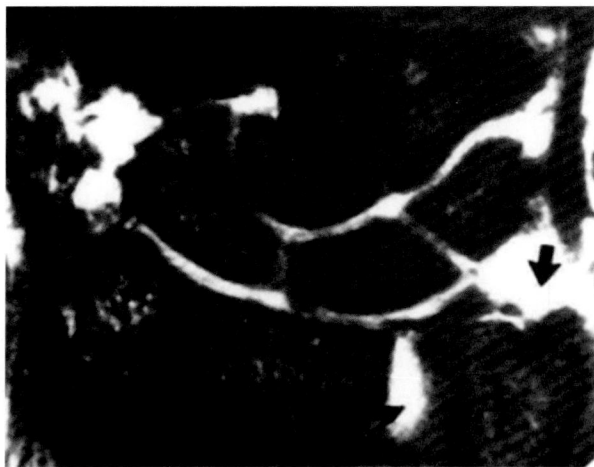

图3-45 TFCC撕裂MRI表现

（四）鉴别诊断

临床上，腕关节骨折同样会出现腕部疼痛、肿胀及功能障碍等症状。部分患者可感觉到骨擦感或出现异常活动。通过X线、CT等影像学检查，可发现骨折线、骨折块移位等典型的骨折表现，从而与软组织损伤进行鉴别。

二、肩袖损伤

肩关节是人体中活动范围最大的关节，其关节盂球窝关节面与肱骨头关节面接触面积小且浅，关节囊松弛，因此易发生脱位。关节周围稳定性主要由肩袖（冈上肌、冈下肌、小圆肌、肩胛下肌）及三角肌、肱二头肌长头腱实现。它们包裹关节，与关节囊结合，以其四个附着点牢牢固定肱骨头，从而维持关节的完整性及稳定性。肩袖的主要功能是保持肱骨头与肩胛盂的稳定关系并提供正常支点，使上臂能够外展和外旋。在进行肩关节内收、外展及上举等活动时，肩袖组织在喙肩穹下方往复滑动，容易受到挤压和撞击而损伤，其中冈上肌由于其特殊的解剖位置，最容易遭受反复的机械应力和肩峰下撞击。

考点与重点 肩袖的组成

（一）病因病理

1. 急性创伤 发生于青壮年人群或运动员。当肩关节突然进行外展上举动作，或在极度内收位时受到过度牵拉，均可能引起肩袖撕裂。

2. 慢性撞击性损伤 冈上肌腱在距离大结节止点 1cm 处存在一个乏血管区，此区域是肩袖撕裂的危险区域。该处的肌腱容易发生退行性病变，这种情况尤其多见于中老年患者。肩袖组织在肩峰下长期反复受到撞击，会使肌腱遭受磨损，在退变的基础上更容易发生断裂。

（二）临床表现

1. 症状和体征 本病多见于 40 岁以上的中年人，患者常有急性损伤史或慢性累积性损伤史，表现为肩前方疼痛，急性期疼痛剧烈，在肩部活动时疼痛会明显加重；慢性期疼痛多为钝痛。肩关节做内、外旋动作时疼痛会加重。肱骨大结节与肩峰间有明显压痛。对于肩袖完全撕裂的患者，肩关节外展及上举功能会明显受限；而对于肩袖部分撕裂的患者，肩关节仍能进行外展动作，但往往在上举 60°～120° 时会出现疼痛，即所谓的疼痛弧征。若肩袖损伤病程较长，肩部肌肉可能会出现萎缩，肩关节在各个方向上的活动范围也会有不同程度的受限。

2. 臂坠落试验 被动抬高患臂至外展 90°～120°，撤除支持后若患臂仍能保持外展 90°，则表示肩袖无严重损伤；如不能自主支撑而发生坠落并出现明显疼痛时即为肩袖完全撕裂。

（三）影像学表现

1. X 线表现 X 线检查可为肩袖损伤提供间接征象。当检查发现肩峰下间隙明显变窄，或者肱骨头相对上移时，提示可能存在肩袖损伤。

2. 超声检查 是一种简便、无创伤性、价格低廉且可重复应用的诊断方法。对于肩袖撕裂患者，超声检查可显示其断端及缺损的范围，还能进行实时动态评估。

3. MRI 表现（图 3-46） 对肩袖损伤的诊断具有重要价值，它能够准确显示肩袖的损伤程度、范围及与周围组织的关系。在 MRI 图像上，正常肩袖表现为低信号，损伤的肩袖表现为信号增高，其中部分撕裂表现为局部信号改变，完全撕裂则可见肩袖连续性中断。

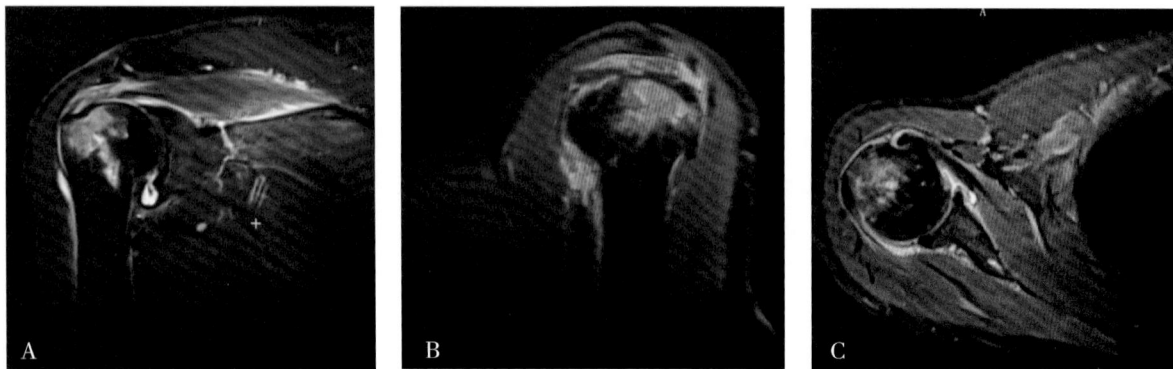

A 为冠状位；B 为矢状位；C 为轴位

图 3-46　肩袖损伤 MRI 表现

（四）鉴别诊断

临床上本病应与以下疾病进行鉴别。

1. 肩周炎　又称粘连性肩关节囊炎，主要表现为肩关节疼痛和活动受限。而肩袖损伤主要以肩部在某一特定动作时疼痛加剧、肌肉无力为主要临床表现。肩周炎患者进行 MRI 检查时，可见关节囊增厚、粘连等情况。

2. 冈上肌钙化　由冈上肌肌腱内钙盐沉积导致。通过 X 线检查能够发现钙化灶，进行 MRI 检查时可见异常低信号影。

三、跟 腱 断 裂

案例导入

患者男性，35 岁。在一次篮球比赛中快速冲刺后起跳投篮，落地时突感右脚跟部呈"棒击样"剧烈疼痛，随即出现行走困难、提踵无力及踝关节跖屈受限。急诊查体可见右跟腱区明显肿胀、压痛（+），踝关节跖屈肌力显著减弱。

问题：为明确诊断，该患者首选何种影像学检查？

跟腱由腓肠肌与比目鱼肌的肌腱联合组成，止于跟骨结节，其主要功能是使踝关节进行跖屈运动。跟腱是人体最强有力的肌腱，能够承受负重步行、跳跃、奔跑等所产生的强大牵拉力量。

（一）病因病理

损伤机制包括肌肉突然强烈收缩（如运动员起跳时），或遭受猛烈外伤（如切割伤）。跟腱的主要血液供应依靠其肌腱系膜，其中血液供应最丰富的部位在腱系膜。随着年龄增长，腱系膜的血供逐渐减少，同时胶原纤维因老化而硬度增加、弹性下降，这些因素共同导致跟腱易于受损。

（二）临床表现

跟腱断裂时，患者主要表现为跟腱局部疼痛、肿胀、压痛及皮下瘀斑。由于足趾长屈肌和胫后肌腱的代偿作用，患足仍保留部分跖屈功能，但存在明显跖屈无力、活动受限及跛行。跟腱完全性断裂时，在断裂处可触及凹陷（足背伸时更明显），跟腱近端因小腿三头肌收缩而上移，在腓肠肌肌腹处可触及隆起。汤普森试验（患者俯卧位，双足置于床沿外，用手捏小腿三头肌肌腹，正常可见踝关节发生跖屈，跟腱断裂时则踝关节无明显运动）和提踵试验（单足负重，前足独立，足跟提起离地，观察足底与地面夹角是否小于 30°）均呈阳性。

（三）影像学表现

1. 超声检查　正常跟腱在超声图像上表现为纤维状、连续的中等回声结构。当跟腱断裂时，可观察到跟腱纤维的连续性中断，断端可能会出现回缩、增厚现象，在断端之间还可能出现低回声或无回声区，这代表血肿形成。

2. MRI 表现　MRI 检查能更精确地显示跟腱的情况（图 3-47）。正常跟腱的 MRI 检查表现为均匀的低信号。跟腱断裂后，在 T_2WI 上可看到断裂处呈高信号，这表示存在水肿或出血情况；并且能够清晰地显示跟腱断裂的位置、程度，如是部分断裂还是完全断裂。部分断裂时，可看到跟腱内局部纤维中断，周围有高信号的液体聚集；完全断裂则表现为跟腱的连续性完全丧失。

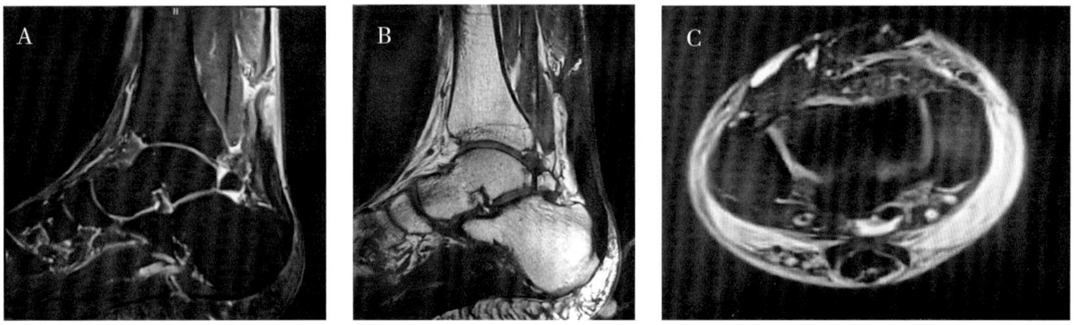

A 为 T$_2$WI 脂肪抑制显像（矢状位）；B 为 T$_1$WI 脂肪抑制显像（矢状位）；C 为 T$_2$WI 脂肪抑制显像（轴位）

图 3-47　跟腱断裂 MRI 表现

（四）鉴别诊断

跟腱炎是一种慢性劳损性疾病。跟腱炎患者不会出现跟腱断裂后所表现出的踝关节跖屈无力和跟腱局部凹陷等症状。在超声或 MRI 检查中，跟腱炎主要表现为跟腱增厚、信号改变（通常表现为与炎症相关的信号增强）。

四、膝关节损伤

（一）膝关节半月板损伤

📋 案例导入

患者男性，30 岁，职业为篮球教练。在一次篮球训练中快速变向时突发右膝关节剧痛，随即出现肿胀及行走困难。休息后疼痛稍缓解，但上下楼梯时疼痛加重伴膝关节弹响。经急诊 CT 检查未发现明显骨折。

问题：为明确诊断，该患者还需进一步做哪些检查？

半月板是位于股骨髁与胫骨平台之间的半月状纤维软骨盘，仅表面覆以薄层纤维软骨，其内部为混有大量弹性纤维的致密胶原纤维，质地比较脆弱。半月板分为内侧半月板和外侧半月板，半月板周边较厚而中央部较薄，其加深了胫骨髁的凹度，以适应股骨髁的凸度，因此半月板具有缓冲震荡和稳定关节的功能。膝关节半月板损伤按半月板撕裂部位可分为前角撕裂、后角撕裂、体部撕裂。按半月板损伤形态可分为纵行、横行、斜行、水平、复杂性撕裂。

1.病因病理　半月板损伤多见于球类运动员、矿工、搬运工等。引起半月板破裂的外力因素有撕裂性外力和研磨性外力两种。

（1）撕裂性外力：多数发生在膝关节半屈曲状态下做旋转动作时，此时胫骨平台之间形成的旋转摩擦力最大，当旋转碾挫力超过了半月板所能承受的拉力时，就会发生半月板撕裂损伤。

（2）研磨性外力：长期从事蹲位或半蹲位工作，如矿工长期蹲着工作，半月板长期受到研磨、挤压，会造成半月板慢性损伤，产生退变和磨损，进而出现水平撕裂等损伤类型。

2.临床表现

（1）症状：膝关节损伤后出现疼痛、活动受限、关节肿胀及积血。部分患者可发生"关节交锁"现象，活动后多可自行"解锁"；部分患者表现为持续性膝关节疼痛，伴反复肿胀、打软腿（膝关节突然无力感）。

（2）体征

1）关节线压痛：是半月板损伤的重要体征，尤其是后外侧和后内侧间隙压痛多提示存在半月板损伤。

2）膝关节过伸过屈试验：若破裂或游离的软骨卡于关节内，或半月板前角损伤，膝关节过伸时可引发疼痛；半月板后角损伤时，膝关节过屈常诱发疼痛。

3）麦氏征：患者取仰卧位，检查者一手按住患膝，另一手握住踝部，将膝关节完全屈曲，足跟抵住臀部，然后将小腿极度外展外旋或内收内旋，在保持这种应力的情况下逐渐伸直，在伸直过程中若能听到或觉察到响声，或出现疼痛为阳性。

4）半月板研磨试验：又称"阿普利试验（Apley test）"。患者取俯卧位，屈曲膝关节、踝关节各90°，双手握足并固定膝部，沿小腿纵轴下压足部并内外旋转膝关节，若诱发膝关节疼痛，则考虑存在半月板损伤。

3. 影像学表现

（1）X 线表现：半月板属于软组织，在 X 线平片上不显影。X 线检查主要用于排除骨性结构改变。

（2）MRI 表现：MRI 检查是目前诊断半月板损伤最准确的影像学手段（图 3-48）。MRI 分级可为临床治疗方案的选择提供重要依据。半月板损伤及退变的 MRI 分级如下。

1）0 级：正常半月板，MRI 表现为均匀低信号，形态规则。

2）1 级：半月板内部出现局灶性高信号，提示半月板变性。

3）2 级：半月板基底部可见线性高信号，但未延伸至上下关节面，提示半月板退变。

4）3 级：半月板内出现线性或不规则高信号，并延伸至上下关节面，通常可在连续多个层面观察到类似改变，提示半月板撕裂。

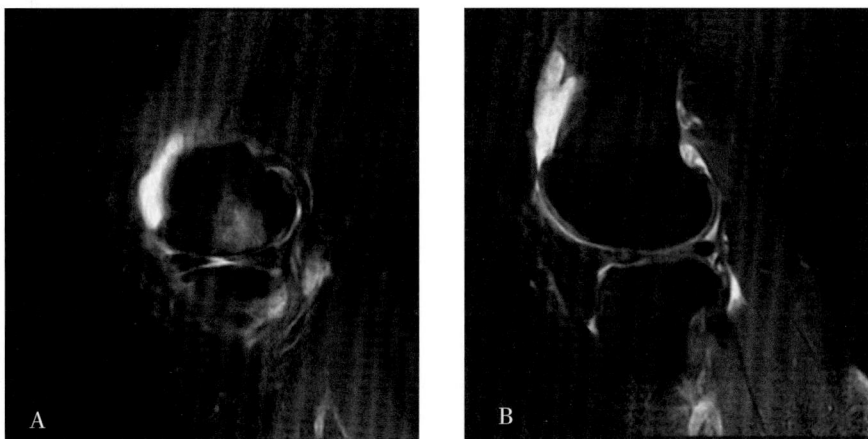

A 为内侧半月板后角撕裂，前角变形；B 为外侧半月板前角Ⅲ级信号，提示撕裂

图 3-48　膝关节半月板损伤 MRI 片（矢状位）

考点与重点 半月板损伤及退变的 MRI 分级

4. 鉴别诊断 临床上本病应与以下疾病进行鉴别。

（1）膝关节骨关节炎：多见于中老年人。患者活动后疼痛会加重，休息后疼痛可缓解。该病起病较为缓慢，症状逐渐加重，一般无明显的外伤史。X 线检查可见膝关节骨质增生、关节间隙狭窄等典型影像学表现。

（2）膝关节滑膜炎：通过关节穿刺，若为滑膜炎，可抽出较多关节积液，且实验室检查可发现炎症指标出现变化；而半月板损伤导致的关节积液一般较少，其诊断主要依靠影像学检查和特殊查体试验。

（二）膝关节交叉韧带损伤

📋 **案例导入**

患者男性，34 岁。驾驶车辆失控撞向路边护栏。高某在事故中右膝受到剧烈撞击，随后感到右膝剧痛，无法正常活动，且右膝迅速肿胀。到达医院时，其右膝关节明显肿胀，皮肤有瘀斑，关节活动受限，且有明显的不稳定感。前抽屉试验（＋），后抽屉试验（－），拉赫曼试验（＋）。

问题： 1. 该患者损伤部位在哪？

2. 对该患者应优先采取哪种影像学检查方法？

交叉韧带位于膝关节内，是膝关节的稳定结构及旋转运动轴。除限制胫骨与股骨的前后运动外，交叉韧带还协助胫骨在股骨上进行内、外旋运动。交叉韧带有前后两条，呈交叉状，如"十"字，故又名十字韧带。前交叉韧带（anterior cruciate ligament，ACL）起自胫骨平台髁间隆起的前内侧部，止于股骨外侧髁的内侧面；后交叉韧带（posterior cruciate ligament，PCL）起自胫骨平台髁间隆起的后部，止于股骨内侧髁的外侧面。

1. 病因病理 膝交叉韧带位置较深，非严重暴力一般不易引起交叉韧带的损伤或断裂，其损伤多因膝关节受到强大暴力打击。单纯的膝交叉韧带损伤较为少见，多伴有膝关节脱位、半月板损伤、侧副韧带断裂等其他损伤。当暴力撞击小腿上端的后方时，可使胫骨向前移位，进而造成前交叉韧带损伤；当暴力撞击小腿上端的前方时，会使胫骨向后移位，从而造成后交叉韧带损伤。

2. 临床表现

（1）症状：患者有明确的外伤史，膝关节遭受过强力的扭转或撞击。部分患者会诉受伤时关节内有"砰"的一响，但膝关节的疼痛、肿胀、无力、活动受限等症状并非韧带损伤所特有，需进一步检查以明确诊断。

（2）体征

1）抽屉试验：①前抽屉试验（anterior drawer test，ADT）：患者仰卧，屈膝约 90°，足平放在床上，下肢肌肉放松。检查者用臀部将患者的足固定以防足前后滑动，双手握住小腿上端做前拉动作。如可向前拉出（松弛），即表示前交叉韧带断裂。②后抽屉试验（posterior drawer test，PDT）：患者仰卧屈膝90°，双手握住小腿上端做后推动作，如果胫骨可向后推出即表示前交叉韧带断裂。

2）拉赫曼试验（Lachman test）：患者仰卧，屈膝 30°，检查者一手握股骨下端，一手握胫骨上端向前拉小腿，如果松弛前移且无韧带拉紧的抵抗感即为阳性，表示膝前交叉韧带断裂。该试验对前交叉韧带断裂的诊断敏感性显著高于前抽屉试验，尤其在急性损伤时，患者因疼痛、肌肉紧张导致前抽屉试验难以操作，此时拉赫曼试验更具优势。

3. 影像学表现

（1）X 线表现：在前交叉韧带损伤的检查诊断过程中，X 线片检查是必要的检查手段。拍摄的 X 线片应包括正位和侧位。其目的在于检查是否存在因交叉韧带损伤引发的撕脱骨片，如胫骨髁间棘、侧副韧带附着点骨片等。若存在撕脱骨折，X 线片上可见相应部位的骨皮质不连续、骨折线或骨片游离等典型征象。此外，通过 X 线检查还可以了解骨关节情况，判断有无明显的骨关节退变表现。

（2）MRI 表现（图 3-49）：MRI 凭借其优质的图像质量及对人体的无创性特点，受到越来越多的关注。交叉韧带损伤 MRI 表现：韧带信号消失（表现为髁间窝空虚，无韧带信号显示，提示韧带完全断裂，这种情况多见于陈旧性损伤）、信号不规则（出现水肿和增粗现象，信号增强，表现为局限性或弥漫性增宽）及信号移位。

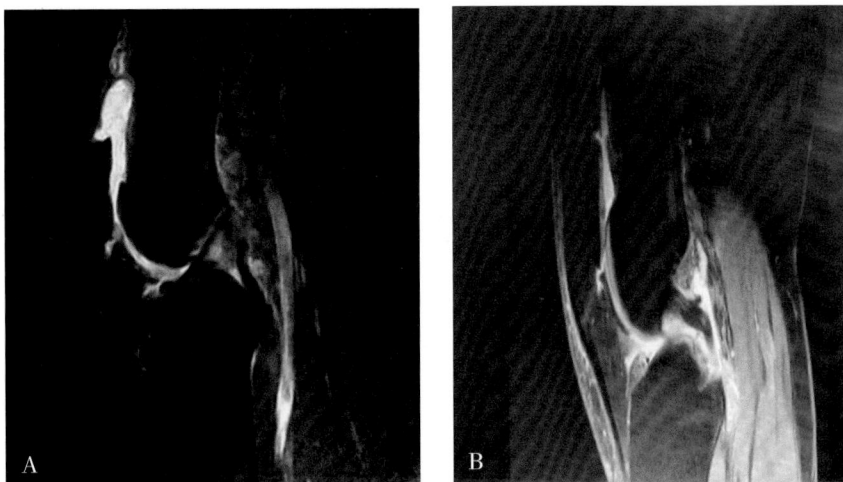

A 为后交叉韧带断裂；B 为后交叉韧带损伤

图 3-49　膝关节交叉韧带损伤 MRI 表现（矢状位）

4. 鉴别诊断　临床上本病应与以下疾病进行鉴别。

（1）类风湿性关节炎：为慢性系统性自身免疫性疾病，典型表现为对称性多关节受累，特征性晨僵持续时间常超过 1 小时，活动后可缓解。实验室检查可见类风湿因子、抗环瓜氨酸肽抗体阳性，红细胞沉降率、C 反应蛋白等炎症指标升高。

（2）痛风性关节炎：以血尿酸水平升高为特征，关节液穿刺检出尿酸盐结晶是诊断金标准。慢性期 X 线可见特征性穿凿样骨破坏。

❓ 思　考　题

1. 外伤患者如何合理选择影像学检查方法？为什么做完 X 线检查后还需要做 CT 或 MRI 检查？

2. 试述儿童骨骺部位损伤分型。

3. 人体哪些部位骨折后容易出现缺血性坏死？

本章数字资源

第四章　骨缺血性坏死

骨缺血性坏死指各种原因导致的局部骨组织血运障碍、缺血而发生坏死，又名骨坏死、骨无菌性坏死。该病在任何年龄段均可发生。

X 线检查是骨缺血性坏死最常见的初步检查方法；CT 检查能够提供分辨率更高的骨质影像，尤其可以更好地显示裂隙征、新月征、台阶征、双边征等影像征象，有助于医生评估骨坏死的程度；MRI 检查可以显示滑膜、骨髓水肿、关节积液等异常状况，其敏感性高于 CT 及 X 线检查，应作为早期诊断骨缺血性坏死的主要手段；超声检查可用于评估受损区域的供血情况，能为诊断和监测骨缺血性坏死的发展提供参考；骨核素扫描能够检测骨组织的代谢情况，对于骨缺血性坏死的诊断具有一定的参考价值，不过仍需结合患者的临床症状、体征及 X 线、CT、MRI 表现进行综合判断。

本章重点介绍股骨头缺血性坏死、椎体骺板缺血性坏死、椎体缺血性坏死、月骨缺血性坏死、距骨缺血性坏死。

第一节　股骨头缺血性坏死

📋 案例导入

患者女性，11 岁，小学生。右髋关节酸胀不适 1 个月余。2 年前有右髋关节外伤史（影像学检查无骨折）。查体：右侧髋关节无压痛，髋内收、外展活动正常，直腿抬高试验（－），"4"字试验（＋）。临床初步诊断：滑膜炎？股骨头缺血性坏死？（右侧）。

问题：1. 该患者最有可能的诊断是什么？
　　　2. 为明确诊断，该患者需要进行哪些影像学检查？

股骨头缺血性坏死（avascular necrosis of femoral head，ANFH）是临床常见疾病，可分为成人型和儿童型，近年来其发病率日趋升高。成人股骨头缺血性坏死的发病率远远高于儿童型，主要是在各种病因的作用下，股骨头的血液供应中断，进而发生缺血性坏死、塌陷。该病好发于 30 ～ 60 岁男性，大多数为单侧发病，50% ～ 80% 的患者双侧可受累。儿童股骨头缺血性坏死好发于 3 ～ 14 岁的儿童，以 5 ～ 9 岁发病率最高。此病多因外伤、软骨发育不全、先天性髋关节脱位和佝偻病等因素，导致股骨头骨骺出现缺血性坏死。

一、病　因　病　理

股骨头 70% 的血供来自旋股内、外侧动脉发出的支持带动脉，25% 的血供来自股深动脉发出的滋养动脉，5% 的血供由闭孔动脉或者旋股内侧动脉发出的圆韧带动脉提供。股骨头缺血性坏死的病因众多，目前主要分为创伤性和非创伤性两大类。①创伤性病因：股骨颈骨折、髋关节脱位等情况可直接或间接损伤股骨头的血运，进而导致股骨头缺血性坏死。②非创伤性病因：大剂量或长时间使用激素、长期酗酒、感染、代谢障碍、减压病、内分泌疾病等因素，均可引起股骨头（或股骨头骨骺）的供血障碍，最终引发缺血性坏死。

股骨头因血供出现障碍，会出现关节周围充血、水肿及细胞浸润的现象，骨细胞坏死溶解，骨组织逐渐消失，这一阶段可持续数周至半年。随着病变的进展，新生血管及增生的结缔组织、成纤维细胞、巨噬细胞、肉芽组织会长入坏死组织，坏死骨组织逐渐被吸收，同时会产生大量骨样组织，进而形成新生骨。其病理分期如下。

1. Ⅰ期　股骨头外形正常。由于细胞对缺氧极为敏感，一旦血液供应中断，髓腔内的造血细胞6小时后便开始死亡，12～48小时成骨细胞、骨母细胞等开始死亡，1～5天后脂肪细胞死亡。

2. Ⅱ期　坏死组织开始分解，周围出现组织修复现象。镜检可见坏死组织与周围活骨交界处出现炎症反应，包括反应性充血和局部骨吸收。早期修复反应表现为毛细血管和胶原纤维少量增生，以及新骨对死骨的"爬行性替代"。

3. Ⅲ期　大量新生血管、增生的结缔组织、成纤维细胞和巨噬细胞向坏死区生长。此时，新骨在坏死骨小梁表面大量形成，死骨逐步被移除，周围存活的骨髓内产生成骨活动，形成新骨并重建为正常骨结构，同时关节软骨表面变得不光滑并出现皱褶。

4. Ⅳ期　股骨头发生塌陷，并伴有退行性骨关节炎的改变。此时，修复组织相对脆弱，无法承受身体重量而发生塌陷。此外，软骨下骨折会进一步加剧塌陷程度。坏死组织从软骨撕裂处溢出，引发骨关节炎。

考点与重点　股骨头缺血性坏死的病因病理

二、临床表现

本病起病较为缓慢。患者早期无明显症状，随着病变进展，出现腹股沟韧带下方压痛，髋关节内收、外展时疼痛，"4"字试验呈阳性；中晚期患者大多诉其髋关节疼痛，疼痛在活动时更为明显，常向膝部、腰部放射，且伴有跛行，患侧下肢稍短，呈轻度屈曲、内收畸形，外展和内旋活动受限；晚期患者髋关节各个方向的活动均受限，托马斯征（＋），同时伴有肌肉萎缩，髋关节出现半脱位及屈曲、内收畸形。

三、分期标准

1. 股骨头坏死 ARCO 分期　是由世界骨循环研究学会（Association Research Circulation Osseous, ARCO）制定的国际骨坏死分期标准（表4-1）。

表 4-1　股骨头坏死 ARCO 分期

ARCO 分期	影像学表现
Ⅰ期	X线片正常，MRI异常：带状低信号包绕坏死区，骨扫描中有冷区
Ⅱ期	X线片和MRI均异常：骨硬化、局灶性骨质疏松或股骨头囊性改变等细微表现，无软骨下骨折、坏死区骨折或股骨头塌陷
Ⅲ期	X线片或CT示软骨下骨折：软骨下骨折、坏死区骨折和（或）股骨头塌陷
Ⅲ A（早期）：股骨头塌陷≤2mm	
Ⅲ B（晚期）：股骨头塌陷＞2mm	
Ⅳ期	X线片示骨关节炎表现：关节间隙变窄，髋臼改变和关节破坏

考点与重点 股骨头缺血性坏死 ARCO 分期

2. 股骨头坏死 Ficat 分期 最初由法国医生费卡特（Ficat）和阿莱（Arlet）提出，后经多次修订，目前广泛应用于临床（表 4-2）。

表 4-2　股骨头坏死 Ficat 分期

ARCO 分期	影像学表现
0 期	临床和 X 线前期，患者无症状，X 线检查无异常，但可能通过 MRI 或骨扫描发现早期病变
Ⅰ 期	X 线正常，但有髋部疼痛等症状，骨的功能性检查阳性，可能在 MRI 上显示坏死区域
Ⅱ 期	X 线表现正常或轻度异常，如骨质疏松或硬化，但无明显塌陷
Ⅲ 期	出现新月征、骨塌陷或关节间隙变窄，但关节间隙未明显变窄
Ⅳ 期	关节间隙变窄、骨性关节炎表现，关节功能严重受损

四、影像学表现

1. X 线表现　本病临床症状与 X 线表现常不相符。

（1）成人股骨头缺血性坏死

1）早期（相当于 Ficat 分期 Ⅱ 期）：股骨头内的坏死组织表现得较为均匀一致、密度相对较高，此时坏死组织中的骨小梁结构仍保持正常；髋关节间隙表现为轻度增宽或处于正常范围。

2）中期（进展期，相当于 Ficat 分期 Ⅲ 期）：股骨头密度明显增高且分布不均匀，股骨头骨皮质发生断裂（图 4-1A），会出现裂隙征、新月征、台阶征、双边征（在基底处出现平行的双皮质征）。其中，新月征、裂隙征及双边征是利用 X 线判断股骨头塌陷的早期征象。随后，股骨头出现碎裂、脱位（图 4-1B），其内部可见死骨、裂隙、硬化区域和囊状透光区，股骨头压缩变扁，形态不规整，股骨头碎块可能形成关节内游离体；股骨颈内下缘骨皮质增厚或者出现骨膜增生；髋臼关节面发生增生硬化；关节间隙不均匀地变窄。

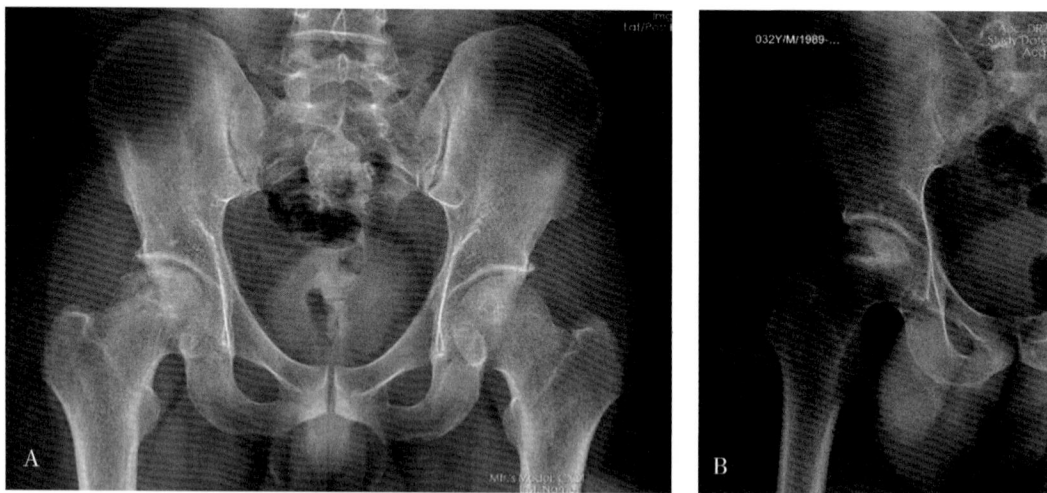

A 示右侧股骨头密度明显增高且不均匀，形态不规整，股骨头关节面变平，关节面下见线状低密度区；
B 示股骨头轻度压缩变扁，其内密度不均匀增高，关节面塌陷，呈台阶状改变

图 4-1　成人股骨头缺血性坏死中期 X 线表现

3）晚期（关节变形、退变期，相当于 Ficat 分期 Ⅳ 期）：股骨头结构完全消失，股骨头明显变扁或者呈蕈状变形，其内可见囊变及硬化区域，可能发生病理性骨折，出现股骨头半脱位；股骨头被吸收，导致下肢短缩；髋臼缘出现骨质增生、囊变、硬化、扁平等情况；关节间隙变窄，关节滑膜增厚，关节

周围软组织膨隆。

（2）儿童股骨头缺血性坏死

早期：关节周围软组织肿胀，关节间隙表现为轻度增宽或处于正常范围。股骨头骨骺体积变小，密度均匀增高（图 4-2A）。

中期（进展期）：股骨头骨骺密度不均匀，出现碎裂、塌陷、变扁的情况，骺线不规则增宽，股骨颈变短且变粗，骨骺被压缩变扁，失去正常形态（图 4-2B）。

晚期（修复期）：股骨头骨骺变扁或者呈蕈状变形，股骨颈短而粗，髋臼变平且变扁，外形不规则。若能及时进行干预治疗，股骨头有可能恢复正常形态，或仅有轻度外形改变（图 4-2C）。

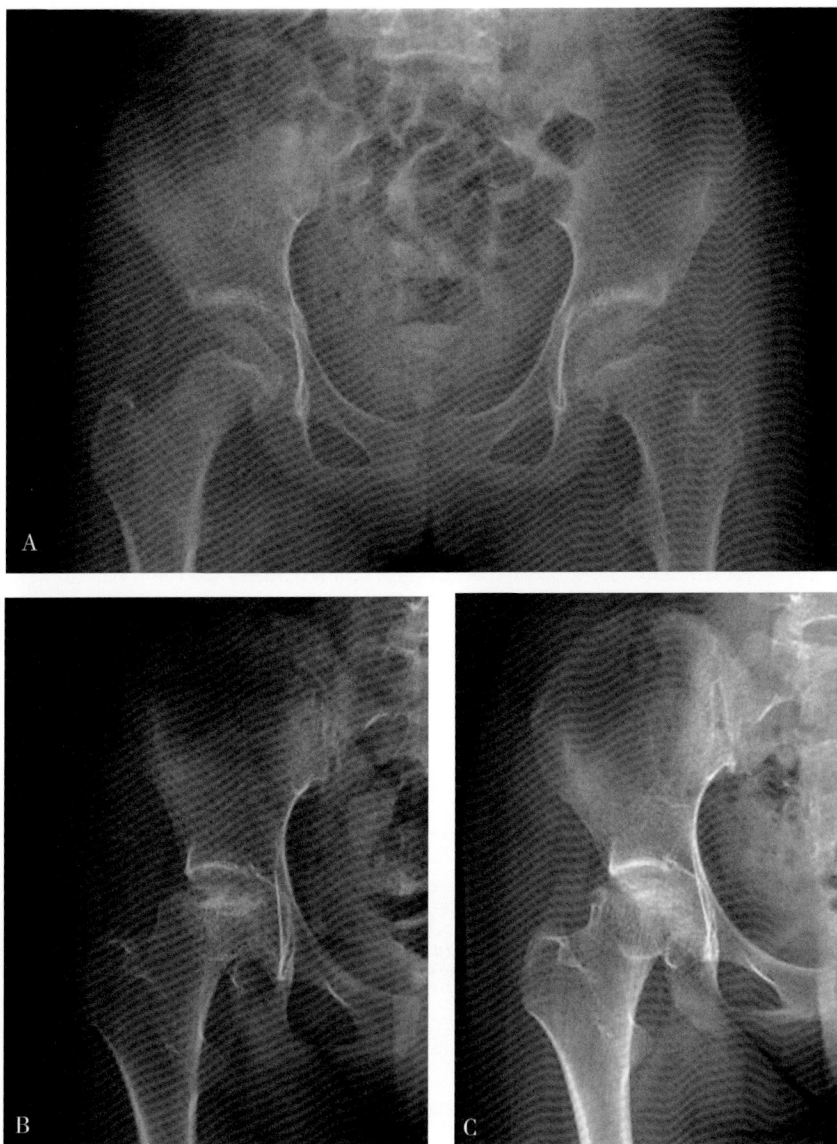

A 为早期：股骨头骨骺较对侧细小，形态稍欠规整，骨质密度无明显异常；B 为中期：股骨头骨骺密度增高、塌陷、形态变扁、骨皮质断裂，股骨颈变短变粗；C 为晚期：股骨头密度逐渐变均匀，高度较前恢复，形态逐渐恢复正常，股骨颈变短变粗

图 4-2　儿童右侧股骨头缺血性坏死 X 线表现

2. CT 表现　能发现坏死早期骨质及关节囊变化。表 4-3 清晰呈现了股骨头缺血性坏死各 ARCO 分期对应的 CT 表现。

表 4-3   股骨头缺血性坏死各 ARCO 分期对应的 CT 表现

ARCO 分期	CT 表现
Ⅰ 期	骨质无明显异常，可有滑膜增厚，关节囊肿胀，关节腔积液，关节间隙相对增宽
Ⅱ 期	股骨头形态正常，局部骨质疏松或囊性变，负重区骨小梁吸收呈大小不一囊状透光区；骨硬化，部分骨小梁增粗、扭曲、密度增高
Ⅲ 期	股骨头变形，软骨下骨折、坏死区骨折、股骨头塌陷、新月体形成
	Ⅲ A 期：股骨头出现裂隙征、新月征或出现轻微塌陷、阶梯状改变和（或）股骨头关节面变平，股骨头塌陷 ≤ 2mm，髋关节积液，髋关节间隙正常
	Ⅲ B 期：股骨头变扁，塌陷深度 > 2mm，并与关节软骨分离呈明显阶梯状改变，髋关节间隙正常或不均匀变窄
Ⅳ 期	股骨头显著塌陷变形，髋关节骨关节炎表现，髋臼出现硬化、囊性变及边缘骨质增生和关节破坏，关节间隙变窄

3. MRI 表现   能早期发现骨髓水肿及早期骨坏死改变，敏感性优于 CT 及 X 线检查，所以，MRI 常作为早期检查诊断股骨头缺血性坏死的手段。表 4-4 清晰呈现了股骨头缺血性坏死各 ARCO 分期对应的 MRI 表现。

表 4-4   股骨头缺血性坏死各 ARCO 分期对应的 MRI 表现

ARCO 分期	MRI 表现
Ⅰ 期	X 线、CT 无明显骨质病变（图 4-3A）。股骨头形态、关节间隙正常；前上部负重区见线样 T_2WI 高信号、T_1WI 低信号（图 4-3B、C），线样包绕区信号同正常骨髓
Ⅱ 期	股骨头形态、关节间隙正常；见新月形或线形 T_1WI 不均匀低信号，T_2WI 中等稍高信号，周围绕以不均匀稍低信号（典型"双线征"）
Ⅲ 期	股骨头变形，软骨下骨折、坏死区骨折、股骨头塌陷、新月体形成
Ⅲ A 期	股骨头皮质线裂隙或轻微塌陷（≤ 2mm）、阶梯状改变；部分裂隙见关节积液（带状 T_1WI 低信号、T_2WI 高信号）；股骨头颈部大片骨髓水肿；髋关节积液，间隙正常
Ⅲ B 期	股骨头变扁，塌陷深度 > 2mm，与软骨分离呈明显阶梯状；裂隙内关节积液；髋关节间隙正常或不均匀变窄
Ⅳ 期	关节软骨完全破坏，股骨头显著塌陷；髋臼硬化、囊性变、边缘骨质增生（继发骨关节炎）；关节间隙变窄

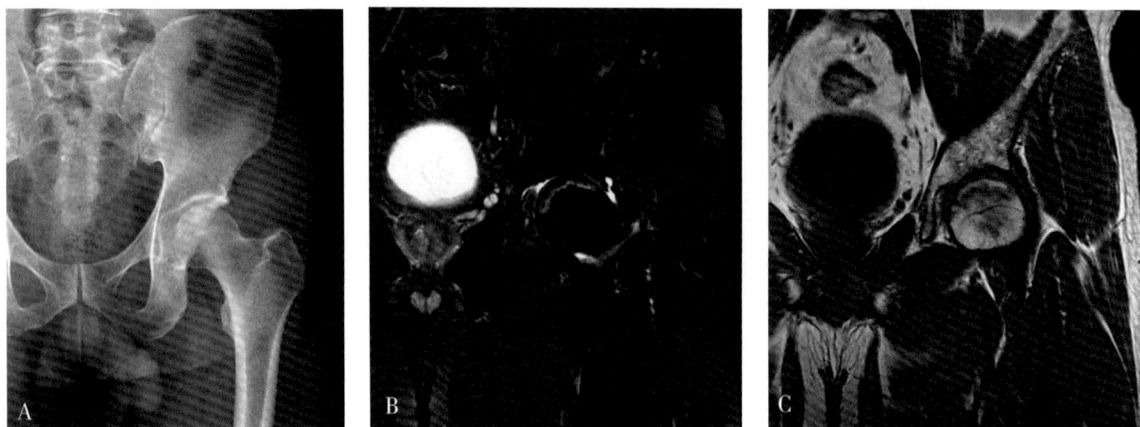

A 为 X 线表现：左髋关节构成骨骨质未见异常，关节间隙正常；B 为 MRI 表现（T_2WI 脂肪抑制显像）：股骨头关节面下见线样高信号，关节囊少量液体信号；C 为 MRI 表现（T_1WI 脂肪抑制显像）：股骨头关节面下见线样低信号，包绕区信号同正常骨髓信号

图 4-3   左侧股骨头缺血性坏死影像学表现

考点与重点　股骨头缺血性坏死影像学表现

医者仁心

时代先锋——轮椅军医赵红艳

武警后勤学院附属医院主治医师赵红艳，身患双肩、双膝及双侧股骨头缺血性坏死等多种疾病，长期忍受病痛折磨，却始终心系患者。即便行动不便需要轮椅辅助，她依然坚守临床一线，用行动诠释"身体可以残缺，但精神与人生必须完整"的崇高信念。

作为医患双重身份的特殊从医者，赵红艳医生深谙患者对医者的期待。她始终践行"以患者为中心"的服务理念：坚持合理诊疗，力求让患者以最小的经济负担获得最佳疗效；每周出诊六天，每日提前半小时开诊；风雨无阻，十余年如一日保持全勤记录。这位"大爱天使"以超越常人的毅力，在轮椅上续写着医者仁心的动人篇章。其事迹不仅彰显了新时代军医的使命担当，更树立了医德医风的典范。

五、鉴 别 诊 断

本病在修复期时，X线表现较为典型，不易误诊。早期应与髋关节结核进行鉴别，晚期易与退行性骨关节病相混淆，需予以鉴别。

1. 髋关节结核　是由结核分枝杆菌引发的炎症。早期若仅表现为关节囊肿胀，两者较难鉴别。髋关节结核早期会侵犯关节软骨和髋臼，引发髋臼缘骨质破坏及关节间隙狭窄，晚期可见纤维性强直；股骨头骨骺出现局限性进行性骨质破坏，可形成死骨，甚至完全破坏消失；骺板线模糊，可穿透骺板，且常有股骨颈骨质破坏；关节周围骨质疏松明显，少见增生肥大；患者伴有低热、盗汗、乏力、消瘦等全身症状，儿童还可能出现"夜啼"现象。而股骨头缺血性坏死表现为髋臼囊性变、边缘硬化，晚期髋臼变浅增宽，多无股骨颈骨质破坏，关节间隙一般相对变宽或处于正常范围，晚期可变窄，不会发生关节强直，晚期有骨质增生表现。

2. 退行性骨关节病　又名骨性关节炎，其影像学表现与骨缺血性坏死愈合期近似。本病多见于老年人，表现为关节间隙变窄，骨质增生及关节面下囊变特别显著；而股骨头缺血性坏死时，股骨头和髋臼明显变形，股骨颈缩短变粗。

3. 克汀病　又称呆小病或先天性甲状腺功能减退症，为内分泌疾病。其表现为多发对称性骨骼受累，骨骺体积缩小或呈不规则骨化点，因软骨内成骨障碍导致骨长径变短，患者明显智力低下，易与股骨头缺血性坏死相区分。

4. 血友病、镰状细胞性贫血、戈谢病　亦可引发股骨头骨骺缺血性坏死，且其他部位的骨骺也常发病，结合临床及实验室检查可进行鉴别。

第二节　椎体骺板缺血性坏死

案例导入

患者男性，16岁，学生，腰背酸痛不适2个月。查体：腰椎轻度侧弯，无压痛，过伸过屈活动略有受限。X线片示腰椎轻度侧弯，L_2椎体右侧缘稍变窄，$L_1 \sim L_5$终板不规整，$L_2 \sim L_5$见施莫尔结节。

问题：1. 该患者下一步应做什么影像检查？

2. 该患者最有可能的诊断是什么？

椎体骺板缺血性坏死又称舒尔曼病、椎骺炎、青年性脊椎后弯、青年驼背症等，是一种好发于青少年的脊柱骨软骨病，是引发青少年脊柱后凸畸形的常见病因。该病具有遗传倾向，属于常染色体显性遗传。发病时间多在 10～18 岁，以 14～16 岁最为常见，男女发病比例为（4～5）∶1。常见多个椎体受累（＞3 个），病变部位以胸椎下段与腰椎上段最为常见，偶可累及全部胸腰椎，或仅累及单个椎体。

一、病 因 病 理

该病病因尚不明确，可能与外伤、椎间盘病变、营养不良、青少年过早从事体力劳动、习惯性不良姿势、强体力劳动或竞技运动等因素有关。其病理基础是椎间盘软骨板损伤或椎间盘损伤，当椎间盘在承受重压时发生碎裂，髓核可穿过椎间软骨板进入椎体松质骨内形成软骨疝（施莫尔结节）。这一病理过程会导致骺板血供障碍，进而影响椎体正常发育，由于软骨板前份生长受抑制，最终形成特征性的椎体楔形变，造成脊柱后凸畸形。胸段脊柱的髓核病变多位于椎体前份。随着病变进展，骺板与椎体最终发生骨性融合，此时形成的脊柱后凸或侧弯畸形往往持续终生且难以逆转。

二、临 床 表 现

本病好发于青少年，临床主要表现为腰背疲劳感、背痛及驼背，卧床休息后症状大多可得到缓解。查体可见受累椎体棘突压痛及叩击痛，椎旁肌肉痉挛伴压痛。典型体征为下胸段脊柱圆驼状后凸畸形，椎体前部呈"阶梯状"改变，椎体上下缘可见施莫尔结节。颈椎和腰椎可出现代偿性前突，常伴发脊柱侧弯或侧弯合并后凸畸形。早期诊断治疗预后良好，延误治疗可遗留脊柱畸形，晚期可发展为受累椎骨质增生和椎管狭窄，导致神经压迫症状。根据病变部位可分为两型：典型病变以胸椎为主，累及 3 个及以上椎体骺板，引起 25°～40° 楔形变，多伴 10°～20° 非进展性脊柱侧凸；非典型病变则以腰椎为主。下胸段圆驼状后凸畸形是本病的特征性表现。

三、影 像 学 表 现

X 线侧位片、CT 及 MRI 矢状位片显示最佳。

1. X 线表现　通常用于观察脊柱正常生理曲度及椎体形态。

（1）脊柱侧弯：可见病变部位脊柱呈角度大于 25° 的圆驼状后凸畸形（图 4-4A）。

（2）椎间隙：早期可表现为正常或前部增宽，晚期邻近椎体可相互融合导致椎间隙完全消失（图 4-4B）。

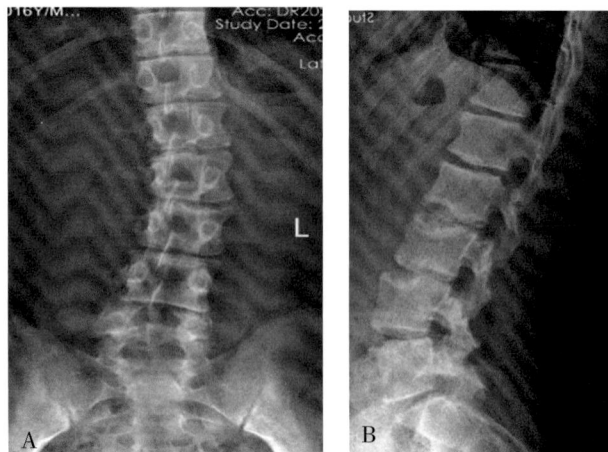

A 为正位片：腰椎侧弯畸形，L$_2$ 椎体右侧缘轻度变窄；B 为侧位片：L$_1$ 椎体前部上下缘轻度凹陷，

L$_1$～L$_5$ 终板不规整，L$_2$～L$_5$ 施莫尔结节形成，周围见少许硬化

图 4-4　椎体骺板缺血性坏死 X 线表现

（3）椎间盘：椎间盘退行性变化可引发骨质增生和骨桥形成，可能伴有椎管狭窄。

2. CT 表现　典型表现为病变侵犯 3 个及以上椎体骺板，受累椎体呈楔状变形。椎体前部上、下缘可见不规则毛刺或凹陷，呈"阶梯状"改变。椎体上、下缘可见施莫尔结节，结节周围常见慢性炎症反应所致的高密度硬化带。

3. MRI 表现　施莫尔结节在 MRI 上表现为局限凹陷性异常信号：T_1WI 呈等低信号，T_2WI 呈低信号，结节周围可见带状 T_1WI、T_2WI 高信号（图 4-5）。

椎体骺板缺血性坏死的影像诊断标准（满足以下任意一条即可确诊）：①相邻 3 个或以上椎体前 / 后部楔形变 ≥ 5°；②相邻 3 个或以上椎体前部呈阶梯状或不规则改变；③相邻 4 个或以上椎体出现明显施莫尔结节；④舒尔曼病：连续多节段（≥ 3 个）腰椎（含胸腰段）施莫尔结节为主要诊断依据（图 4-5C、D、E），可伴有椎体楔形变、终板不规则及椎间盘退行性改变（图 4-5A、B）。

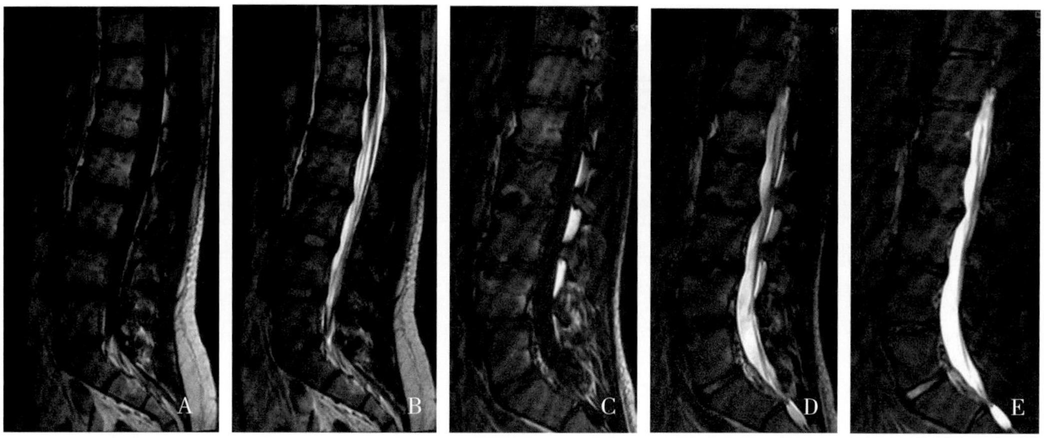

A、B：T_{12} ~ L_2 椎体前缘轻度楔形变，T_{12} ~ L_2 椎间盘变性；C：L_1 ~ L_5 施莫尔结节 T_1WI 呈等低信号，周围可见带状高信号；D：施莫尔结节 T_2WI 呈低信号，周围可见带状高信号；图 E：T_2WI + FS 序列示椎间盘不同程度变性，L_1 ~ L_5 施莫尔结节呈等低信号

图 4-5　椎体骺板缺血性坏死 MRI 表现

考点与重点　椎体骺板缺血性坏死影像诊断标准

四、鉴 别 诊 断

临床上本病应与以下疾病进行鉴别。

1. 姿势性驼背　通常由长期不良姿势引发，此时脊柱不存在明显的结构性改变。

2. 椎体嗜酸性肉芽肿　多为单椎体发病，影像学表现为椎体出现溶骨性骨质破坏，破坏边缘有硬化现象，椎体前后径增大。破坏的皮质处可见软组织肿块，该软组织肿块一般以病变椎体为中心向周围突出，且不超过邻近椎体。在 CT 冠状位和矢状位图像上表现为"H"形的特征性征象。椎间隙正常或稍增宽，晚期椎体常发生病理性压缩，呈楔形改变或呈高密度铜板状，同时其他骨骼也可能存在相同病变。

3. 脊柱退行性变化　多见于中老年人，常不伴有脊柱后凸畸形。椎体缘骨质增生硬化表现明显，施莫尔结节呈散在分布，椎间盘膨出或突出较为常见。部分舒尔曼病患者可伴有早发性退行性改变，二者可同时存在。

4. 脊柱结核　患者多有全身中毒症状，实验室检查提示红细胞沉降率加快。常累及两个及以上椎体，椎体边缘骨质密度减低或出现破坏，前部塌陷明显，椎间隙狭窄或消失，椎旁可能形成冷脓肿。愈合后椎体变形，脊柱呈成角畸形。

链接

非典型舒尔曼病影像学诊断标准

美国脊柱外科医生斯科特·布卢门撒尔（Scott D.Blumenthal）在脊柱畸形和退行性疾病的诊断、治疗领域有重要贡献。他提出的非典型舒尔曼病（Atypical Scheuermann's Disease）诊断标准被国际脊柱学界广泛引用。

Blumenthal 提出的非典型舒尔曼病影像学诊断标准需同时满足以下条件：①椎体楔形变数目 1 个或 2 个；②同一运动节段（连续 2 个椎体或以上）存在施莫尔结节（形态稍大），伴终板不规则改变；③脊柱不存在明显后凸畸形；④临床表现为下腰痛但不伴神经根性疼痛，且需排除外伤、感染及肿瘤等继发因素。

第三节　椎体缺血性坏死

椎体缺血性坏死亦称扁平椎，又名 Calve 病，由法国放射科医生雅克·卡尔维（Jacques Calvé）于 1925 年首次报道。本病较为少见，由椎体原发骨化中心发生缺血性坏死所致，多见于 2 ～ 15 岁儿童，男女发病率相近，以下部胸椎最为好发，腰椎和颈椎也可发病。通常为单椎体受累，多椎体受累的情况较少见，极少数病例可累及相邻的 2 ～ 3 个椎体。

一、病　因　病　理

目前本病病因尚不明确。Calve 最初认为，其病因是儿童椎体原发骨化中心供血出现障碍，进而导致椎体无菌性坏死。病变椎体迅速塌陷，2 周后椎体可呈薄饼状。该病可能与外伤、长期应用激素有关。后来有学者认为，本病并非一种独立疾病，而是某些疾病的晚期继发性畸形，其中最常见的是嗜酸性肉芽肿。国内外学者认为，在本病被病理证实为其他疾病之前，均应将其视为椎体嗜酸性肉芽肿。若早期发现并及时治疗，病变停止进展后，椎体高度可有不同程度的恢复。

二、临　床　表　现

本病起病较为隐匿，患者可能有轻微外伤史、长期应用激素史，常主诉腰背酸痛且症状逐渐加重，伴有乏力感。长期疼痛可能导致局部肌肉逐渐萎缩，进而逐渐出现局部驼背畸形，活动受到限制。患者偶可出现神经受压症状，不过多数症状会逐渐减轻并趋于消失，但部分患者会遗留驼背畸形。

三、影像学表现

1. 早期表现　椎旁软组织呈梭形肿胀。MRI 检查可见椎体呈大片状 T_1WI 低信号、T_2WI 高信号。

2. 进展期表现　数周内病椎边缘变得毛糙，随后椎体密度增高，出现塌陷、萎缩现象，椎体前半部变扁呈楔形，进而引发脊柱后凸。

3. 典型期表现　椎体持续变扁，逐渐发展成厚薄均匀一致的盘状，形状如同平置的硬币，俗称"扁平椎""铜板椎"。此时，椎体前后径、左右径均增宽，超出相邻椎体的边缘，较少累及椎弓根，邻近椎间隙保持正常。

4. 恢复期表现　病椎高度可恢复至正常高度的 2/3 或接近正常，但椎体前后径仍稍大于相邻椎体；病椎有时仍会残留凹陷变形，而相邻椎体则出现相应的凸面，因此脊柱后凸可得到相当程度的矫正或消失。

5. 后遗症期表现　部分病例椎体塌陷不可逆，出现永久性椎体变形。

考点与重点 椎体缺血性坏死的影像学表现

四、鉴 别 诊 断

临床上本病应与以下疾病进行鉴别。

1. 脊柱结核 患者多有全身中毒症状，实验室检查提示红细胞沉降率加快。脊柱结核常累及两个及以上椎体，椎体边缘骨质密度降低或出现破坏，前部塌陷明显，椎间隙狭窄或消失，椎旁可有冷脓肿形成。愈合后椎体变形，脊柱呈成角畸形。而椎体缺血性坏死常仅累及单个椎体，椎间隙正常，恢复后可完全自愈，脊柱后凸可得到相应纠正或消失。

2. 儿童脊柱嗜酸性肉芽肿 表现为椎体溶骨性骨质破坏，进而导致椎体塌陷变扁，边缘轻度硬化膨胀，密度相对增高，椎体前后径增大。破坏的骨皮质周边可有新骨生成及软组织肿块，该软组织肿块为肉芽组织，以病变椎体为中心向周围突出，一般不超过邻近椎体。在CT冠状位和矢状位图像上表现为"H"形的特征性征象，椎间隙正常或稍增宽。同时，其他骨骼也可能存在相同病变，这些特点有助于确诊。

3. 脊柱肿瘤 骨肉瘤及尤因肉瘤等恶性肿瘤患者可见椎体变扁，且常伴有椎弓、其他骨骼及软组织病变，结合临床资料可进行鉴别。

4. 成人椎体缺血性坏死 多见于患有骨质疏松症的老年人。其X线表现为椎体压缩变扁，密度可增高，椎体内终板附近可见横形、线状或月牙形气体密度影。CT表现为"真空裂隙征"，即压缩性骨折的椎体内出现气体或者液体，周围骨质吸收、硬化（图4-6）；MRI表现为"真空裂隙征"，气体在T_1WI、T_2WI上均呈极低信号，主要位于椎体前部；液体在T_1WI上呈低信号，在T_2WI上呈高信号。此外，T_2WI还可见"双边征"表现，即高信号周围环绕有低信号带，大部分是由于周围骨质硬化所致。

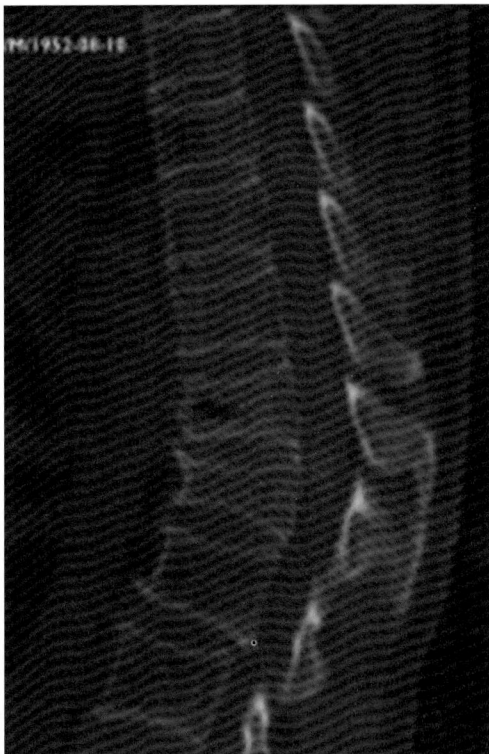

图4-6 成人椎体缺血性坏死CT表现

链接

成人椎体缺血性坏死

成人椎体缺血性坏死是一种创伤后的迟发性椎体缺血性坏死伴椎体塌陷性骨折。本病好发于胸腰段，以T_{12}、L_1椎体最为常见，其病理特征为初期创伤导致的脊柱隐匿性微骨折。临床表现为伤后短期疼痛缓解的"无症状间歇期"，数周至数月后症状复发并逐渐加重，伴随退行性脊柱后凸畸形。本病多见于老年骨质疏松症患者，是骨质疏松性椎体压缩骨折的严重并发症之一。

第四节 月骨缺血性坏死

月骨缺血性坏死又称月状骨软化症，是一种以月骨渐进性缺血性坏死，最终导致关节畸形及功能障碍为特征的疾病。本病多见于20～30岁从事重手工劳动的成年人，如手工业工人、洗衣工、熨烫工、纺织工人、风镐手及振荡器操作者等。男女发病比例约为 3 ～（4：1）；可双侧发病，且多以右侧为主，左右侧发病比例约为 1：5。患者可伴有进行性疼痛、肿胀、功能障碍和畸形等症状。

一、病 因 病 理

本病病因尚不明确，病因学机制较为复杂，多数患者有腕部外伤史或过度劳损史。其发病可能与月骨形态、血供、生物力学、桡腕关节形态、尺骨变异、骨折、遗传因素等有关。月骨位于近排腕骨中心，活动度最大，所承受的压力也最大，其血供来源于前后韧带，其中与月骨前韧带相连接的掌腕前韧带内的血供是月骨的主要血供来源。外伤或长期劳损会对月骨产生挤压、撞击，使月骨局部血供紊乱，进而产生水肿与肿胀，导致月骨骨内压增高，血液循环出现障碍，继发月骨缺血性坏死。在修复和重建区域可见血管增生、新骨生成。晚期常见月骨塌陷变形、关节退行性改变、软骨破坏，以及三角纤维软骨复合体纤维化、钙化、骨化等情况。

二、临 床 表 现

本病起病缓慢，病程长达数年，患者常有腕部外伤或因职业等导致的长期劳损病史。开始时腕部疼痛、无力，劳累后症状加重，经数日或数周后缓解，数月后症状复发，且逐渐加重，出现腕背侧月骨区肿胀、压痛，多数患者因典型腕关节持久性疼痛、手握持力降低及腕关节功能受限而就诊。运动时疼痛加剧，常向前臂放射。

三、影像学表现

1. 早期表现 X 线片无明显改变；CT 检查可出现月骨皮质下线状低密度影；MRI 检查显示月骨内呈弥漫性或局限性 T_1WI 低信号、T_2WI 高信号，同时可见桡腕关节积液。

2. 中期表现 X 线片示月骨形态不规整，体积变小（图 4-7A），外形呈扁平状，骨质密度增高；CT 检查示骨小梁结构消失或模糊，可出现囊样变、塌陷、碎解等情况，周围关节间隙正常或稍增宽（图 4-7B、C），头状骨向近侧移位；MRI 检查可见月骨骨髓水肿。

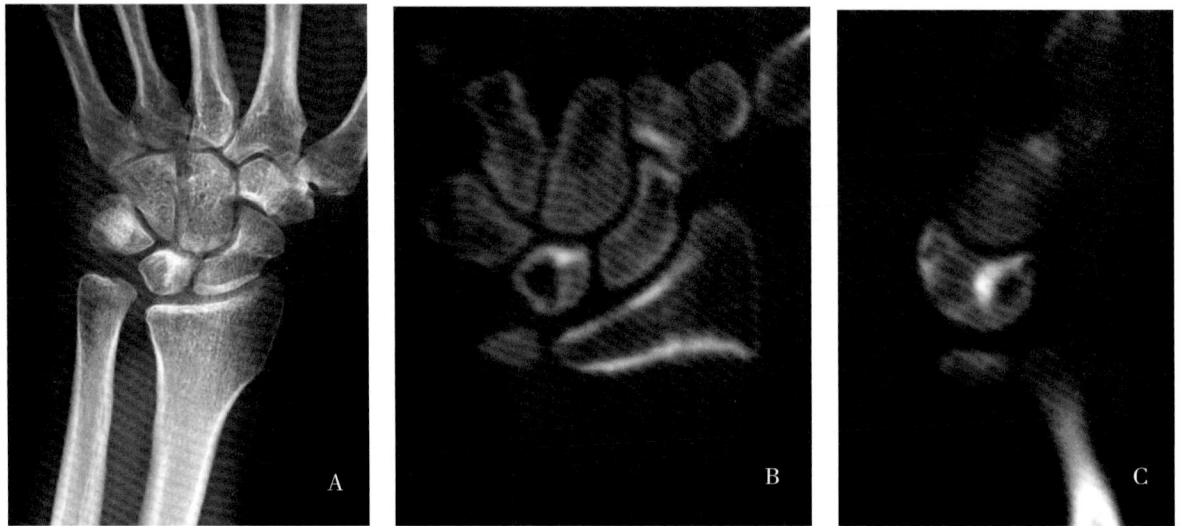

A 为 X 线表现：月骨密度增高，体积变小，形态欠规整；B 为 CT 表现（冠状位）：月骨内囊状低密度影；

C 为 CT 表现（矢状位）：月骨囊变、硬化、正常骨小梁结构模糊，桡月关节间隙增宽

图 4-7 月骨缺血性坏死中期 X 线、CT 表现

3. 晚期表现 月骨明显塌陷碎裂，MRI 检查显示月骨呈弥漫性 T_1WI 和 T_2WI 低信号，同时可见关节退行性改变。

链接

月骨坏死临床 Lichtman 分期和 Schmitt MRI 分期

1. 月骨坏死的临床 Lichtman 分期　是目前广泛应用于临床的分期方法，用于评估月骨坏死的严重程度，以及指导临床治疗方案。①Ⅰ期：月骨无异常，保持正常的结构及密度。②Ⅱ期：月骨密度增加并且弥漫性硬化，可有骨折线，但其高度及关节面保持不变。③Ⅲ期：月骨开始塌陷，ⅢA 期近排腕骨排列保持不变；ⅢB 期月骨塌陷，头状骨近端移位伴舟状骨旋转，腕骨高度减低，桡舟角＞60°，典型表现为"舟骨环形征"；ⅢC 期月骨冠状面可见骨折线。④Ⅳ期：腕关节发生退行性改变，如关节间隙变窄、关节面硬化等。

2. 月骨坏死临床 Schmitt MRI 分期　静脉注射钆造影剂后，根据月骨 MRI 信号强弱变化进行分期。N 期：月骨信号正常，无强化；A 期：月骨缺血，其近端水肿、信号强化；B 期：月骨部分坏死，其近端坏死区无强化，中间修复区强化，远端月骨信号正常；C 期：月骨完全坏死，其信号无强化。

考点与重点　月骨缺血性坏死的影像学表现

四、鉴 别 诊 断

临床上本病应与以下疾病进行鉴别。

1. 月骨骨折　患者有明显外伤史，影像学检查可见骨折线清晰锐利，月骨无骨质硬化及碎裂表现。

2. 二分舟骨　属于先天性畸形，常两侧同时出现。其骨块边缘光滑整齐，边界清晰，无骨质破坏情况，一般情况下患者无临床症状。

3. 月骨结核　表现为月骨出现骨质破坏，病变可累及其他腕骨，导致腕骨间关节间隙变窄，关节周围可见骨质疏松，同时伴有软组织肿胀。

第五节　距骨缺血性坏死

案例导入

患者男性，20 岁，学生。左踝扭伤后反复疼痛不适 2 年（影像学检查无骨折），近来活动后酸胀不适。查体：左侧踝关节无压痛，活动无异常。CT 示距骨穹窿部骨质少许塌陷、硬化，小囊变；MRI T_2WI 与 FS 序列示距骨穹窿部骨质少许塌陷、小囊变，见低信号硬化环及大片状水肿信号。

问题： 1. 该患者最有可能的诊断是什么？
2. 该病应与哪种疾病进行鉴别？

距骨缺血性坏死是由多种原因（如外伤、自身免疫性疾病、酗酒、长期使用激素）导致距骨血液供应中断，进而引发的骨组织坏死性疾病。距骨是踝关节的重要组成部分，其血供相对薄弱，一旦受损，就容易引起坏死，严重影响踝关节功能，导致患者站立及行走均受影响。

一、病 因 病 理

距骨是连接足和下肢的关键结构，属于"轴承关节"，由胫距、跟距、距舟关节构成，共有 7 个关节面，承重面积小且承受压力大。距骨的血液供应情况如下：足背动脉供应距骨头内上部，跗骨窦动脉供应距骨头的外下部；跗管动脉供应距骨颈及距骨体的中、外 1/3，三角动脉供应距骨体的内 1/3；胫后动脉的跟骨支供应距骨后结节。距骨表面约 2/5 被关节软骨覆盖，软骨厚 1 ～ 1.7mm，薄而均匀。距骨上有坚韧的韧带与之直接相连，但没有肌腱或肌肉附着。由于距骨具有独特的解剖及生理特点，创伤、骨病、药物、激素等诸多因素都可能导致距骨表面软骨细胞破坏，引发关节面下骨组织囊性变、骨小梁压缩骨折，损伤血供，进而导致一系列病理变化，最终出现距骨缺血性坏死。

二、临 床 表 现

距骨缺血性坏死主要表现为早期踝部酸胀不适，随后出现进行性踝关节疼痛和功能障碍；晚期则表现为退行性骨关节病的症状，如跛行。

三、影像学表现

1. 早期表现　X 线及 CT 检查可能无异常征象，MRI 检查可见距骨出现片状 T_1WI 低信号、T_2WI 高信号。MRI 检查被认为是诊断早期距骨缺血性坏死的可靠方法，有研究表明，其诊断灵敏度和特异性可达 99%。

2. 中期表现　距骨体密度增高，出现软骨下塌陷、关节面下囊样变，周围有硬化表现（图 4-8A、B、C）。MRI 检查显示斑片状骨髓水肿，骨质硬化在 T_1WI、T_2WI 上均呈低信号（图 4-8D），且可出现典型的"双边征"。

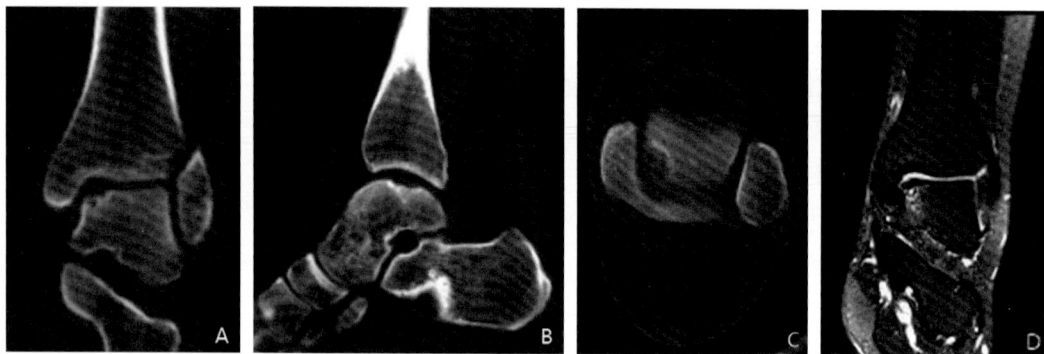

A、B、C 为 CT 表现：距骨穹窿部骨质少许塌陷、硬化，小囊样变；D 为 MRI T_2WI+FS 序列：
距骨滑车穹窿部骨质少许塌陷、小囊样变，见低信号硬化环及大片状水肿信号

图 4-8　距骨缺血性坏死 CT、MRI 表现

3. 晚期表现　出现软骨缺损，距骨变小、变扁、裂解、塌陷，关节间隙狭窄，继发退行性骨关节病。

链接

距骨缺血性坏死临床分期

Ficat 分期是目前临床中较为常用的分期系统之一，尤其适用于距骨缺血性坏死的分期。该分期系统将疾病分为四个阶段。

Ⅰ期：X 线及 CT 检查结果正常，核素骨扫描或 MRI 检查可发现阳性改变。

Ⅱ期：距骨整体轮廓正常，可见穹窿部出现囊性变和骨硬化表现，但无软骨下塌陷情况。

Ⅲ期：距骨出现软骨下塌陷。

Ⅳ期：可见关节间隙变窄，胫骨远端出现囊性变、骨赘形成等距胫关节和距下关节退行性改变的表现。

其中，Ⅰ期和Ⅱ期的病变属于可逆改变，而Ⅲ期和Ⅳ期的病变为不可逆改变。

考点与重点 距骨缺血性坏死的影像学表现

四、鉴 别 诊 断

大骨节病是一种以关节软骨和骺板软骨变性、坏死为基本病变的地方病，在我国主要分布于从川藏到东北的狭长地带，甘肃平凉市是重病区。对于成人非典型大骨节病距骨坏死，可通过正位 X 线测量胫骨远端关节面膨大、变形情况，再结合跟骨前后径变短、上下径变小等表现，以及病史、体格检查等进行综合判断，从而与距骨缺血性坏死进行鉴别。

链接

距骨假体置换术

距骨假体置换术作为近期兴起的新型技术，适用于终末期距骨坏死患者及距骨巨大肿瘤患者。该技术采用 3D 打印个性化全距骨假体，能够精确重建距骨的正常解剖结构，其适用范围较广，为患者提供了一种可保留关节功能的选择。目前该技术仍存在假体松动、聚乙烯衬垫磨损等并发症风险，需严格把握手术适应证。

？ 思 考 题

1. 试述股骨头缺血性坏死的病因病理、影像学表现、ARCO 分期。
2. 试述椎体骺板缺血性坏死的影像学表现。
3. 试述距骨缺血性坏死的影像学表现。

本章数字资源

第五章　骨与关节感染

第一节　概　　述

一、分　　类

骨感染按照病原体进行分类，主要分为三类。

（一）葡萄球菌性骨感染

葡萄球菌性骨感染主要由金黄色葡萄球菌引发，是最为常见的骨骼感染类型。其主要包括急性化脓性骨髓炎、慢性化脓性骨髓炎、化脓性关节炎、化脓性脊柱炎等。

（二）分枝杆菌性骨感染

分枝杆菌性骨感染主要由结核分枝杆菌导致。骨关节结核（osteoarticular tuberculosis）是一种较为常见的由结核分枝杆菌引起的慢性骨感染性疾病，大多继发于肺结核，好发于儿童和青年。其中，脊柱结核的发生率最高，其次为关节结核。

（三）布鲁氏菌属骨感染

布鲁氏菌属是一种革兰阴性短小杆菌，其中羊种布鲁氏菌致病力最强。脊柱是布鲁氏菌属感染最常见的部位，尤其是腰椎。

二、影像学检查技术

（一）X 线成像

X 线检查具有方便快捷、费用低廉的优点，对于骨骼感染中晚期的影像学表现能够良好显示，可表现为骨质破坏、椎间隙狭窄等情况。不过，其软组织分辨率较低，无法清晰显示软骨、肌肉、韧带等结构。该检查方法对骨感染早期诊断的价值有限，可作为初步筛查手段。

（二）CT 成像

CT 检查具有较高的密度分辨率，不存在影像重叠问题，在显示骨和软组织改变方面明显优于 X 线片。它对组织重叠部位和骨骼早期病变的细节显示效果令人满意，能够更清晰地显示死骨、冷脓肿的范围及钙化情况，是骨感染诊断的重要检查方法之一。

（三）MRI 成像

MRI 检查的软组织分辨率极高，能够早期发现骨髓水肿及周围软组织受累情况，准确判断病变范围，清晰显示脓肿与周围组织的关系。对于脊柱结核，还可观察脊髓有无受压情况，是骨结核诊断和病情评估的首选影像学检查技术。

在骨骼肌肉系统中，不同疾病采用各种影像检查方法的价值各不相同。对于临床怀疑的病变，需要有针对性地选择不同的影像检查方法，有时还需联合应用两种及以上的检查方法才能明确诊断。

第二节　骨关节化脓性感染

📋 案例导入

　　患者男性，12岁。因左腿疼痛、红肿、活动受限就诊。患者近半个月来左腿疼痛明显，伴局部红肿，疼痛部位难以活动。查体：左腿局部皮肤红肿，皮肤温度升高，左腿疼痛明显，活动受限。临床诊断为急性化脓性骨髓炎。

问题：1. 该患者需要做哪些影像学检查？
　　　2. 这些影像学检查对此病的诊断各有哪些优点和缺点？

一、急性化脓性骨髓炎

（一）病因病理

　　急性化脓性骨髓炎（acute suppurative osteomyelitis）的致病菌大多是金黄色葡萄球菌。其感染途径主要有三种：一是血行感染，为最常见的途径；二是邻近软组织或关节的化脓性病灶直接蔓延至骨骼；三是通过开放性创口侵入引发感染。

　　急性化脓性骨髓炎会同时累及骨皮质、骨松质、骨髓及骨膜。细菌栓子经滋养动脉进入骨髓后，通常停留在长骨干骺端。病灶先在骨髓腔内扩散，形成多个小脓肿，进而导致骨内压升高。当骨内压升高到一定程度，脓肿会穿破骨皮质，进入骨膜下形成骨膜下脓肿，甚至穿破皮肤，形成脓性瘘管。此外，骨膜被脓肿掀起及血栓性动脉炎的发生，会使骨骼的血供出现障碍甚至完全中断，最终继发骨坏死。

　　儿童骺板软骨对化脓性感染具有一定的阻挡作用，因此脓肿一般不易穿过骺板而侵犯骨骺和关节，化脓性感染极少引发化脓性关节炎。而成年人由于骺板已经愈合，不存在骺软骨的阻挡，感染更容易侵入关节，从而引起化脓性关节炎。

（二）临床表现

　　本病好发于儿童及青少年，男性患者更为多见。它可侵犯任何骨骼，但以长骨最为常见，好发部位为胫骨、股骨、肱骨的干骺端及骨干。急性化脓性骨髓炎起病急骤，病情进展迅速，症状较为严重。患者大多会出现高热、寒战及明显的全身中毒症状，局部软组织可出现红、肿、热、痛等炎症表现，患肢活动也会受到限制。实验室检查可发现白细胞计数明显升高。

（三）影像学表现

1. X线表现　　发病初期仅有周围软组织的改变，虽然临床症状明显，但在2周内进行X线检查时，骨质大多无异常变化。发病2周后，病变部位可出现骨质破坏的改变。

　　（1）软组织肿胀：临床症状出现24小时后，可观察到软组织肿胀，其密度增高，肌肉间隙消失，皮下组织与肌间的分界模糊，皮下脂肪层出现致密条纹影。

（2）骨质破坏：早期表现为干骺端局限性骨质疏松。随着病情进展，可见多发虫蚀样骨质破坏区，边缘模糊（图 5-1）。多个小的破坏区融合扩大，呈片状不规则低密度影，并向骨干延伸，严重时可达骨干的 2/3 或全骨干，还可能并发病理性骨折。

（3）骨膜反应：为层状或花边状致密影。若骨膜反应广泛，可包绕全骨或大部分骨干形成骨包壳，若骨包壳被穿破，可形成瘘管。

（4）死骨形成：死骨的密度高于周围骨质，大小和形态不一，多为长条状，其周围可见环状透亮带。

（5）骨质增生硬化：在骨质破坏区周围可见到骨密度增高影，病程越长，骨质增生越明显。

考点与重点 急性化脓性骨髓炎的 X 线表现

2. CT 表现 能够更早、更清晰地显示骨质破坏、死骨、骨膜下脓肿和软组织感染情况。它有助于发现 X 线片不能显示的较小骨质破坏和死骨，并且可以明确显示早期脓肿的部位和范围。随着病情发展，CT 能清晰地显示骨质增生硬化、窦道、骨内或软组织气体等表现。

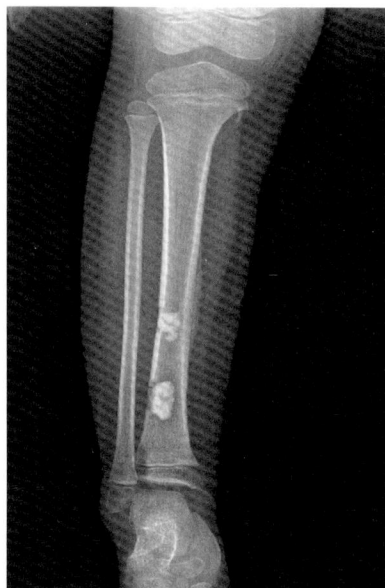

胫骨远端可见不规则骨质破坏区，可见骨膜反应及骨质增生硬化

图 5-1   急性化脓性骨髓炎 X 线表现

3. MRI 表现 在显示骨髓炎症和软组织感染范围方面明显优于 X 线片和 CT。MRI 可清晰显示骨质破坏前的早期感染征象，在 T_1WI 上表现为均匀低信号，与正常骨髓高信号形成鲜明对比，早期炎症阶段病灶边界模糊，随着骨质破坏进展，边界逐渐清晰。同时可见受累骨周围软组织肿胀，肌间隙和皮下脂肪层界线消失。在 T_2WI 上，炎性病灶、骨髓脓腔和骨膜下脓肿呈明显高信号，而死骨组织保持低信号特征，骨膜反应表现为低信号线状结构。增强扫描时可见脓肿壁环形强化，中心坏死液化区无强化（持续低信号），周围炎性组织呈片状强化（图 5-2）。

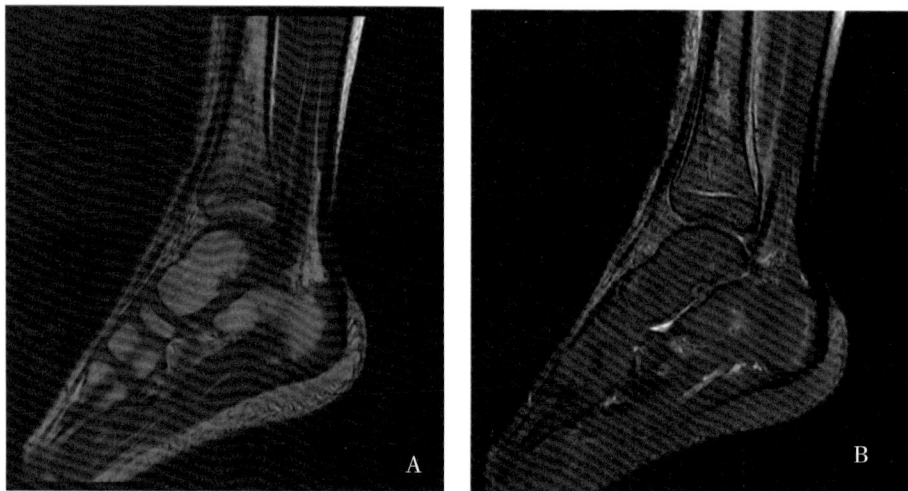

A 为 T_1WI：胫骨远侧干骺端至骨干髓腔斑片状低信号；B 为 T_2WI：炎性病灶呈高信号

图 5-2   胫骨急性化脓性骨髓炎 MRI 表现

（四）鉴别诊断

本病应与恶性骨肿瘤，如成骨肉瘤、尤因肉瘤等进行鉴别。骨肉瘤与化脓性骨髓炎存在诸多相似之

处，例如两者均会出现弥漫性骨质破坏、较为明显的新生骨及广泛的骨膜反应。以下几点有助于对二者进行鉴别。

（1）化脓性骨髓炎的骨破坏、新生骨和骨膜反应从早期到晚期的变化具有规律性，即早期骨破坏边界模糊，新生骨密度较低，骨膜反应轻微；到晚期骨破坏边界清晰，新生骨密度较高，骨膜反应光滑完整；而骨肉瘤的情况则相反，骨质新生的速度和骨膜反应的速度均慢于肿瘤侵袭破坏的速度。

（2）骨髓炎在出现骨质破坏的同时伴有骨质增生，破坏区内可见长条状死骨。

（3）骨髓炎早期有较广泛的软组织肿胀，当骨破坏出现后，肿胀反而会消退；而骨肉瘤在穿破骨皮质后往往会形成明显的软组织肿块。

（4）动态观察发现，骨肉瘤病程进展相对较慢；骨髓炎在急性期进展迅速，慢性期发展缓慢，经治疗后可处于相对稳定状态。对于相对较难鉴别的病例，需要临床、影像学和病理三者密切结合，进行综合分析以确定诊断。

医者仁心

仁心照亮骨髓炎患者"医"路

在湖北麻城歧亭镇，87岁的老中医张自强仍坚守在骨伤门诊，年出诊200余天，年门诊量超万人。自20世纪六七十年代起，他便师从名医李学祥，潜心钻研野葡萄根外敷疗法，用于治疗骨髓炎等骨病。面对大别山区医疗资源匮乏的困境，他几十年如一日，将这一传统疗法创新发展，最终使"麻城歧亭骨髓炎软膏组方制作技艺"入选湖北省非物质文化遗产。张自强的诊室里挂满锦旗，每一面都记录着一个感人故事。他曾冒险收治一位被建议截肢的化脓性膝关节炎患者，最终使其康复行走。为方便急诊，他把家安在医院附近，常常忙到下午两三点才吃上午饭，却仍坚持为外地患者当天寄药。退休后，他依然带领年轻医生传承中医技艺，用行动诠释"只要患者需要，我就会一直坚守"的医者仁心。

二、慢性化脓性骨髓炎

（一）病因病理

慢性化脓性骨髓炎（pyogenic osteomye-litis）大多由急性化脓性骨髓炎治疗不及时或治疗不彻底迁延所致。

慢性化脓性骨髓炎的主要特征为骨质增生硬化，死骨和脓肿可长期存在，会刺激病灶周围形成大量的骨质增生硬化及骨膜反应。新生的骨小梁排列杂乱无章，骨膜反应致使骨皮质增厚，髓腔变窄，骨骼出现增粗、变形的情况。随着病情的进展，骨内脓肿会逐渐被肉芽组织所取代；软组织脓肿被肉芽组织吸收后会形成瘢痕。

（二）临床表现

慢性化脓性骨髓炎患者全身症状轻微或者无全身症状，急性发作时可出现明显的全身症状，表现为发热、寒战；病变局部会出现红、肿、疼痛症状，形成窦道并伴有流脓现象；病变时好时坏，迁延数年甚至十数年，久治不愈。

（三）影像学表现

1. X线表现 主要表现为广泛的骨质增生、硬化，可见脓腔及死骨。

（1）骨质增生硬化：在骨质破坏周围可见明显且广泛的骨质增生硬化，骨的正常结构消失，骨皮质增厚，髓腔变窄、闭塞，甚至完全消失（图5-3）。

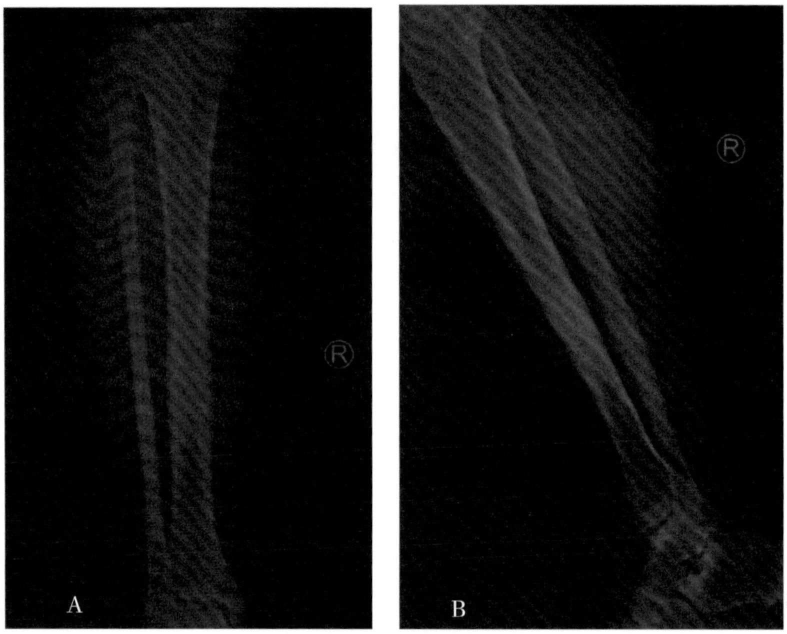

胫骨及腓骨骨干骨质增生硬化，骨皮质增厚，髓腔消失，骨干增粗

图 5-3　慢性化脓性骨髓炎 X 线表现

（2）骨膜反应：多呈层状或花边状，部分与骨皮质融合，进而使骨皮质增厚。

（3）骨质破坏和无效腔：在骨质密度显著增高的区域内仍可见骨质破坏，骨质破坏在新生骨包绕下形成无效腔。

（4）死骨：在骨质破坏区域内，死骨多呈长条形或方形，其长轴与骨干平行，周边可见密度减低影环绕。死骨通向骨皮质表面的管道状骨质破坏即为骨瘘管。

2. CT 表现　CT 对于显示骨质增生硬化、骨质破坏、骨膜反应、死骨等情况，特别是显示骨髓腔内感染，比 X 线片更为敏感（图 5-4）。CT 能更清晰地发现较小的骨质破坏、较小的死骨及骨髓腔内的感染。

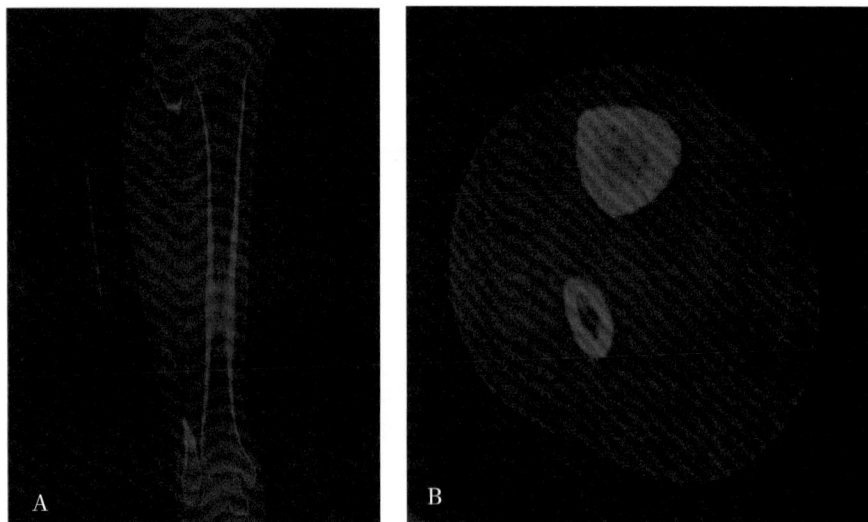

胫骨及腓骨骨干骨质增生硬化，骨皮质增厚，胫骨骨髓腔消失

图 5-4　慢性化脓性骨髓炎 CT 表现

3. MRI 表现　能够清晰地显示炎症组织、脓肿、窦道或瘘管，有助于疾病的诊断及鉴别诊断，对

于不典型骨髓炎与肿瘤的鉴别亦很有帮助。

（四）鉴别诊断

由骨皮质或骨膜感染引发的局限性不典型骨髓炎，需与骨样骨瘤和硬化性骨肉瘤进行鉴别。

1. 骨样骨瘤　好发于胫骨、股骨等长管状骨，85% 发生在骨皮质。患者会有持续性疼痛，在 X 线平片上可见瘤巢，骨质破坏区显示透亮的低密度影，周围环绕着高密度的骨质硬化环。在 MRI T_1WI 片上，骨皮质感染的破坏灶表现为高信号，而骨样骨瘤通常表现为中等信号强度。

2. 硬化性骨肉瘤　常伴有 Codman 三角的特征性表现，尤其是存在周围软组织肿块，这是其进行鉴别诊断的重要依据。

三、化脓性关节炎

（一）病因病理

化脓性关节炎（suppurative arthritis）是由细菌感染滑膜引发的关节化脓性炎症。致病菌以金黄色葡萄球菌最为多见，主要通过血行播散至关节内。

致病菌先侵犯关节滑膜，引发滑膜肿胀、充血、浆液渗出，进而形成关节积液；随着病情发展，会出现纤维蛋白渗出。感染严重时，滑膜变性坏死，脓液渗出，中性粒细胞溶酶体破裂并释放出大量蛋白溶解酶，致使关节软骨受到侵蚀，继而破坏关节软骨和软骨下骨质，以关节面承重部分最为明显。同时，病变会累及关节周围软组织，引起软组织炎症浸润，形成脓肿及窦道。病变愈合时，肉芽组织长入关节腔，发生纤维化或骨化，最终导致关节骨性强直。

（二）临床表现

本病以儿童和婴儿较为多见，成人少见。该病可累及全身任何关节，多见于承重的大关节，如髋关节、膝关节等。多为单发，偶可多发。起病急骤，全身症状较为明显，出现高热、寒战，以及白细胞计数增多、红细胞沉降率加快等全身中毒症状。病变关节呈红、肿、热、痛，伴有活动障碍、局部压痛，触之有波动感，还可出现关节脱位或半脱位。关节可因肌肉痉挛而呈强迫体位。

（三）影像学表现

1. X 线表现　①早期：关节周围软组织和关节囊肿胀，关节间隙增宽，局部出现骨质疏松。随着病情进展，关节软骨下骨质发生破坏，最早出现在关节承重部位，继而关节间隙变窄。关节结构破坏严重时，可发生病理性脱位。在儿童中，还可引起骨骺分离。②晚期：骨性关节面出现骨质增生硬化，关节间隙消失，出现骨性强直，周围软组织可出现钙化。

2. CT 表现　CT 能够较早且较好地显示化脓性关节炎导致的关节肿胀、关节积液及关节破坏情况。尤其是对于髋关节、肩关节和骶髂关节等复杂关节，CT 在显示骨质破坏（彩图 9）及脓肿侵犯的程度、范围等方面，比 X 线片具有更高的敏感性，对细微结构的显示也更加清晰。

3. MRI 表现　MRI 是早期诊断化脓性关节炎的重要影像学方法。与 X 线片和 CT 相比，MRI 对显示化脓性关节炎的滑膜炎和关节渗出液更为敏感，能够明确炎症侵犯周围软组织的范围，还可清晰显示关节囊、韧带、肌腱、软骨等关节结构的破坏情况。

（四）鉴别诊断

临床上本病应与以下疾病进行鉴别。

1. 结核性关节炎　病程长，无急性症状及体征，骨质破坏多发生在非负重部位，以关节边缘性侵蚀破坏和骨质疏松为特征，晚期可出现纤维性强直，很少出现骨性强直。

2. 类风湿性关节炎   是一种自身免疫性疾病，多见于中年女性，呈慢性起病，病程长。类风湿性关节炎通常是对称性、多发性地侵及手足小关节，关节间隙变窄出现较早，且呈均匀性变窄，随后再侵及骨性关节面。

四、化脓性脊柱炎

化脓性脊柱炎（suppurative spondylitis）临床较为少见，是由化脓性细菌侵犯脊椎所引发的急性炎症。

（一）病因病理

化脓性脊柱炎根据病变侵犯的部位，可分为脊椎骨髓炎和化脓性椎间盘炎。以椎体病变为主的称为脊椎骨髓炎，以椎间盘受累为主的则称为化脓性椎间盘炎。前者多源于泌尿生殖系统的血行感染；后者最常见于腰椎穿刺、椎间盘造影、手术椎间盘摘除术后引发的感染。二者也可由邻近化脓性病灶蔓延或创伤直接感染而引发。致病菌以金黄色葡萄球菌最为常见，也可以是链球菌、白色葡萄球菌、大肠杆菌等。

脊椎骨髓炎的感染病灶多发生于椎体的松质骨内，有时可起始于椎体的软骨下骨板。骨质破坏发生较快，但在骨质破坏早期就会出现成骨性反应，同时椎间盘也会遭到破坏，可形成椎旁脓肿，不过脓肿一般较小，容易被忽略。脓肿进入椎管，会压迫脊髓，进而引发脊椎病理性骨折与椎体滑脱移位。化脓性椎间盘炎可由细菌直接感染椎体终板，而后累及椎间盘；病变也可破坏椎体，并侵犯小关节；椎间盘化脓后，脓液极易进入椎管，形成脓肿并压迫脊髓。到了晚期，病灶周围会出现骨质增生硬化。

（二）临床表现

本病多见于成人。脊椎骨髓炎以腰椎最为常见，胸椎、颈椎与骶椎次之。大多数患者发病急骤，全身症状严重，常出现持续高热、寒战，可伴有脊柱剧痛，活动明显受限，因背部或腰部剧痛常被迫卧床，且存在局限性棘突叩击痛。化脓性椎间盘炎以腰椎为好发部位，通常仅累及一个椎间盘和邻近椎体。该病可起病急骤，也可起病缓慢，多无明显的全身症状，其疼痛在活动后加重或引发，休息后可缓解，伴有明显的叩击痛。

（三）影像学表现

1. 脊椎骨髓炎

（1）X线表现：早期X线检查多无阳性表现，需在短期内复查。根据脊椎骨髓炎的发病部位可分为4种类型。

1）边缘型：又称椎间型，早期椎体出现骨质疏松，继而椎体的上下缘可见斑点状、虫蚀状骨质破坏，并向邻近椎体蔓延。椎间隙迅速变窄甚至消失；2～3个月后逐渐出现骨质硬化、椎旁韧带骨化，两椎体间、椎旁或前缘形成特征性的粗大骨桥，甚至出现两椎体骨性融合。

2）中央型：又称椎体型，早期仅见骨质疏松，继而椎体遭到破坏，椎体常被明显压缩，椎体出现骨质增生硬化，椎间隙可正常或轻度狭窄。

3）骨膜下型：椎体皮质增厚，前纵韧带和椎旁韧带发生骨化，椎体边缘形成骨赘和骨桥，骨松质和椎间隙无改变。

4）附件型：脊柱附件早期可见不规则骨质疏松和骨质破坏，逐渐产生骨质增生硬化；晚期出现边缘锐利的骨质缺损和不规则囊性透光区，最终可导致椎小关节骨性融合。

脊椎骨髓炎多累及椎体，附件受累相对较少。病变周围的软组织一般受累轻微，以上各型早期（2周以内）均可形成椎旁软组织脓肿，但范围通常比结核形成的冷脓肿小。

（2）CT表现：CT比X线片能更清楚地显示椎体的骨质破坏及软组织改变，尤其易于观察椎体骨质破坏周围的骨质增生硬化情况。增强扫描时，可清楚地显示椎旁脓肿。

（3）MRI 表现：与 X 线和 CT 相比，MRI 对显示骨髓炎性病变和周围软组织病变更为敏感，是早期诊断化脓性脊柱炎的重要方法。化脓性脊柱炎 MRI 可分为急性期、亚急性期和慢性期。

1）急性期：椎体内骨髓出现炎症浸润、水肿、充血及脓液，T_1WI 呈低信号，T_2WI 呈高信号，并可显示脊髓受压及受压的程度。同时，骨髓内的炎性改变在 T_1WI 上显示弥漫性或片状低信号区，与高信号的脂肪形成良好对比，在 T_2WI 上骨髓内脂肪信号减低，炎性病变呈高信号。

2）亚急性期或慢性期：椎体骨质破坏与周围增生在 T_1WI 上呈低信号，病变脓液在 T_2WI 上呈高信号。

增强扫描可显示病灶内的肉芽组织明显强化，而脓液和死骨不强化，骨髓水肿强化不均匀。

2. 化脓性椎间盘炎

（1）X 线表现：在发病 10 天以内，X 线检查即可显示受感染椎间盘对应的椎体上、下面终板出现破坏；2 周以后，可发生溶骨性破坏、椎间隙变窄、椎旁软组织肿胀。晚期可发生椎体骨性融合。

（2）CT 表现：临床症状出现后第 5 天,CT 检查即可显示异常表现，即邻近椎间盘的椎体出现破坏，与椎间盘界限不清晰，椎间盘与相邻椎体破坏处可形成缺损。椎间盘变扁或膨大。矢状位和冠状位可见相邻椎体边缘不规则破坏和硬化，椎间隙变窄，椎体压缩变扁。

（3）MRI 表现：MRI 比 X 线和 CT 能更早地发现病变。椎间盘感染后，在 T_1WI 上，椎间盘相邻的椎体内出现低信号区，与椎间盘的低信号相融合。由于较小儿童骨髓的造血成分较多，脂肪性骨髓成分较少，其在 T_1WI 上信号较低，与炎症组织的信号差别较小，容易被忽略。在 T_2WI 上，感染的椎间盘呈高信号，髓核裂隙消失，形态不规则，可呈线条状，失去其正常结构。相邻椎体的边缘，在 T_1WI 上可呈低信号，也可呈高信号。

（四）鉴别诊断

临床上本病应与以下疾病进行鉴别。

1. 脊柱结核　常累及多个部位，主要侵犯终板的前下方，导致前纵韧带下方出现蔓延性病变。椎体的慢性破坏可引发驼背畸形。CT 检查显示椎旁冷脓肿的钙化是脊柱结核的特征性表现，且脊柱结核形成的脓肿范围通常比化脓性脊柱炎的脓肿范围大。

2. 布鲁氏菌属脊柱炎　X 线表现与化脓性脊柱炎类似，需依靠患者的职业史、接触史及细菌学检查进行鉴别。布鲁氏菌属脊柱炎的骨质破坏相对局限。

3. 伤寒性脊柱炎　患者一般有伤寒病史，血清肥达反应呈阳性。其病程可从急性发展到慢性，可能伴有胃肠道并发症。病变部位常累及一侧椎弓根，影像学检查可见椎旁软组织块影，其形态与椎旁脓肿不同，不具备椎旁脓肿的对称性特征。血液培养及局部穿刺脓液培养对于鉴别诊断伤寒性脊柱炎与化脓性脊柱炎具有重要意义。

第三节　骨关节结核

骨关节结核（osteoarticular tuberculosis）是由结核分枝杆菌侵犯骨或关节所致的慢性特异性感染，多继发于肺结核，好发于儿童和青年。以脊柱结核的发生率最高，约占 50.9%，其次为关节结核，骨结核较少见。

结核分枝杆菌经血行到达骨或关节，易停留在血管丰富的骨松质及负重大、活动较多的关节（如髋关节、膝关节）的滑膜内，进而引发疾病。在病理组织学上，骨关节结核可分为干酪样坏死型和增生型。前者较为多见，其特点是出现干酪样坏死和死骨形成；当病变突破骨皮质时，会在相邻软组织内形成脓肿，局部无红、热、痛的表现，这种脓肿被称为"冷脓肿"或"寒性脓肿"。增生型相对少见，主要以形成结核肉芽肿组织为主，没有明显的干酪样坏死和死骨形成。

一、骨　结　核

（一）脊柱结核

脊柱结核是骨关节结核中最常见的类型，好发于儿童和青年。以腰椎受累最为常见，胸腰段次之，颈椎较少见。常累及相邻两个椎体，甚至数个椎体相继受累。根据骨质最先破坏的部位，脊柱结核可分为椎体结核和附件结核。椎体结核又可分为中心型、边缘型和韧带下型。约90%的脊柱结核发生于椎体，单纯附件结核少见。

1.病因病理　结核分枝杆菌通过血行播散至椎体，一般滞留于椎体前软骨终板下区，引发椎体骨质破坏，并通过椎体软骨终板孔侵入椎间盘，导致椎间盘感染；还可向前纵韧带下方蔓延。病变部位常发生干酪样坏死，干酪样坏死物液化后可在局部形成"冷脓肿"，或沿筋膜间隙向下流注，在远处形成"冷脓肿"。由于病变椎体无法负重，易发生椎体压缩楔形变，进而导致脊柱后凸畸形。

2.临床表现　临床上发病较为隐匿，病程进展缓慢，症状相对较轻。全身症状可表现为低热、食欲差和乏力。局部常出现脊柱活动受限，伴有颈、背、腰痛或下肢痛，以及脊柱后凸畸形。

3.影像学表现

（1）X线表现：与脊柱结核的类型有关，主要表现为椎体骨质破坏、椎间隙变窄、椎旁脓肿、"砂砾"状死骨和继发脊柱畸形（图5-5）。

1）中心型：椎体内可见圆形或不规则形的骨质缺损区，可有小死骨，边缘模糊不清。椎体可塌陷变扁或呈楔形，脊柱可见后凸成角畸形。若病变继续发展，整个椎体可全部被破坏而消失，多见于胸椎。

2）边缘型：破坏起始于椎体的上、下缘，逐渐向椎体和椎间盘侵蚀并蔓延，随着椎体破坏范围扩大，椎间隙变窄，多见于腰椎。

3）韧带下型：病变常起始于前纵韧带下，累及数个椎体，椎体前缘出现破坏；若病变继续发展，向后扩散可同时累及多个椎体及椎间盘，主要见于胸椎。

4）附件型：较少见，包括棘突、横突、椎弓、椎板及小关节突结核，表现为骨小梁模糊，骨质密度降低，骨皮质模糊且中断。

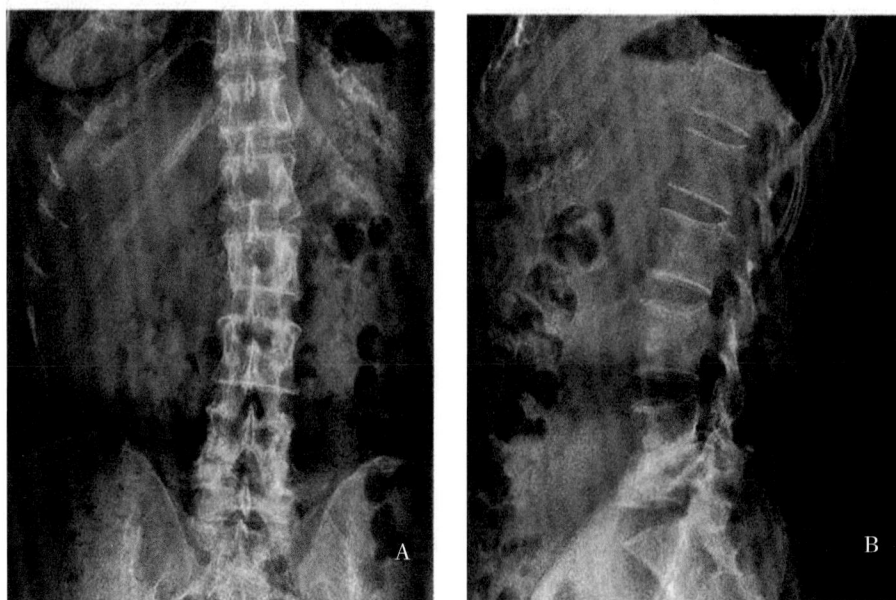

A为正位、图B为侧位：第4、5腰椎椎体相对缘骨质破坏，椎间隙显著变窄，第5腰椎椎体塌陷变形

图5-5　脊柱结核X线表现

（2）CT表现：CT检查有助于早期发现脊椎不规则的溶骨性和虫蚀状骨破坏，以及小片死骨情况。椎间盘会存在不同程度的破坏，在冠状位或矢状位重建图像上可见椎间隙狭窄（图5-6）。CT检查还能清楚地显示椎旁脓肿的位置及椎管内硬膜外脓肿的范围，同时可判断脓肿区内有无钙化。

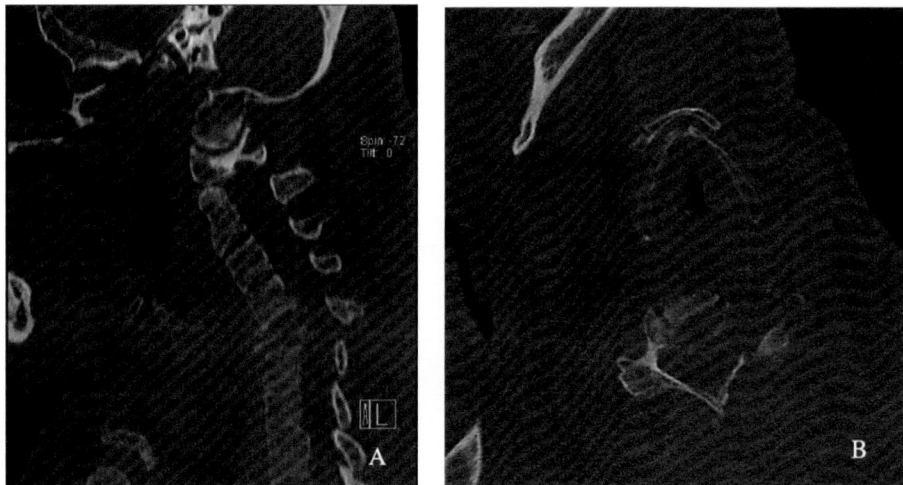

A为矢状位：第5颈椎椎体骨质破坏，塌陷变形，颈椎间成角畸形，颈4、5、6椎间隙狭窄；
B为轴位：椎体不规则破坏，椎旁冷脓肿形成，其内散在斑点状钙化灶

图5-6　脊柱结核CT表现

（3）MRI表现：能够显示病变早期脊柱结核内的炎性水肿情况。在 T_1WI 上，病变多呈均匀或混杂的低信号；在 T_2WI 上，病变则多呈混杂的高信号或部分均匀的高信号。增强扫描时，病变多呈不均匀强化，在椎体终板附近可见米粒状低信号影，此为死骨的信号表现。受累的椎间盘在 T_1WI 上多呈低信号，在 T_2WI 上多呈不均匀混杂高信号，增强扫描时椎间盘呈不均匀强化。MRI可清楚地显示脊柱结核沿前纵韧带下蔓延的特征；椎旁脓肿和肉芽肿在 T_1WI 上呈低信号或等信号，在 T_2WI 上多呈混杂高信号或均匀高信号，增强扫描时可有不均匀强化、均匀强化及环状强化三种强化形式，且脓肿壁薄并呈均匀强化。附件结核灶在 T_1WI 和 T_2WI 上因受周围脂肪信号的影响，常不易清晰显示，采用脂肪抑制序列可清晰显示其破坏灶，在 T_2WI 上呈明显的高信号。

4.鉴别诊断　脊柱结核需与化脓性脊柱炎、椎体压缩性骨折及溶骨性转移性骨肿瘤进行鉴别。

（1）化脓性脊柱炎：也可出现椎体破坏、椎间隙狭窄和椎旁脓肿形成的情况，但该病发病较急，病程短，破坏进展迅速，骨质增生硬化及骨桥形成较为明显，椎体和椎间隙的改变发展迅速，骨质增生出现的时间比结核早，死骨体积较大，附件受侵犯的情况比结核更常见。

（2）椎体压缩性骨折：患者大多有外伤史，病变大多累及一个椎体，多表现为椎体前中部压缩，致使椎体呈楔状变形，一般椎间隙保持正常，无椎旁脓肿形成。

（3）溶骨性转移性骨肿瘤：患者发病年龄多在40岁以上，有原发肿瘤病史，临床疼痛症状明显，早期多表现为椎体后部及椎弓根破坏，但椎间隙保持正常，无碎片状死骨和寒性脓肿形成。

（二）长骨结核

1.临床表现　长骨结核以骨骺与干骺端受累最为常见，骨干受累较少见。其好发部位为股骨近端、尺骨近端及桡骨远端，其次为胫骨近端、肱骨远端及股骨远端。病变可向关节方向发展，进而形成关节结核。发病初期，患者邻近关节活动受限，伴有酸痛不适感，负重活动后症状加重，局部出现肿胀，但无明显热感。

2.影像学表现

（1）X线表现：骨骺、干骺端结核较多见，可分为中心型和边缘型。

1）中心型：病变早期表现为局限性骨质疏松，随后可出现散在的点状骨质破坏区，这些破坏区逐渐扩大并相互融合，形成类圆形或不规则的破坏区（图5-7）。病灶边缘大多较为清晰，周围无明显骨质增生及骨膜反应。在骨质破坏区内，有时可见"沙砾"状死骨，其密度不高，边缘模糊。破坏灶常横跨骺板，这是骨骺、干骺端结核的特点。

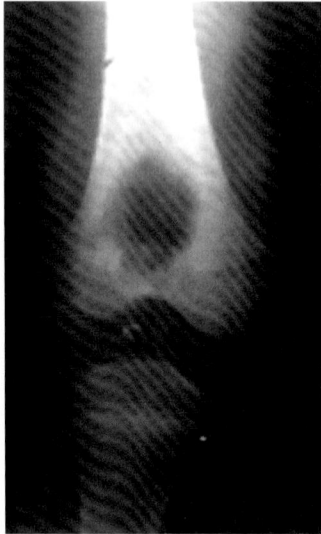

股骨干骺端类圆形骨质破坏，病变穿破骺板累及远侧骨骺，
周边无骨质增生及骨膜反应

图 5-7　骨骺、干骺端结核 X 线表现

2）边缘型：病灶多见于骺板愈合后的骺端，尤其是长骨骨突处（如股骨大粗隆）。早期表现为局部骨质不均匀破坏，进一步发展后，形成不规则的骨质缺损，可伴有薄层硬化缘，周围软组织出现肿胀。

（2）CT 表现：能够较早发现骨质破坏区，并且可以更清楚地显示"砂砾"状死骨。

3. 鉴别诊断　临床上本病应与以下疾病进行鉴别。

（1）骨囊肿：好发于骨干或干骺端的中心部位，多表现为卵圆形透亮影，其长径与骨干长轴一致，边缘硬化。囊腔内无死骨，也无骨膜增生现象，易并发病理性骨折。CT、MRI 表现为典型的含液囊性病变特征。

（2）成软骨细胞瘤：好发于 10 ~ 20 岁的青少年，病变部位在骨骺区，表现为囊状破坏，可见分叶状轮廓，病灶边缘硬化，瘤内有时可见钙化或骨化影。

（三）短骨结核

1. 临床表现　短骨结核又称结核性指（趾）骨炎或骨气臌，多见于 5 岁以下儿童。病变常呈双侧多发，好发于近节指（趾）骨。患者可有肿胀等轻微症状，本病大多可自愈，偶有破溃形成窦道的情况。

2. 影像学表现　X 线表现为双侧多指、多骨发病。早期仅可见软组织肿胀，手指呈梭形增粗，伴有局部骨质疏松；继而骨干内出现圆形、卵圆形多房膨胀性骨破坏，病灶内有时可见粗大且不规整的残存骨，很少出现死骨，这种情况称为骨气臌。病灶边缘大多较为清晰，可有轻度硬化，并可见层状骨膜增生或骨皮质增厚呈纺锤状改变。严重的骨破坏可蔓延至整个骨干，病变很少累及关节，但有时可形成瘘管。修复期时，软组织肿胀消退，破坏区逐渐缩小并发生硬化。痊愈后可不留任何痕迹。

3. 鉴别诊断　临床上本病应与以下疾病进行鉴别。

（1）内生性软骨瘤：好发于骨骺端或骨干，呈偏心性膨胀性生长，与正常骨组织分界清晰。瘤区内可见条状骨嵴及斑点状钙化影，骨皮质变薄，无骨膜增生，这是与短骨结核进行鉴别诊断的重要特点。

（2）小骨巨细胞病变：呈膨胀性改变，内部无明显死骨。MR 检查表现为 T_1WI 呈稍低信号，T_2WI

呈高或混杂信号，增强扫描时病变明显强化。

二、关 节 结 核

根据发病部位，关节结核可分为骨型和滑膜型。骨型关节结核是先发生骨骺、干骺端结核，而后蔓延至关节，侵犯滑膜和关节软骨。滑膜型关节结核是结核菌首先侵犯滑膜，随后逐渐破坏关节软骨及骨端，其中以骨型关节结核多见。在晚期，当关节组织和骨质均出现明显改变而无法分型时，称为全关节结核。

（一）临床表现

关节结核多见于儿童和青少年，好发部位多为髋关节和膝关节等承重的大关节。其发病及病程进展缓慢，症状较为轻微。活动期患者可出现全身症状，如盗汗、低热、食欲减退、消瘦，同时伴有关节肿痛和活动受限。

（二）病因病理

结核分枝杆菌侵入关节，病变起始于关节滑膜，引发渗出和增生改变。早期病变以渗出为主，关节渗出液中含有大量纤维蛋白和少量白细胞。由于缺乏蛋白酶，病变呈慢性发展过程，关节软骨破坏出现较晚；随着病变的逐步进展，滑膜肉芽组织增生，肉芽组织先侵入关节软骨，继而侵犯软骨下骨质，还可从关节囊附着部位，即关节非承重面侵入骨内；愈合阶段，关节腔内有大量纤维蛋白充填，并通过肉芽组织的长入而发生机化，最终造成关节纤维性强直。

（三）影像学表现

1. X 线表现

（1）骨型关节结核：常见于髋、肘关节。其表现为在骨骺与干骺端结核的基础上，又出现关节周围软组织肿胀、关节骨质破坏，以及关节间隙不对称狭窄等情况。以关节为中心呈"对吻状"骨破坏是关节结核的典型表现。

（2）滑膜结核：最常见于膝、踝和髋等关节。病变早期，由于关节囊增厚、滑膜充血水肿及关节内积液，X 线表现为关节囊和关节周围软组织肿胀膨隆，密度增高，软组织层次模糊，关节间隙正常或稍增宽，同时关节周围出现骨质疏松。这些表现可持续数月甚至一年以上。软骨和关节面受侵犯首先发生在关节非承重面（骨端边缘部分），表现为虫蚀状骨质破坏，边缘模糊，且关节上、下边缘多对称受累。随着破坏范围扩大，可表现为类圆形骨质缺损，向内侵犯关节面，导致关节间隙变窄（图 5-8），且多呈不对称性。关节骨端出现骨质疏松，周围肌肉萎缩，关节周围软组织内形成寒性脓肿，若脓肿穿破皮肤则形成瘘管，晚期可发生关节半脱位。严重病例在病变愈合后多发生纤维性关节强直。

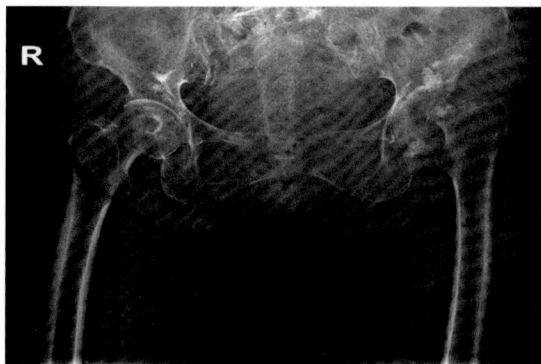

左侧髋股骨头破坏消失，关节间隙相对增宽，右侧股骨头内类圆形骨质破坏区，部分边缘硬化

图 5-8　关节结核 X 线表现

2. CT 表现　骨型关节结核的 CT 表现与骨骺、干骺端结核相同，同时还会出现关节肿胀、积液、关节骨质破坏（图 5-9）等情况。滑膜型关节结核在 CT 上可清楚地显示关节囊增厚、关节腔积液及周围软组织肿胀或脓肿的部位和范围。进行 CT 增强检查时，关节囊和脓肿壁多呈均匀性强化。

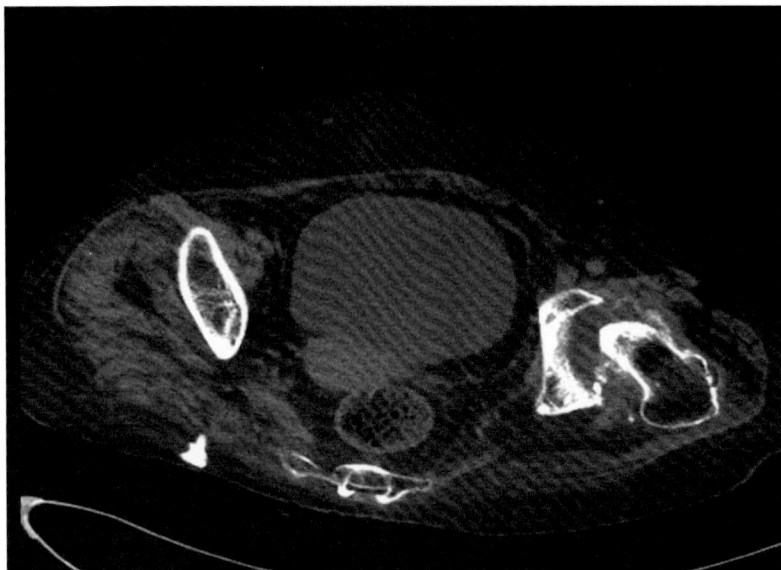

左侧髋关节关节间隙增宽、积液，关节骨端骨质破坏

图 5-9　关节结核 CT 表现

3. MRI 表现　能够全面地显示关节腔积液、滑膜肿胀、关节周围脓肿、软骨及软骨下骨破坏等情况，有助于进行疾病的诊断和鉴别诊断。

（四）鉴别诊断

临床上本病应与以下疾病进行鉴别。

1. 化脓性关节炎　起病急骤，病变发展迅速，关节软骨较早受到破坏，出现关节间隙变窄，且常为均匀性变窄。骨破坏发生在关节承重面，在出现骨破坏的同时伴有骨质增生，骨质疏松现象不明显。

2. 类风湿性关节炎　骨破坏同样从关节边缘开始，骨质疏松明显，这一点与结核相似。但类风湿性关节炎常对称性地侵及多个关节，关节间隙变窄出现较早，且为均匀性变窄，随后再侵及骨性关节面。

第四节　布鲁氏菌属骨感染

一、病 因 病 理

布鲁氏菌属侵入人体后，会引发变态反应，具体表现为渗出、增生及肉芽肿形成。镜下观察可见病变区组织细胞增生，骨髓腔内肉芽组织增生，骨质破坏起始于富含血管的上终板，随后可扩散至椎体、椎间盘及相邻椎体。椎体可出现局灶性破坏，偶尔可见死骨。在病变过程中，会出现广泛新骨形成，同时新的破坏现象也会发生，椎体间常因椎间盘破坏而表现为骨性融合。

二、临 床 表 现

布鲁氏菌属骨感染患者常见高热、多汗、头痛等症状，且常出现波状热，还可伴有乏力、肝脾肿大等。

脊柱是布鲁氏菌属感染最常见的部位，尤其是腰椎，患者多表现为腰骶部疼痛，少数表现为腹痛。

当病变累及关节时，会出现关节疼痛、肿胀、局部压痛等症状。若病变压迫脊髓，则会出现脊髓、神经根刺激或压迫症状，如肢体麻木、无力、大小便失禁等。

三、影像学表现

1. X 线表现　早期可见局限性骨质疏松、椎体边缘小圆形或不规则破坏区，以及椎间隙狭窄。中晚期时，椎体边缘骨质增生呈"鸟嘴"状，可形成骨桥，还可见韧带钙化或骨化。椎间小关节炎表现为关节面破坏、间隙变窄或骨性强直。

2. CT 表现　可见椎体多发小圆形低密度破坏区，直径不超过 5mm，多位于椎体边缘。骨小梁粗大紊乱，伴有增生硬化带，无死骨及椎弓根破坏。椎间盘呈等密度改变，椎旁软组织影与椎体破坏区相连，无流注脓肿形成。前纵韧带、棘间韧带可见钙化。

3. MRI 表现　急性期椎间盘及相邻椎体 T_1WI 呈低信号、T_2WI 呈高信号。慢性期椎体信号不均匀，有低信号硬化带，椎间盘 T_1WI 呈低信号、T_2WI 呈高信号或混杂高信号。椎旁脓肿 T_1WI 呈低或中等信号，T_2WI 呈高低混杂囊性信号，增强扫描时脓肿壁呈不规则强化。

四、鉴别诊断

临床上本病应与以下疾病进行鉴别。

1. 脊柱结核　患者疼痛感相对较轻，多发生于胸腰段，易出现楔形变，易形成椎旁脓肿且有流注趋势。椎体破坏区内有死骨，椎间隙明显狭窄或消失，多数患者红细胞沉降率快，结核菌素试验呈强阳性。

2. 化脓性脊柱炎　起病急，症状重，病程短，多为血行感染，常继发于身体其他部位感染。椎体破坏、骨髓水肿、骨质增生硬化并存，椎体变形塌陷程度较轻，椎间盘病变及椎间隙变窄程度也较轻，椎旁脓肿少见，多为厚壁小脓肿。

3. 脊柱转移瘤　患者多有原发肿瘤病史，影像学上常表现为多椎体跳跃式受累，椎体后份、椎弓及附件更易受累，常不累及椎间盘，可伴有骨质破坏、软组织肿块等。

链接

AI 在骨关节疾病领域的应用发展

目前，人工智能（artificial intelligence，AI）在骨关节应用方面展现出巨大的潜力。AI 的概念于 20 世纪 50 年代首次被提出。其与医疗领域的融合，主要借助大数据分析和机器学习算法来实现。这种融合降低了医疗服务成本，提升了服务效率，同时也推动了医疗领域的发展进程。现阶段，AI 在骨关节系统的具体应用主要包括以下三个方面：一是骨关节影像数据的处理，能快速精准地提取关键信息；二是对部分疾病进行分类筛查，辅助医生更早地发现潜在病症；三是辅助影像科医师作出简单决策，提高诊断的一致性和准确性。随着技术的持续进步，AI 在骨关节领域有望实现更深入、更广泛的应用，为患者带来更多福祉。

❓ 思考题

1. 试述急性化脓性骨髓炎的影像学表现。
2. 试述化脓性关节炎与滑膜性关节结核的鉴别要点。
3. 试述化脓性关节炎的 X 线表现。

本章数字资源

第六章　骨肿瘤与瘤样病变

📋 **案例导入**

　　患者女性，22岁，5年前体检发现右股骨下端肿物，无疼痛，右下肢活动正常，局部皮肤温度正常。未进一步检查及治疗。一个月前复查发现右下肢肿物较前增大。否认有高血压、糖尿病等病史及药物、食物过敏史。查体：右下肢肌力正常，右侧股骨下段无明显压痛，局部皮肤温度正常，右膝关节活动度正常。

问题：1. 为明确诊断，该患者需进行哪些影像学检查？各检查方法的优缺点是什么？

　　　　2. 若影像诊断提示肿瘤性病变，如何通过影像学特征鉴别良恶性骨肿瘤？

　　骨肿瘤（bone tumor）是指起源于骨骼或其附属组织（如软骨、骨髓、纤维组织等）的异常细胞增生所形成的新生物。

　　瘤样病变（tumor-like lesion）是指骨骼内出现的、在影像学及临床表现等方面看似肿瘤的异常增生性或病理性改变，但本质上并非肿瘤。与真正的肿瘤不同，此类病变通常不具备癌细胞的恶性生物学特征，亦不会发生向身体其他部位的转移。瘤样病变虽多为良性，但其临床表现与肿瘤具有相似性，可引发局部肿块、疼痛、肿胀等临床症状，因此在临床诊疗过程中，常需进一步实施相关检查以排除肿瘤性病变的可能。

第一节　骨肿瘤概述

一、骨肿瘤的分类

　　根据骨肿瘤的性质、组织来源及发生部位，骨肿瘤分类如下。

1. 按性质分类

（1）良性骨肿瘤：如骨瘤、骨软骨瘤、骨样骨瘤等。这些肿瘤通常生长缓慢，呈局限性生长，且不会发生扩散。

（2）恶性骨肿瘤：如骨肉瘤、软骨肉瘤、尤因肉瘤等。这些肿瘤通常生长迅速，具有侵袭性，且容易发生转移。

2. 按组织来源分类

（1）源自骨的肿瘤：如骨肉瘤、骨瘤、骨样骨瘤等。

（2）源自软骨的肿瘤：如软骨肉瘤、骨软骨瘤等。

（3）源自纤维组织的肿瘤：如纤维肉瘤、韧带样纤维瘤等。

3. 按发生部位分类

（1）长骨肿瘤：如骨肉瘤、骨软骨瘤，通常发生于四肢长骨的骨干或干骺端。

（2）骨盆及脊柱肿瘤：如软骨肉瘤、骨髓瘤等，常见于骨盆和脊柱区域。

（3）其他部位肿瘤：如颅骨肿瘤、面部骨肿瘤等。

二、影像学检查技术

1. X 线成像　是常用的影像学检查方法。其可以用来评估肿瘤的大小、形态、边缘及骨质破坏情况。对于多数骨肿瘤，X 线检查能提供初步的诊断线索，例如骨肉瘤常表现为破坏性病变。

2. CT 成像　可提供更为精细的骨结构影像，尤其适用于评估肿瘤的局部侵袭情况及肿瘤与周围组织的关系。对于某些骨肿瘤，CT 成像能够更清晰地显示肿瘤的边界、骨质破坏及钙化情况。

3. MRI 成像　是评估骨肿瘤尤其是软组织肿瘤的最佳影像检查技术。它能够清晰地显示肿瘤的软组织成分、肿瘤与周围结构的关系，以及肿瘤是否侵犯关节、肌肉和血管等。MRI 成像对于恶性肿瘤的术前评估尤为重要。

4. 核医学成像　常用于评估全身骨骼中是否存在多发及转移病灶，它可以通过示踪剂标记来显示肿瘤组织的活跃度。

5. 超声成像　可以用于观察肿瘤的软组织成分，尤其在临床上用于观察肿瘤的血流情况，有较大的临床价值。

三、骨肿瘤的诊断

骨肿瘤的诊断还需结合临床资料，如发病史、年龄、症状和体征、实验室检查等。这些资料对骨肿瘤的定性诊断具有参考价值。

1. 发病率　在良性骨肿瘤中，骨软骨瘤较为多见；恶性骨肿瘤常以转移瘤较为多见，原发性恶性骨肿瘤中以骨肉瘤较为常见。

2. 年龄　年龄分布在多数骨肿瘤患者中具有相对的规律性，尤其是恶性肿瘤患者的年龄更具参考价值。婴儿期成神经细胞瘤的骨转移较为常见，少年以尤因肉瘤较为多见，骨软骨瘤和成软骨细胞瘤好发于青少年，而转移瘤、骨髓瘤和软骨肉瘤多见于 40 岁以上成年人。

3. 症状和体征　良性骨肿瘤发展缓慢，一般无全身症状，局部体征也不明显；恶性肿瘤常出现边缘不清的肿块，疼痛常为首发症状，且夜间疼痛尤为显著，肿块表面可能出现红、热和静脉曲张，晚期常有明显的全身症状或出现恶病质。

4. 实验室检查　良性骨肿瘤患者的实验室检查结果均正常，恶性肿瘤患者的实验室检查结果则常有改变。例如，尤因肉瘤患者血白细胞计数升高；骨肉瘤患者血清碱性磷酸酶增高；骨髓瘤及骨转移瘤患者可能出现贫血、血尿酸增高及血钙、磷水平升高；骨髓瘤患者血清中常出现免疫球蛋白增高，骨髓穿刺涂片可见骨髓瘤细胞，尿中常可检出本周蛋白（Bence-Jones protein）。

良、恶性骨肿瘤鉴别要点如表 6-1 所示。

表 6-1　良、恶性骨肿瘤鉴别诊断

鉴别要点	良性骨肿瘤	恶性骨肿瘤
组织分化程度	分化好，异型性小，与原有组织形态相似	分化程度低，异型性大，组织形态差别大
生长方式	生长缓慢，肿胀性或外生性生长，常有完整包膜，不侵犯周围正常组织，但可引起邻近组织、器官受压变形、移位	生长迅速，浸润性或外生性生长，无包膜，与周围组织界限不清，易侵及周围组织、器官
转移	无转移	常有转移
骨内改变	呈膨胀性破坏，与正常骨界限清晰，边缘锐利	呈浸润性骨破坏，病变区与正常骨界限模糊、边缘不规整

续表

鉴别要点	良性骨肿瘤	恶性骨肿瘤
骨皮质变化	骨皮质变薄、膨胀，但保持其连续性与完整性	侵蚀性破坏，造成骨皮质断裂与缺损
骨膜反应	一般无骨膜反应，病理性骨折后可有少量骨膜反应，无 Codman 三角	出现不同形式的骨膜反应，如放射状、袖口状、绒毛状、"洋葱皮"样等
周围软组织变化	多无肿胀或肿块，如有肿块其边缘清晰，对周围组织无浸润	对周围组织常有浸润，形成软组织肿块，其内可见钙化或骨化

考点与重点 骨肿瘤影像学检查技术

链接

肌骨超声检查

　　肌骨超声检查是运用高频超声技术，针对肌肉、骨骼、关节及周围软组织开展无创检查的一种影像学检查方法。其凭借高频探头，能够获取高分辨率的图像，从而清晰呈现肌肉、肌腱、韧带、关节囊、滑膜、软骨等结构的形态、血流动态情况及病变特征。肌骨超声在骨科、运动医学和康复领域应用广泛。在骨科领域，可用于早期诊断肌肉拉伤、肌腱炎、韧带撕裂等常见损伤；在运动医学中，能帮助运动员及时发现潜在的运动损伤隐患，指导科学训练与康复；在康复领域，可动态观察康复治疗过程中软组织的恢复情况，调整康复方案。

第二节　良性骨肿瘤

一、骨　瘤

　　骨瘤（osteoma）是临床上较为常见的良性骨肿瘤，系由成熟的骨组织构成。

　　根据肿瘤数量，骨瘤可分为单发性及多发性两种类型，其中单发性骨瘤更为常见，约 95% 发生于膜内成骨骨骼。多发性骨瘤相对少见，可见于加德纳综合征，该综合征以结肠多发性息肉、软组织肿瘤和骨瘤为典型特征。

　　根据组织学构成，骨瘤可分为由骨皮质组成的致密骨瘤和由骨松质组成的松质骨瘤，临床上前者较多见。致密骨瘤质地坚硬，主要由成熟的板层骨构成，骨小梁排列紧密，间隙狭窄，纤维组织含量少，无骨髓造血成分；松质骨瘤质地相对较软，由成熟的板层骨和编织骨构成，骨小梁排列略稀疏，间隙较大，间隙内含有大量纤维组织，并可见脂肪及骨髓造血成分。

（一）临床表现

　　骨瘤好发部位为颅骨的内外板、鼻窦、下颌骨，发生于鼻骨的情况相对少见，发生于长管状骨、扁骨的情况则更为罕见。骨瘤通常在儿童时期发病，生长缓慢，患者多无症状或症状轻微。至 10～20 岁时，多数患者因体表触及肿块而被发现。有时肿瘤可压迫周围组织，进而产生相应症状，如发于鼻旁窦内的骨瘤可堵塞鼻腔，引发炎症和头痛；致密骨瘤发生于颅面骨表面时，局部可出现隆起；发生于颅内板且肿瘤突入颅内时，可引起颅内压升高、眩晕、头痛，甚至癫痫发作。肿块质地坚硬如骨，无活动度，无明显疼痛和压痛。目前临床上尚未见骨瘤发生恶性变的报道。

（二）影像学表现

1. X 线表现

（1）颅骨骨瘤：多起源于外板，表现为半球状、分叶状，边缘光滑的均匀高密度影（图 6-1）。

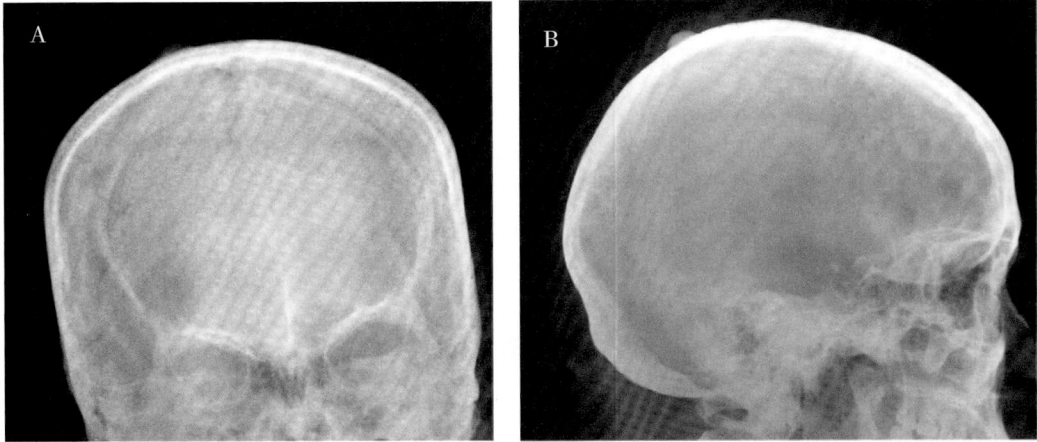

A 为正位、B 为侧位：突出于顶骨半球状致密影，均匀密实，与外板相连

图 6-1　颅骨骨瘤 X 线表现

（2）鼻窦骨瘤：多有蒂，常呈结节状、分叶状突出于鼻窦腔内，少数可由单个鼻窦向其他窦腔生长。

（3）四肢骨瘤：突出于骨表面，基底部与骨皮质外表面相连，肿瘤表面光滑，邻近软组织可受压。

2. CT 表现　与 X 线表现基本一致，且能清晰显示位于骨性外耳道、乳突内侧等隐蔽部位的较小骨瘤。发生于颅骨的骨瘤多位于外板，表现为外板局限性增厚（图 6-2）。

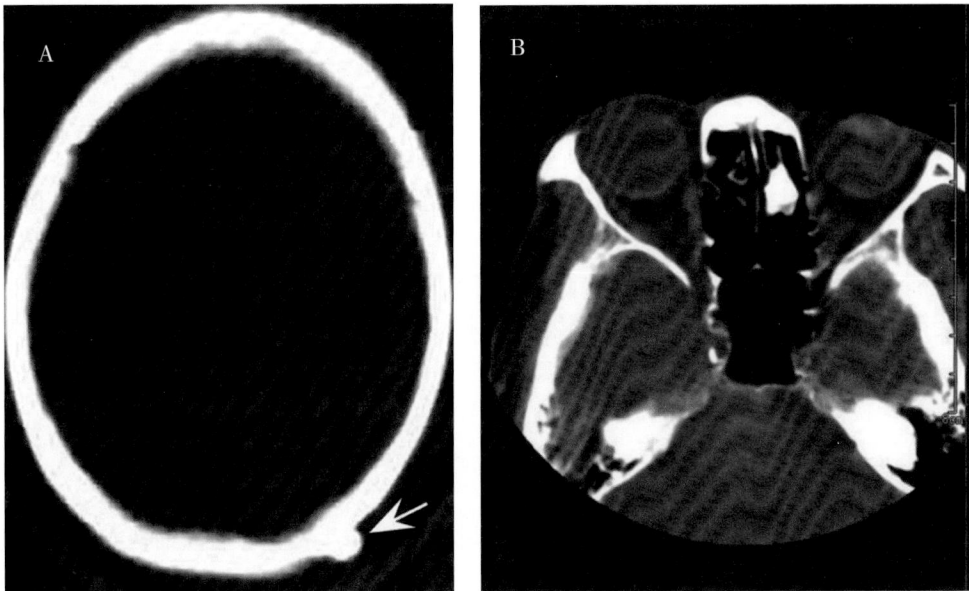

A 为顶骨 CT 骨窗表现：顶骨外板瘤样突起（↑），呈均匀骨性高密度，边缘锐利；

B 为左侧筛窦 CT 表现：可见分叶状边缘光滑的高密度影，内部骨结构均匀致密，骨壁相连

图 6-2　颅脑骨瘤 CT 表现（轴位）

3. MRI 表现　致密型骨瘤在 T_1WI 和 T_2WI 上均呈边缘光滑的低信号或无信号影，其信号强度与邻近骨皮质一致，周围软组织信号正常。

考点与重点 *骨瘤的影像学表现*

（三）鉴别诊断

临床上本病应与以下疾病进行鉴别。

1. 骨肉瘤　患者常出现剧烈疼痛，且该疼痛不易通过非甾体抗炎药（nonsteroidal anti-inflammatory drug，NSAID）缓解，肿瘤生长迅速。骨肉瘤是一种恶性骨肿瘤，X 线和 CT 检查可见肿瘤骨形成，表现为溶骨性或成骨性破坏，伴有不规则骨膜反应及 Codman 三角，局部可形成软组织肿块。

2. 骨软骨瘤　多发生于长骨干骺端，背离关节生长，影像学检查可见软骨帽钙化，其典型影像学表现为"蘑菇"形或"帽子"形。

3. 骨样骨瘤　多发生于骨皮质，增厚的骨质内可见典型的低密度区，即"瘤巢"。患者主要表现为夜间痛，服用水杨酸类药物可缓解疼痛。

二、骨 软 骨 瘤

骨软骨瘤（osteochondroma）又称骨软骨性外生骨疣，是最常见的良性骨肿瘤之一，通常由骨组织和软骨组织共同构成。它生长缓慢，不会发生扩散或转移。骨软骨瘤多发生在长骨的生长板附近，表现为外生性骨肿块（一个向外突出的肿块，形状类似"蘑菇"或"帽子"）。骨软骨瘤常见于青少年和年轻人，发病年龄多在 10～30 岁，尤其在骨骼仍处于生长阶段时（生长板未闭合之前）更为常见。大多数病例为单发，但在某些遗传性疾病中，如家族性多发性骨软骨瘤病，患者可出现多个骨软骨瘤。

骨软骨瘤由两部分组成。一是骨部，肿瘤的基部为骨性结构，通常通过连续的骨质与受累骨相连。骨的结构通常与正常骨质相似，可能略有变异。二是软骨部，骨软骨瘤的表面覆盖一层软骨，软骨可出现钙化或骨化现象，随着时间的推移，软骨层可能增厚，具体如下：①钙化与骨化：随着肿瘤的生长，表面软骨可发生钙化，在影像学上表现为"钙化灶"。部分软骨区可能最终骨化，形成与正常骨组织相似的结构。②外生性生长：骨软骨瘤通常呈外生性生长（向外生长），肿块从原始骨表面突起，形成一个类似"蘑菇"状或"帽子"状的肿瘤。

（一）临床表现

1. 无症状　许多骨软骨瘤无明显症状，特别是小型肿瘤，通常是偶然被发现的。

2. 肿块　常呈外生性生长，可在皮肤下或关节旁触及硬性肿块，尤其在肱骨、股骨、髋部等部位较为常见。

3. 局部疼痛　肿瘤增大或压迫周围组织（如神经、血管、关节等）时，可导致疼痛。

4. 活动受限　如果骨软骨瘤发生在关节附近，可能引起关节活动受限，严重时可能导致关节变形或畸形。

5. 骨折　当骨软骨瘤的骨质部分承受异常应力集中时，可能导致肿瘤发生骨折。

（二）影像学表现

1. X 线表现　骨性突起附于干骺端，邻近骺线，多背离关节生长，肿瘤以细蒂或广基与骨相连，其外缘为与正常骨皮质连续的一层薄的骨皮质，瘤体内可见骨小梁，与载瘤骨的小梁相延续。常见的表现是"蘑菇"形或"帽子"形（图 6-3A），肿块边缘清晰，钙化的软骨部分在 X 线片中表现为高密度影。此外，有时可见肿块表面出现骨反应，表现为密度增高的骨质区域。

2. CT 表现　能够详细显示肿块的大小、形状、位置、骨化程度及其与周围组织的关系，还可清晰地显示钙化软骨与骨组织的界限。肿块密度不均匀，内部可见大片状钙化，呈菜花状；肿瘤与受累骨皮质和松质骨相连，软骨帽部分呈软组织密度影。

3. MRI 表现　骨性部分的信号强度与相邻干骺端松质骨的信号强度一致。软骨帽在 T_1WI 上呈低信号，在 T_2WI 上呈高信号（图 6-3B、C）。MRI 检查可准确测量软骨帽的厚度，若软骨帽厚度超过25mm，应考虑存在恶性变的可能性。

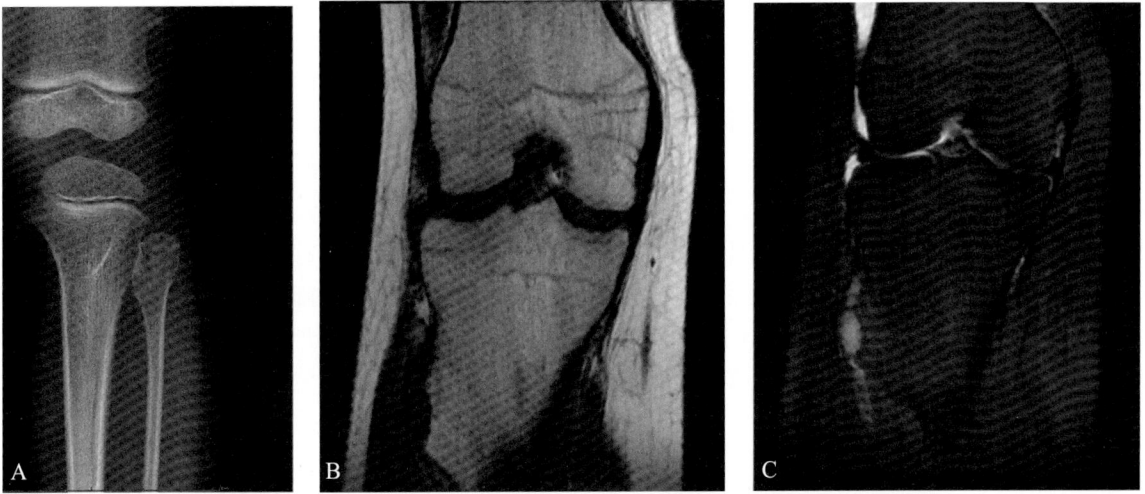

A 为股骨 X 线表现（正位）：股骨下段见骨性突起，呈蒂状，其内骨松质、骨皮质与骨干相连，软骨帽呈菜花状；B 为胫骨 MRI T_1WI 片（冠状位）；C 为胫骨 T_2WI 片（冠状位）：胫骨干骺端增粗、变形，可见一宽基底突起，与正常皮髓质相延续，顶端可见完整的"帽状"高信号，基底部髓质可见轻微反应性骨髓水肿

图 6-3　骨软骨瘤 X 线、MRI 表现

考点与重点　骨软骨瘤影像学表现

（三）鉴别诊断

临床上本病应与以下疾病进行鉴别。

1. 骨肉瘤　发病年龄较轻，通常生长迅速，多为不规则溶骨性破坏，常伴有瘤骨形成、Codman 三角及局部软组织肿块，可侵犯骺软骨和关节软骨。

2. 软骨肉瘤　多见于 25 ~ 50 岁人群，常以骨质破坏区边界不清，其内有大量不规则棉絮样或片状钙化为特征性表现。

3. 外伤性骨反应　有明确的外伤史，外伤后可能会出现局部的骨增生反应，骨皮质增厚范围广且完整，多无软骨成分。

三、软　骨　瘤

软骨瘤（chondroma）是一种常见的良性肿瘤，主要由软骨组织构成。根据发生部位，其可分为内生性软骨瘤（发生于髓腔）和外生性软骨瘤（发生于骨皮质或骨膜下）。软骨瘤临床分型主要为单发性骨软骨瘤和多发性骨软骨瘤两类，好发年龄为 11 ~ 30 岁，其次是 31 ~ 50 岁，且男性发病率较高。软骨瘤可发生于任何骨骼，青年人最常见于手足短管状骨，成年人多见于长管状骨及跗骨。

软骨瘤若导致骨皮质膨出，此时骨皮质会变薄并呈壳状，这种情况多见于短管状骨。若骨皮质未发生膨出，例如在长管状骨中，骨皮质的髓腔面会出现侵蚀性的嵴突和沟纹。病理标本可见蓝白色、质地坚实的透明软骨组织，其间混杂暗淡的白色软骨岛和黄色"砂砾"样高度钙化（或骨化）区域，其中长管状骨内生软骨瘤的钙化程度通常更为显著。多发性骨软骨瘤有单侧发病的倾向，也可同时累及双侧，且以一侧为主。多发性骨软骨瘤的恶变率高于单发性软骨瘤，前者约 5% 的病例可恶变为软骨肉瘤。

（一）临床表现

内生软骨瘤好发部位以指骨、掌骨最为常见，其次为肱骨、股骨、趾骨、跖骨、胫骨、腓骨和尺骨。不论其发生于短管状骨还是长管状骨，一般起源于干骺端。内生软骨瘤生长缓慢，症状的出现往往晚于肿瘤的实际存在时间。患者早期可无任何症状，外伤后局部会出现疼痛和肿胀。部分患者可表现为局部肿胀，但无痛感或仅有轻微疼痛。触诊时，肿胀的指骨有坚实感，有时也可有囊样感。内生软骨瘤有时可引起关节变形、肢体畸形或出现压迫症状。

（二）影像学表现

1. X 线表现   病变通常起始于干骺端，并随骨骼生长逐渐向骨干方向移行。病变位于骨干时，多呈中心性生长；而位于干骺端时，则以偏心性生长为主。病灶表现为边缘清晰的类圆形骨质破坏区，呈膨胀性生长，一般无骨膜反应。破坏区内可见小环形、斑点状、砂粒样或不规则软骨钙化或骨化影，以中心部位较为多见。发生于指骨的病变多位于体部和基底部（图6-4A），而发生于掌、跖骨的病变则多位于骨干中远部。

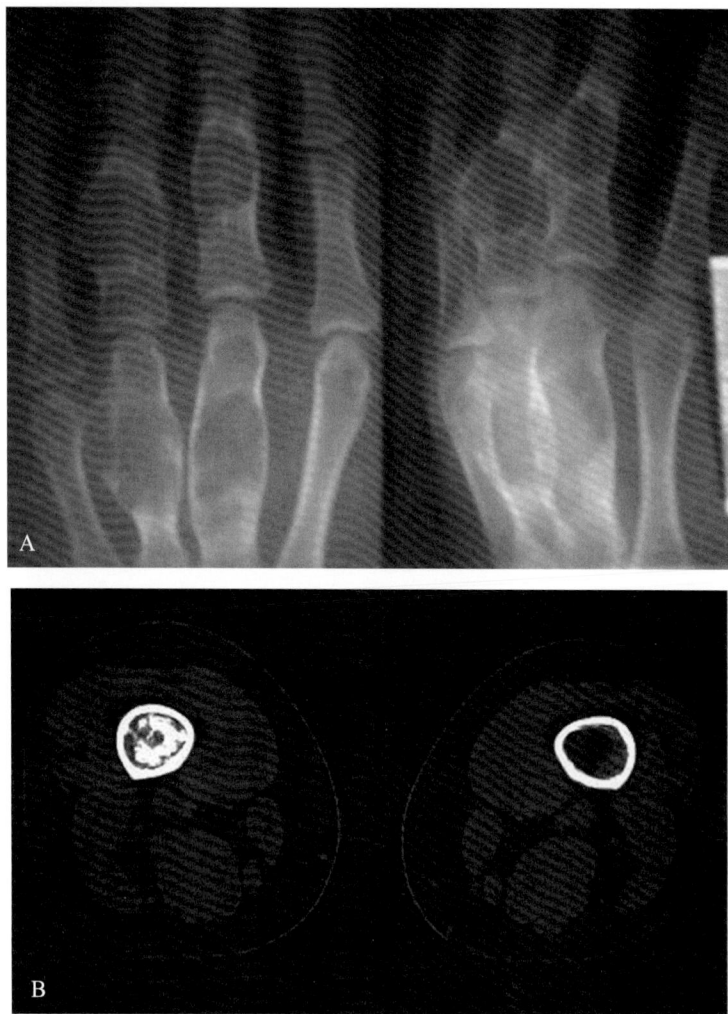

A 为指骨正、侧位片：中指中节指骨膨胀、皮质变薄，内见斑片状钙化灶；
B 为股骨 CT 表现（轴位）：股骨囊状略膨胀破坏，边界清楚，其中可见点片状钙化

图 6-4   软骨瘤 X 线、CT 表现

2. CT 表现   能够更清晰地显示软骨瘤的骨化、钙化情况，以及肿瘤的大小、形状。CT 可显示髓

腔内的异常软组织影，其内可见环形、斑点状、砂粒样或不规则钙化影。骨皮质变薄，可伴有轻度膨胀、边缘光整、锐利，可有硬化带，一般无中断（图6-4B）。若出现皮质中断及软组织肿块，则提示肿瘤可能发生恶性变。增强扫描时，肿瘤边缘可呈轻度强化。

3. MRI表现　对软骨组织具有高度敏感性，能够清晰显示软骨部分的成分及骨质的反应。在T_1WI上，病灶呈低信号；在T_2WI上，病灶呈高信号；在脂肪抑制序列上，病灶呈高、低混杂信号。病灶边界清楚，邻近骨皮质连续，未见破坏，未见骨膜反应，周围软组织未见肿块影。MRI对于评估软骨瘤是否侵犯周围软组织及关节具有重要价值。

考点与重点　软骨瘤影像学表现

（三）鉴别诊断

临床上本病应与以下疾病进行鉴别。

1. 骨巨细胞瘤　多见于干骺愈合后的骨端，常呈偏侧性横向生长膨大，最大径线与骨干垂直，骨破坏区无钙化和骨化影。

2. 软骨肉瘤　多见于25～50岁人群，常以骨质破坏区边界不清，且其内有大量不规则棉絮样或片状钙化为特征性表现。

3. 骨囊肿　多见于4～14岁人群，表现为干骺端的圆形或椭圆形界限清楚的溶骨性病灶，骨皮质不同程度膨胀变薄，无硬化边缘，无骨膜反应，常见"骨折片陷落征"。

四、骨样骨瘤

骨样骨瘤（osteoid osteoma）是一种良性骨肿瘤，通常生长缓慢，主要由成骨细胞及骨样组织构成。该肿瘤的典型特征是形成带有中央空腔或类似髓腔结构的小型骨结节，肿瘤通常发生于长骨的皮质层（如股骨、胫骨等）及脊椎等部位。骨样骨瘤生长极为缓慢，通常不会发生转移。骨样骨瘤最常见于青年人群，尤其是5～20岁，在青少年和年轻成人中发病率最高，男性发病率为女性的2～3倍。

骨样骨瘤一般直径小于10mm，病灶可完全位于皮质内，也可位于皮质的内侧面、皮质与骨膜之间，或者存在于松质骨内。肿瘤呈卵圆形或圆形，与周围骨质有清晰的硬化边界。大多数骨样骨瘤为肉芽肿型，呈"砂砾"样密度，质地均质，颜色为棕红色。组织学上，其由骨组织、骨样组织和新骨混合而成，并富含血管性支持组织。

（一）临床表现

本病在10～30岁人群中最为多见，男性患者多于女性。下肢发病比例约为上肢的3倍，发生于躯干骨的情况相对较少。胫骨和股骨是骨样骨瘤最常见的发病部位，约占所有病例的一半，其次为腓骨、肱骨和脊柱等。疼痛出现较早，发病初期表现为间歇性疼痛，夜间疼痛加重，口服水杨酸钠类药物可缓解疼痛症状。邻近关节的病变易引发滑膜炎。

（二）影像学表现

1. X线表现　"瘤巢"表现为由骨样组织构成的密度减低影，此为诊断本病的主要依据。瘤巢多为单发的圆形或椭圆形透亮区，其边缘清晰，直径一般在0.5～2cm（图6-5）。半数以上的瘤巢内会发生钙化或骨化，进而形成"牛眼征"。"瘤巢"周围可见骨质增生硬化，并伴有骨膜新生骨形成，硬化带与正常骨的界限清晰。

右侧肱骨中段内侧骨皮质增厚，中央见密度较低的透亮区

图 6-5　肱骨骨样骨瘤 X 线表现

2. CT 表现　对骨样骨瘤的诊断具有重要价值，尤其在定位肿瘤位置、明确肿瘤大小，以及观察周围骨反应等方面，能够提供更为清晰的图像（图 6-6）。CT 有助于观察骨样骨瘤的细节，包括其是否侵入骨髓腔或周围组织。瘤巢所在的骨质破坏区呈类圆形低密度灶，其中央可见瘤巢的不规则钙化和骨化影，周边密度较低的部分为肿瘤未钙化的区域，环绕瘤巢的致密硬化骨呈"晕轮"状。

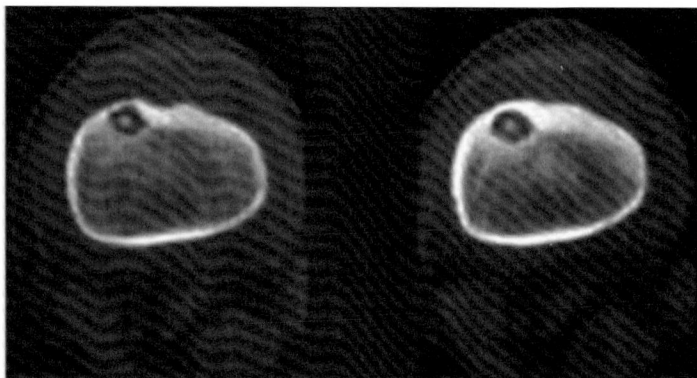

股骨干前方骨皮质可见瘤巢所在的骨破坏区为低密度影，其内见不规则钙化和骨化影

图 6-6　股骨骨样骨瘤 CT 表现

3. MRI 表现　可用于评估软组织及肿瘤与周围组织的关系，尤其在骨样骨瘤发生在脊柱或关节附近时，其重要性更为突出。瘤巢在 T_1WI 上呈低至中等信号；在 T_2WI 短反转时间反转恢复序列上呈高信号，信号强度与瘤巢内富含血管和存在水肿有关。增强扫描时，瘤巢明显强化，而周围硬化带无强化表现。周围骨髓水肿在 T_2WI 短反转时间反转恢复序列上呈片状高信号，其范围常超过瘤巢本身。

考点与重点　骨样骨瘤的影像学表现

（三）鉴别诊断

临床上本病应与以下疾病进行鉴别。

1. 局限性骨脓肿　常发生于长骨的干骺端。在 X 线影像上，局限性骨脓肿表现为云雾状透光区，其边缘模糊不清，周围可见明显的硬化带及软组织肿胀影。

2. 骨巨细胞瘤　在手足骨较为少见，多见于干骺愈合后的骨端。其影像表现为膨胀较为显著，多呈偏侧性横向生长膨大，最大径线与骨干垂直。骨破坏区内无钙化和骨化影。

3. 软骨瘤　是一种良性软骨肿瘤，通常发生于手指、脚趾等短管状骨的骨干。在影像学检查中，软骨瘤通常表现为破坏区内有点状钙化或骨化的特征，而骨样骨瘤则主要由未成熟的骨样组织构成。

4. 外伤性骨反应　患者有明确的外伤史。外伤后局部可能会出现骨增生反应，这种反应通常不具备骨样骨瘤的典型症状和影像学表现。

5. 硬化性骨髓炎　多发生于下颌骨、股骨和胫骨。在 X 线及 CT 影像上，可见患侧骨质密度增高，骨质破坏较少或较为局限，主要表现为骨皮质硬化及大量骨膜增生。

6. 骨母细胞瘤　多见于脊柱附件，尤其是腰椎和骶椎区域，其病灶较大，直径通常大于 2cm。

五、骨巨细胞瘤

骨巨细胞瘤（giant cell tumor of bone，GCT）是一种通常呈良性，但具有侵袭性和局部复发倾向的骨肿瘤。国内资料显示，男女发病率相近，男女发病比例为 1.2∶1。该肿瘤好发年龄为 20～40 岁，儿童及青少年较为少见，骨骺愈合可作为年龄界限的参考。肿瘤好发于四肢长骨骨端和骨突部位，尤其是膝关节附近，即股骨远端、胫骨近端等部位，这三处发病约占全部病例的 65%。虽然骨巨细胞瘤属于良性骨肿瘤，但在临床上具有一定的恶性潜能，可引起明显的局部骨组织破坏，且治疗后有复发风险。

（一）病理特征

1. 组织学特征　骨巨细胞瘤的典型组织学特征是肿瘤内存在大量多核巨细胞（由巨噬细胞异常增生形成），这些细胞直径较大，细胞核多且形态不规则，具有强烈的破骨作用。肿瘤基质中包含少量成熟的骨组织和结缔组织。

2. 肿瘤结构　骨巨细胞瘤呈良性生长，但常局部破坏骨质，形成肿块，并可侵入周围软组织。肿瘤基质部分往往富含血管，这也是骨巨细胞瘤生长迅速、容易局部侵犯的重要原因之一。

3. 少数恶性转化　虽然大部分骨巨细胞瘤为良性，但在少数情况下，特别是当肿瘤出现较大范围的骨质破坏或复发时，可能会转化为恶性肿瘤（恶性巨细胞瘤），具有更强的局部侵袭性。

（二）临床表现

1. 疼痛　骨巨细胞瘤的最常见症状是局部疼痛，尤其在夜间或活动后更为明显。疼痛可持续数月，甚至长达数年。随着肿瘤不断生长，疼痛可能逐渐加剧。

2. 肿块　当骨巨细胞瘤位于表浅部位（如膝关节附近）时，患者可能触及质地较硬的肿块。肿瘤会逐渐增大，进而引起局部肿胀。

3. 关节活动受限　骨巨细胞瘤常见于骨骼的端部，尤其是靠近关节的部位。肿瘤生长可能会影响关节的正常功能，导致关节活动受限、关节肿胀，甚至出现关节畸形。若肿瘤侵犯关节腔，关节可能会出现功能障碍。

4. 骨折　当骨巨细胞瘤侵蚀骨质达到一定程度时，会导致骨脆性增加，从而引发病理性骨折。尤其在长骨部位，肿瘤侵入骨髓腔后，骨质会变得脆弱，容易发生骨折。

5. 骨质膨胀变薄　病变部位骨质膨胀变薄，按压时可能会有捏乒乓球感，或出现牛皮纸样音。

（三）影像学表现

1. X 线表现　骨巨细胞瘤发病部位多见于四肢长骨，尤以股骨远端、胫骨近端和桡骨远端最为常见。其多呈膨胀性、多房性、偏心性骨破坏。早期多表现为圆形或椭圆形偏心性溶骨性破坏，并逐渐向周围膨胀，致使骨皮质变薄或破坏（图 6-7）。在膨胀的骨破坏区内可见纤细骨嵴，这些骨嵴将肿瘤分隔成大小不等的小房，此现象称为皂泡征，这是该肿瘤的特征性表现之一。当肿瘤膨胀明显时，可将关节对侧的另一骨端包绕，骨破坏区与正常骨分界清晰，无硬化带及骨膜反应，破坏区内无钙化及骨化影。

良、恶性骨巨细胞瘤在 X 线表现上并无明确分界。若破坏区骨性包壳不完整，且周围软组织中出现肿块，常提示肿瘤恶变。巨细胞瘤恶变的表现如下：①肿瘤与正常骨界限不清，出现虫蚀状、筛孔样骨破坏，骨性包壳和骨嵴残缺紊乱；②骨膜增生较为显著，出现 Codman 三角；③存在较大的软组织肿块，且超出骨性包壳的轮廓；④患者年龄较大，疼痛持续加重，或肿瘤突然生长迅速并伴有恶病质表现。

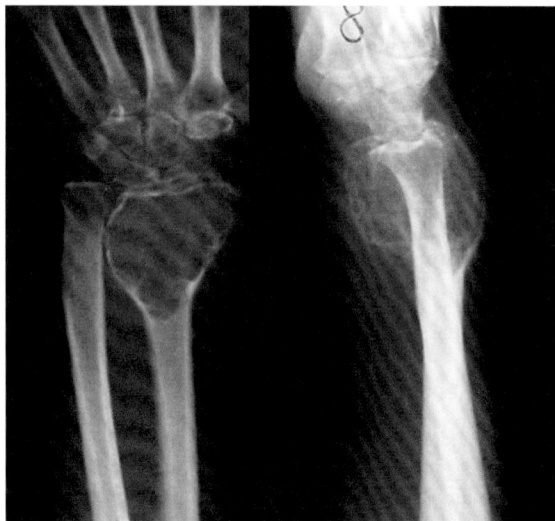

左侧尺骨远端呈膨胀性偏心性骨破坏，骨壳较薄，轮廓完整，内可见纤细骨嵴

图 6-7   桡骨远端骨巨细胞瘤 X 线表现

2. CT 表现   与 X 线表现基本相同。骨巨细胞瘤在 CT 平扫时表现为骨端的囊性膨胀性骨破坏区，骨壳基本完整，无骨壳外的软组织肿块影，骨壳内面凹凸不平。肿瘤内并无真正的骨性间隔，这表明平片上的分房征象实际上是骨壳内面骨嵴的投影（图 6-8）。骨破坏与正常骨小梁的交界处多无骨增生硬化带。肿瘤内密度不均匀，可见低密度的坏死区，有时可见液 – 液平面。此外，CT 对于解剖结构较复杂的部位及侵袭性较强的肿瘤，均能很好地显示其相应特征，对诊断具有重要帮助。骨巨细胞瘤属于多血管性肿瘤，在非坏死区，增强扫描时显示明显强化。骨巨细胞瘤很少侵犯关节软骨，若关节软骨下骨质被破坏，导致关节软骨失去支撑，仍可引起关节变形。CT 显示关节受侵犯的程度和范围比平片更清晰。

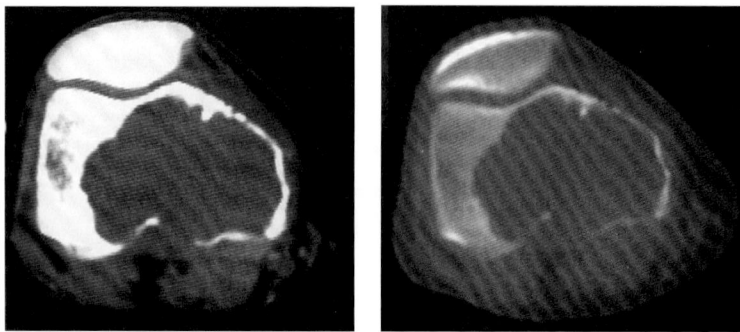

股骨远端破坏区骨壳并不完整连续，无软组织肿块影，骨壳内面凹凸不平

图 6-8   股骨巨细胞瘤 CT 表现

3. MRI 表现 巨细胞瘤的 MRI 诊断必须结合 X 线平片。MRI 图像的主要优势在于能够清晰显示肿瘤周围的软组织情况,以及肿瘤与周围神经、血管的关系,还可显示关节软骨下骨质破坏、关节腔受累、骨髓组织侵犯,以及治疗后有无复发等情况。肿瘤在 T_1WI 上多呈低或中等信号,在 T_2WI 上多为高信号(图 6-9)。坏死囊变区在 T_1WI 上呈低信号,而在 T_2WI 上呈高信号。肿瘤内亚急性出血在 T_1WI 和 T_2WI 上均呈高信号。

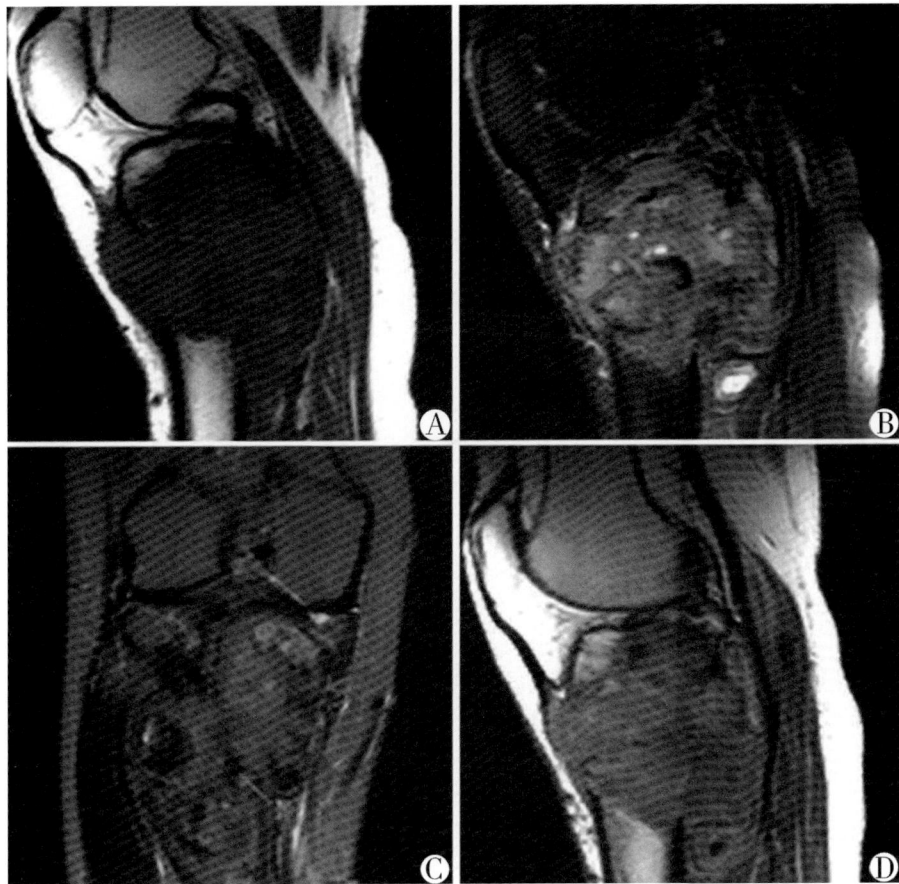

A 为 MRI T_1WI 成像:肿块为低信号;B、C 为 MRI T_2WI 成像:胫骨上段不均匀高信号,膨胀明显;
D 为 MRI 增强扫描:肿块呈明显不均匀强化,其间见斑点状无强化区

图 6-9 胫骨上端骨巨细胞瘤 MRI 表现(矢状位)

考点与重点 骨巨细胞瘤影像学表现

(四)鉴别诊断

临床上本病应与以下疾病进行鉴别。

1. 单纯骨囊肿 好发于 4 ～ 14 岁,病变部位多位于长管状骨偏干骺端,尤其是肱骨和股骨上段,且不跨越骺板。其沿长骨纵轴向骨干方向呈膨胀性生长,影像学表现为边界较清楚的类圆形水样密度影,常见"骨折片陷落征",无骨膜新生骨形成及软组织肿块。

2. 动脉瘤样骨囊肿 好发于 10 ～ 20 岁,病变部位多在长骨干骺端。影像学表现为病变呈膨胀性生长,呈吹"气球"样改变,部分病变呈多房性,边界清楚,有硬化且完整的骨壳,常见液 – 液平面及钙化或骨化影。

3. 软骨母细胞瘤 好发于 10 ～ 25 岁,多发生于四肢长骨干骺愈合前的骨骺。影像学表现多为偏心性、分叶状的圆形或类圆形骨质透亮区,边界清楚,有硬化边,可出现钙化。

第三节　恶性骨肿瘤

一、骨　肉　瘤

骨肉瘤（osteosarcoma）是一种起源于间叶组织的恶性肿瘤，其特征为肿瘤细胞直接形成骨或骨样组织。它是儿童和青少年最常见的原发性恶性骨肿瘤，好发部位为长骨干骺端，尤其是股骨远端、胫骨近端和肱骨近端。骨肉瘤的年发病率约为百万分之三，占所有恶性肿瘤的 0.2%。其发病年龄有两个高峰，第一个高峰好发于 10～25 岁的青少年，第二个高峰在 60 岁以上，且男性患者略多于女性。该肿瘤最常见于长骨干骺端，特别是股骨远端、胫骨近端和肱骨近端。

（一）病理特征

1. 大体表现　肿瘤呈灰白色或灰红色，质地坚硬，常伴有出血、坏死和囊样变等表现。

2. 镜下表现（彩图 10）

（1）肿瘤细胞的异型性形态：肿瘤细胞大小不一，形态呈圆形、梭形或多边形，核质比例增高，胞质呈嗜酸性或嗜碱性。

（2）核特征：核深染（表现为异染色质增多），核仁显著，核分裂象多见，可见病理性核分裂（如不对称分裂、多极分裂）。

（3）多形性：细胞形态高度异质，可见单核、多核或瘤巨细胞（瘤巨细胞含有多个深染核）。

（二）临床表现

疼痛是骨肉瘤最常见的症状，早期表现为间歇性疼痛，且疼痛逐渐加重，夜间疼痛较为明显。局部可出现肿块，肿块质地坚硬，表面皮肤温度升高，静脉怒张。肿瘤侵犯周围组织时，会导致关节活动受限。肿瘤破坏骨质后，轻微外力即可引发骨折。

（三）影像学表现

1. X 线表现　绝大多数骨肉瘤可依 X 线平片明确诊断。其基本表现如下。

（1）骨质破坏：多起始于干骺端中央或边缘部分。骨松质显示小斑片状骨破坏，皮质边缘显示虫蚀样破坏区，在皮质内表现为筛孔状破坏。骨破坏区会逐渐融合扩大，进而形成大片骨缺损。

（2）肿瘤骨：骨破坏区和软组织肿块内的肿瘤骨是骨肉瘤的本质特征表现，也是影像诊断的重要依据。瘤骨的形态主要有以下几种。

1）云絮状：密度较低，边界模糊，属于分化较差的瘤骨。

2）斑块状：密度较高，边界清楚，多见于髓腔内或肿瘤的中心部，为分化较好的瘤骨。

3）针状：为多数细长骨化影，大小不一，边界清楚或模糊，彼此平行或呈辐射状，位于骨外软组织肿块内。其成因是肿瘤向软组织浸润发展时，肿瘤细胞沿供应肿瘤的微血管周围形成肿瘤性骨小梁。

（3）软组织肿块：软组织肿块的出现表示肿瘤已侵犯骨外软组织。肿块多呈圆形或半圆形，边界多不清楚，其内可见瘤骨。

（4）骨膜新生骨和 Codman 三角：骨肉瘤可引起各种形态的骨膜新生骨和 Codman 三角。这两者虽是骨肉瘤常见的重要征象，但并具有特异性，也可见于其他骨肿瘤和非肿瘤性病变。

骨肉瘤根据骨质破坏和肿瘤骨形成的特征可分为三种类型：①成骨型骨肉瘤：表现为大量肿瘤新生骨形成，X 线片显示骨内云絮状、斑块状或针状高密度瘤骨，严重者呈象牙质样改变，软组织肿块内常见明显瘤骨，骨质破坏相对较轻，骨膜反应显著；②溶骨型骨肉瘤：以骨质破坏为主要表现，早期呈筛孔样破坏，逐渐发展为虫蚀状至大片状溶骨性破坏，易发生病理性骨折，瘤骨及骨膜反应较少，若瘤骨显示不清则 X 线诊断困难（图 6-10A、B）；③混合型骨肉瘤：同时具备成骨型和溶骨型的 X 线特征。所有分型诊断均需结合临床表现和病理检查。

考点与重点 骨肉瘤的 X 线表现

2. CT 表现　能够清晰显示溶骨性或成骨性斑片状、小片状骨质破坏，可发现 X 线平片中可疑的瘤骨及病理性骨折（图 6-10C）。

3. MRI 表现　在显示肿瘤髓腔的蔓延范围和软组织侵犯程度方面远超 CT 及 X 线，对临床治疗方案的确立具有重要价值。但 MRI 显示肿瘤骨、骨膜反应或病理骨折的能力不及 CT，需结合 CT 检查结果进行综合评估（图 6-10D、E、F）。

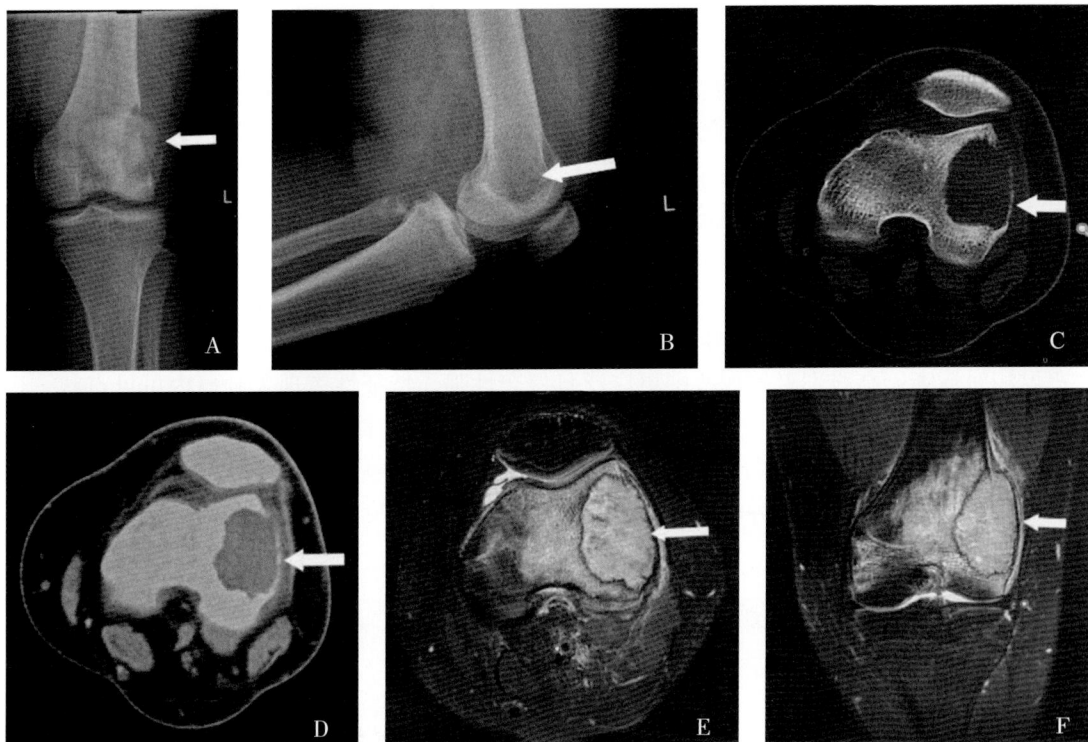

A、B 分别为 X 线正、侧位片：股骨外侧髁溶骨性骨质破坏，局部骨皮质连续性中断；C 为 CT 平扫：股骨外侧髁溶骨性破坏，骨皮质呈"虫蚀样"改变；D 为 MRI T₁WI 成像（轴位）：病灶呈低信号；E 为 MRI T₁WI 短反转时间反转恢复序列成像（轴位）：病灶呈不均匀混杂高信号；F 为 MRI T₁WI 短反转时间反转恢复序列成像（冠状位）：病灶呈不均匀高信号

图 6-10　骨肉瘤 X 线、CT 和 MRI 表现

（四）鉴别诊断

临床上本病应与以下疾病进行鉴别。

1. 尤因肉瘤　好发于长骨骨干，典型 X 线表现为骨髓腔内斑点状或虫蚀样骨质破坏，伴有特征性"洋葱皮"样骨膜反应。

2. 软骨肉瘤　多见于骨盆、肩胛骨等扁骨，X 线可见溶骨性破坏灶内伴有特征性环形或半环状钙化影。

3. 骨巨细胞瘤　好发于长骨骨端，X 线表现为偏心性、膨胀性骨质破坏，呈典型皂泡征或"多房样"改变，病灶边缘多无硬化带。

二、软骨肉瘤

软骨肉瘤（chondrosarcoma）是一种起源于软骨细胞的恶性肿瘤，占原发性骨肿瘤的 20% ~ 30%，好发于中老年人（40～60岁），男性略多于女性。临床主要表现为局部出现缓慢进展的疼痛、肿胀症状，或发生病理性骨折。影像学检查对于评估骨质破坏、特征性钙化及软组织侵犯情况至关重要，但确诊需依靠组织病理学检查。

（一）病理特征

肿瘤呈灰白色或灰蓝色，质地坚硬，常伴有出血、坏死和囊性变。其病理特征为肿瘤细胞产生异常软骨基质，常伴有钙化或骨化现象。肿瘤生长缓慢，但具有局部侵袭性，易复发，远处转移（如肺转移）多见于高级别肿瘤。根据分化程度可分为Ⅰ～Ⅲ级，级别越高，恶性程度及转移风险越大。好发部位以骨盆、股骨近端、肱骨近端及肋骨多见。

（二）临床表现

1. 疼痛　是最常见的症状，早期表现为间歇性疼痛，逐渐加重，夜间痛明显。

2. 肿胀　局部出现肿块，质地坚硬，表面皮肤温度升高，静脉怒张。

3. 功能障碍　肿瘤侵犯周围组织，导致关节活动受限。

4. 病理性骨折　肿瘤破坏骨质，轻微外力即可导致骨折。

（三）影像学表现

1. X线表现　病变主要表现为边界不清的溶骨性骨质破坏，呈"虫蚀样"或"地图样"改变。低级别肿瘤边界相对清晰，高级别者破坏范围更广泛且侵袭性强。特征性表现为肿瘤内可见点状、环状或"爆米花样"钙化（软骨基质矿化），钙化密度不均且分布不规则。骨皮质可表现为膨胀变薄、破坏，可见层状或针状骨膜反应（较骨肉瘤轻微）。部分病例可见"骨内膜扇贝样侵蚀"（皮质内缘不规则凹陷）。肿瘤突破骨皮质后可形成软组织肿块，其内可见钙化灶。长骨病变多位于干骺端或骨干，偶见髓腔内"扇形边缘"（图6-11A）。

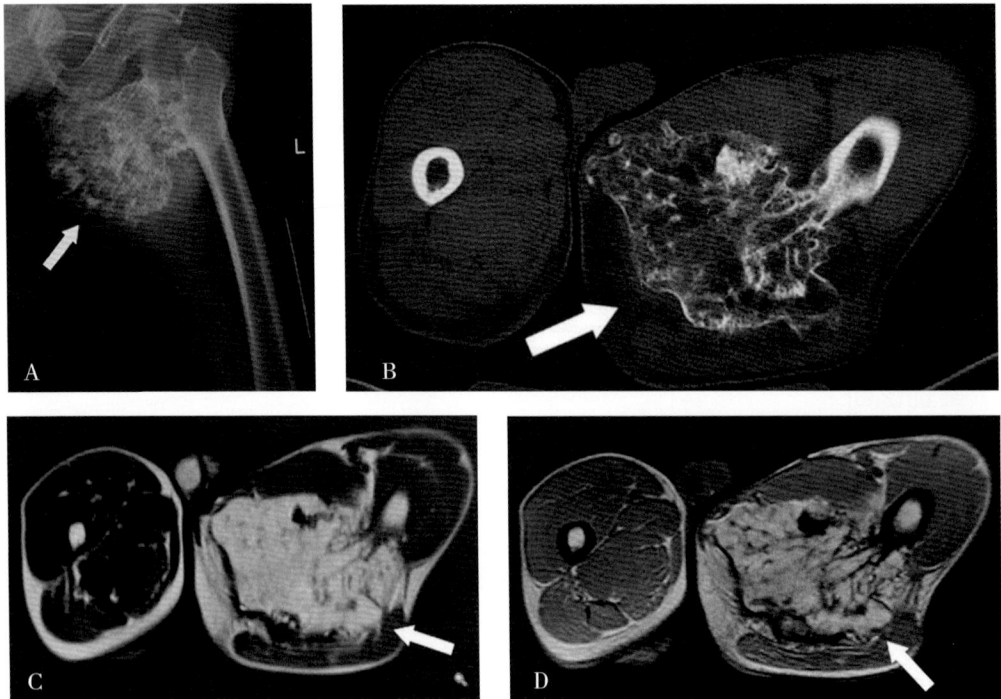

A为X线片（正位）：左侧股骨近端内侧骨质破坏区，边界见点状、环状、弧形或"爆米花样"钙化；B为CT平扫片（轴位）：左侧股骨近端骨皮质可见骨质破坏及钙化影；C为MRI T$_1$WI成像：病灶呈低信号；图D为MRI T$_2$WI成像：病灶呈不均匀高信号

图6-11　软骨肉瘤X线、CT和MRI表现

2. CT 表现 较 X 线能更清晰显示骨质破坏范围、骨皮质断裂及内部钙化细节。钙化呈点状、环状或弧形，分布杂乱。可明确显示软组织侵犯范围，肿块内可见低密度未钙化软骨成分或坏死区（图6-11B）。

3. MRI 表现 T_1WI 呈低至中等信号（与肌肉相似），内部钙化呈极低信号；T_2WI 呈高信号（软骨基质含水丰富），钙化区呈低信号，形成"盐和胡椒征"改变。脂肪抑制序列呈更高信号，周围骨髓水肿呈高信号。增强扫描呈周边及分隔状强化（典型"花边样"或"蜂窝状"强化），中央坏死区无强化。强化程度与肿瘤血供相关，高级别者强化更明显（图6-11C、D）。

> **考点与重点** 软骨肉瘤的影像学

（四）鉴别诊断

临床上本病应与以下疾病进行鉴别。

1. 骨肉瘤 好发于长骨干骺端。其 X 线表现为溶骨性破坏、成骨性改变或混合性改变，且骨膜反应明显。

2. 尤因肉瘤 好发于长骨骨干。其 X 线表现为溶骨性破坏，骨膜反应呈"洋葱皮"样改变。

3. 骨巨细胞瘤 好发于长骨骨端。其 X 线表现为皂泡征或偏心性、膨胀性改变。

三、尤 因 肉 瘤

尤因肉瘤（Ewing sarcoma）是一种高度恶性的小圆细胞肿瘤，属于原始神经外胚层肿瘤家族。好发于 5～20 岁的儿童及青少年，占儿童骨肿瘤的 10%～15%。主要发生于长骨骨干或干骺端（如股骨、胫骨、肱骨）及扁骨（骨盆、肋骨），偶见于软组织（骨外尤因肉瘤）。

（一）病理特征

1. 大体表现 肿瘤呈灰白色或灰红色，质地柔软，常伴有出血、坏死和囊性变。

2. 镜下表现 肿瘤细胞呈小圆形，核深染，胞质稀少，核分裂象多见。肿瘤细胞排列成片状或巢状，间质血管丰富。

（二）临床表现

患者主要表现为局部进行性疼痛、肿胀、皮温升高及活动受限。约 30% 病例伴有低热、乏力、体重下降等全身症状，临床上易与骨髓炎或风湿性疾病相混淆。

（三）影像学表现

1. X 线表现 病变以溶骨性或混合性骨质破坏为主，呈虫蚀样、渗透性改变，边界模糊，偶见"虫蛀样"溶骨与成骨混合表现。长骨病变多见于骨干或干骺端，扁骨（如骨盆、肋骨）则表现为广泛溶骨性破坏。特征性表现为"洋葱皮"样骨膜反应，由肿瘤反复穿透骨皮质刺激形成多层平行层状骨膜新生骨（图6-12A）。

2. CT 表现 与 X 线检查相比，CT 检查能够更为清晰地显示溶骨性破坏的边界、范围及内部残留的骨小梁结构，并且可以察觉到微小的骨皮质断裂情况（图6-12B）。多层"洋葱皮样"骨膜反应在 CT 图像上呈现得更为直观，偶尔还能观察到瘤内存在点状钙化现象。对于软组织肿块而言，其密度大多表现为等密度或稍低密度，其中坏死区相对少见。在进行增强扫描时，软组织肿块呈不均匀强化。

3. MRI 表现 对软组织的显示更为清晰，有助于准确评估肿瘤的范围及其与周围组织的关系。在 T_1WI 上，肿瘤及骨髓浸润区域呈低至中等信号，与正常骨髓的高信号形成鲜明对比。在 T_2WI 短反转时间反转恢复序列上，肿瘤呈显著高信号（因为肿瘤细胞密集、含水量高），肿瘤周围的骨髓水肿区域呈片状高信号。进行增强扫描时，肿瘤的实性部分出现明显的不均匀强化，而坏死区则无强化表现（图6-12C、D、E）。

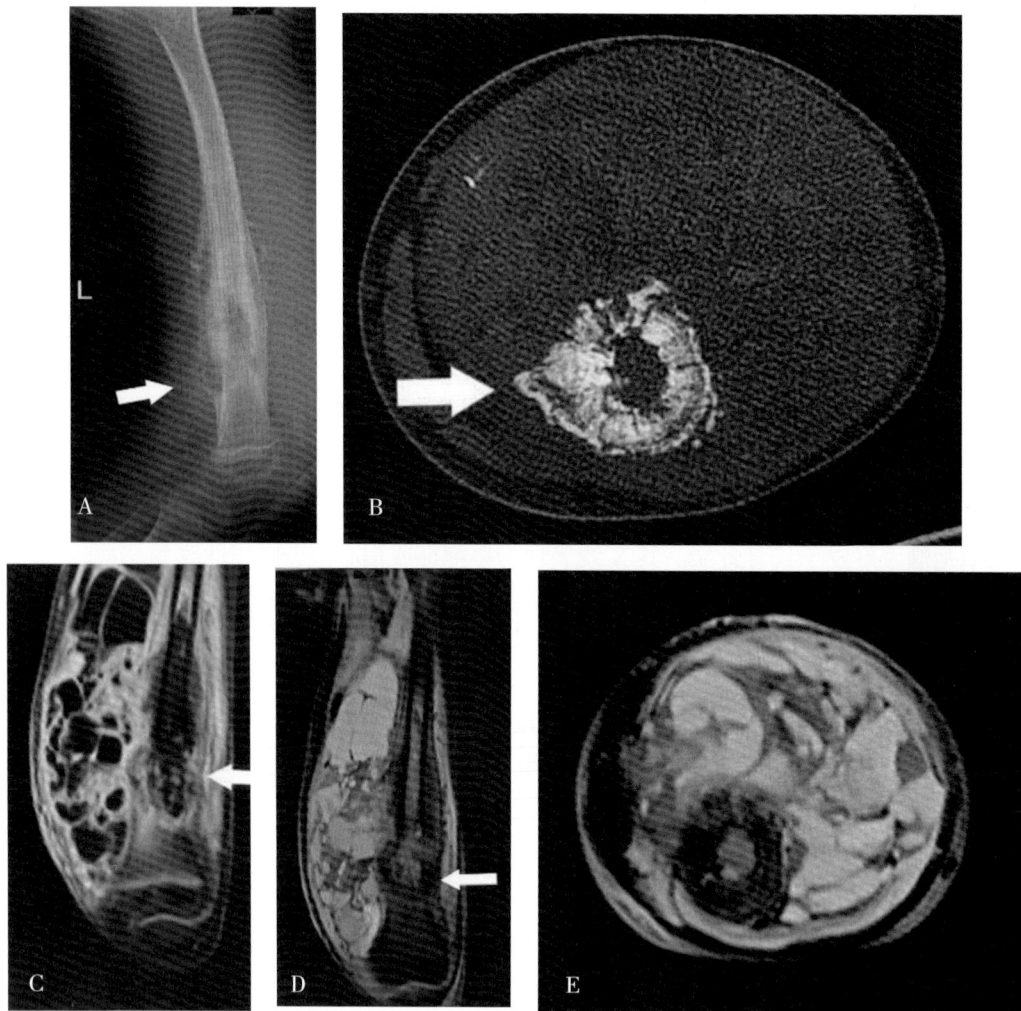

A 为 X 线侧位片：肱骨中下 1/3 骨质破坏，伴骨膜反应，可见 Codman 三角；B 为 CT 表现（轴位）：混合性破坏，周边见不规则骨膜反应；C 为 MRI T₁WI 成像（矢状位）：肿瘤及骨髓浸润呈低至中等信号，与正常骨髓高信号对比明显；D 为 MRI T₂WI 成像（矢状位）；E 为 MRI T₂WI 成像（轴位）：病变呈显著高信号，周围软组织呈片状高信号

图 6-12　尤因肉瘤 X 线、CT 和 MRI 表现

考点与重点 尤因肉瘤影像学特点

（四）鉴别诊断

临床上本病应与以下疾病进行鉴别。

1. 骨肉瘤　病变部位好发于长骨干骺端（如股骨远端、胫骨近端），而尤因肉瘤多见于长骨骨干或扁骨（如骨盆、肋骨）。骨肉瘤在影像学上常表现为成骨性或混合性（溶骨、成骨）骨质破坏，而尤因肉瘤多为溶骨性骨质破坏。骨肉瘤在 X 线等影像学检查中可见"日光放射状"骨膜反应或 Codman 三角，尤因肉瘤则多呈"洋葱皮样"层状骨膜反应。

2. 嗜酸性肉芽肿　在影像学上通常表现为边界清晰，周围可见硬化边；而尤因肉瘤边界模糊，呈浸润性生长。两者均可出现层状骨膜反应，但嗜酸性肉芽肿的骨膜反应较薄且局限，尤因肉瘤的骨膜反应更广泛且可能出现中断。特殊征象方面：嗜酸性肉芽肿在颅骨病变可呈"斜边征"或"纽扣样死骨"，长骨病变多为单房溶骨性病灶。

3. 急性骨髓炎 通常表现为急性感染症状（如发热、局部红肿热痛），而尤因肉瘤起病较为隐匿，疼痛呈渐进性加重。在影像学表现方面，急性骨髓炎早期可见斑点状溶骨性骨质破坏，后期可形成死骨，其骨膜反应厚而不规则；尤因肉瘤则表现为更为弥漫性的溶骨性骨质破坏，并可见典型的层状（"洋葱皮"样）骨膜反应。在 MRI 增强扫描中，骨髓炎的脓腔呈环形强化特征，周围骨髓水肿范围广泛；尤因肉瘤则表现为肿瘤实性部分明显强化，周围水肿相对局限。这两种疾病的临床表现和影像学特征各具特点，但最终确诊仍需结合病理检查。

四、骨 髓 瘤

骨髓瘤（myeloma）是一种起源于浆细胞的恶性肿瘤，属于血液系统肿瘤范畴，其特征为骨髓中克隆性浆细胞出现异常增殖、分泌单克隆免疫球蛋白（M 蛋白），并伴有相关器官损害。该病的发病率占血液肿瘤的 10% ～ 15%，好发于中老年人群，男性患者略多于女性患者。

（一）病理特征

1. 大体表现 骨髓瘤细胞在骨髓中呈弥漫性浸润，可形成瘤结节，进而破坏骨质，引发骨质疏松、病理性骨折等情况。

2. 镜下表现 骨髓瘤细胞呈圆形或椭圆形，细胞核偏位，染色质呈车轮状排列，胞质丰富且具有嗜碱性。

浆细胞比例显著增高，骨髓中克隆性浆细胞比例 ≥ 10%（正常骨髓中浆细胞比例 < 5%），常呈片状、簇状或弥漫性浸润状态。浆细胞存在形态学异常，表现为细胞大小不一，核质比例增高，核偏位，还可见双核或多核浆细胞。

（二）临床表现

骨髓瘤的临床表现具有多样性。骨痛是最为常见的症状，常发生于腰背部、胸部和四肢。此外，患者还会出现骨质疏松、病理性骨折、高钙血症等情况，贫血和感染也是常见的临床表现。在实验室检查方面，患者可能出现贫血，血清钙、肌酐、尿酸水平可升高，同时可检测到单克隆免疫球蛋白或其片段。骨髓检查结果显示骨髓中浆细胞比例明显升高，常超过 15%。

（三）影像学表现

1. X 线表现 骨髓瘤好发于颅骨、骨盆、脊柱及长骨近端。其以溶骨性骨质破坏为主，表现为"穿凿样"或"虫蚀样"病灶，呈边界清晰的圆形或卵圆形透亮区，且无硬化边（图 6-13A）。部分患者可见椎弓根征阳性（椎体发生破坏而椎弓根保留），肋骨和锁骨破坏时可伴有膨胀现象。10% ～ 20% 的患者在 X 线检查中可无异常表现（常见于早期或惰性骨髓瘤），此时需结合 MRI 或 CT 检查进行诊断。

2. CT 表现 能够更清晰地显示骨质破坏情况。它可以高分辨率地显示溶骨灶，清晰呈现"穿凿样"病变的形态、数目及边缘特征，在这方面的显示效果优于 X 线。CT 检查还可发现微小骨皮质断裂或侵蚀情况。此外，通过 CT 检查可对椎体的三维结构进行评估，了解骨小梁破坏程度及椎体稳定性（图 6-13B、C）。

3. MRI 表现 软组织的显示更为清晰，有助于准确评估肿瘤的范围及其与周围组织的关系。骨髓瘤在 MRI 上可分为局灶型和弥漫型：局灶型表现为散在的结节状病灶，在 T_1WI 上呈低信号，在 T_2WI 短时反转恢复序列上呈高信号；弥漫型表现为骨髓在 T_1WI 上广泛信号减低（与脂肪信号对比消失），在 T_2WI 上信号增高。盐和胡椒征表现为弥漫性骨髓浸润伴残留脂肪岛，在 T_1WI 上呈现黑白混杂信号（图 6-13D、E）。

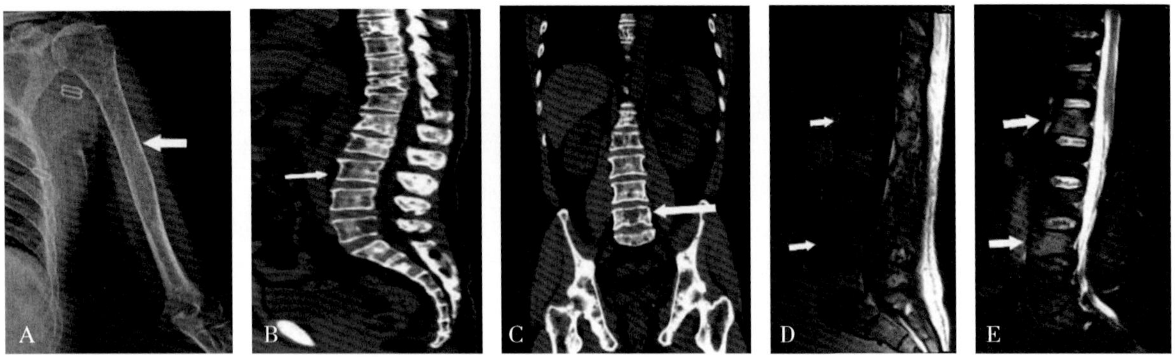

A 为 X 线正位片：肱骨中上段见"穿凿样"或"虫蚀样"骨破坏，边缘清楚；B 为脊柱 CT 表现（矢状位）：椎体内见囊状骨质破坏区；C 为脊柱 CT 表现（冠状位）：椎体广泛骨质破坏；D、E 分别为脊柱 MRI T_1WI、T_2WI（矢状位）成像：椎体多发骨质破坏，T_1WI 呈低信号，T_2WI 呈高信号

图 6-13　骨髓瘤 X 线、CT 和 MRI 表现

考点与重点　骨髓瘤的影像特点

（四）鉴别诊断

临床上本病应与以下疾病进行鉴别。

1. 骨质疏松　X 线平片及 CT 检查显示，骨质疏松患者骨皮质完整，不存在骨小梁缺损区，且病情无短期内进行性加重趋势，颅骨也无异常改变。其血、尿化验结果与骨髓瘤不同。甲状旁腺功能亢进引发的骨质疏松，常伴有骨膜下骨吸收现象，颅骨可见颗粒状小透光区，肾脏可能存在多发结石。通过实验室检查可发现高血钙和低血磷情况，且尿中无本周蛋白（Bence-Jones protein）。

2. 转移性骨肿瘤　骨转移瘤灶大小不一，边缘模糊，多数情况下不伴有骨质疏松，病灶间的骨质密度正常。在阳性椎弓根征、肋骨和锁骨破坏伴有膨胀现象等方面，骨髓瘤较转移瘤更为多见。转移瘤在 MRI 检查中表现为更粗大的颗粒状或块状均匀异常信号，椎弓根受累较为常见，椎体还可能出现塌陷崩解。

五、转移性骨肿瘤

转移性骨肿瘤（metastatic tumor of bone）是指原发于其他器官或组织的恶性肿瘤，经血液循环或淋巴系统转移至骨骼，并在骨骼内生长形成的继发性骨肿瘤。转移性骨肿瘤是骨骼系统最常见的恶性肿瘤，其发病率显著高于原发性骨肿瘤。

考点与重点　转移性骨肿瘤的发病特点

（一）病理

1. 大体表现　转移灶可呈溶骨性、成骨性或混合性改变，且常伴有病理性骨折。
2. 镜下表现　转移性肿瘤细胞的形态与原发肿瘤相似，但其分化程度往往更低。

（二）临床表现

转移性骨肿瘤的临床表现具有多样性。骨痛是最为常见的症状，通常表现为持续性钝痛，夜间疼痛加重，活动后疼痛有所缓解。由于肿瘤破坏骨质，患者在遭受轻微外力时即可发生病理性骨折。若肿瘤发生脊柱转移，可压迫脊髓或神经根，进而导致疼痛、麻木、无力等症状，严重时甚至会引发瘫痪。此外，肿瘤细胞会释放破骨细胞激活因子，致使骨质破坏，大量钙离子释放入血，从而引起高钙血症。患者还可能出现贫血、消瘦、乏力等全身症状。

（三）影像学表现

1. X 线表现　溶骨性破坏常见于乳腺癌、肺癌、甲状腺癌等肿瘤的骨转移情况，在 X 线影像上表现为"虫蚀状""穿凿样"骨质破坏，病变边界模糊，无硬化边，骨皮质可出现中断，常伴有软组织肿块，偶尔会发生病理性骨折。成骨性破坏常见于前列腺癌、乳腺癌、肺癌等肿瘤的骨转移，可见斑片状或弥漫性高密度影，骨小梁增粗、紊乱，呈"棉絮状"或"象牙质"样改变。混合性破坏则是溶骨性与成骨性改变同时存在。当肿瘤侵犯脊柱时，常见以椎弓根及椎体后部破坏为主要特点。在疾病早期，若病变仅局限于脊柱或骨盆等解剖结构复杂的部位，容易出现漏诊情况，此时需结合其他检查手段（图6-14A、B）。

2. CT 表现　能够更清晰地显示骨质破坏情况，溶骨性病灶在 CT 上呈低密度，边界不清晰；成骨性病灶呈高密度，骨小梁间隙模糊。CT 可清晰显示骨皮质连续性中断、微小骨折及软组织侵犯情况。此外，CT 三维重建成像具有优势，能够评估复杂解剖区域（如椎体、骨盆）的骨质破坏范围及椎弓根受累情况（图6-14C）。

3. MRI 表现　在骨髓浸润的早期检测方面敏感性最高。在 T_1WI 上，正常呈高信号的骨髓被低信号的肿瘤组织所取代；在 T_2WI 短时反转恢复序列上，病变呈高信号，脂肪抑制序列对病变的显示更为敏感（图6-14D、E）。

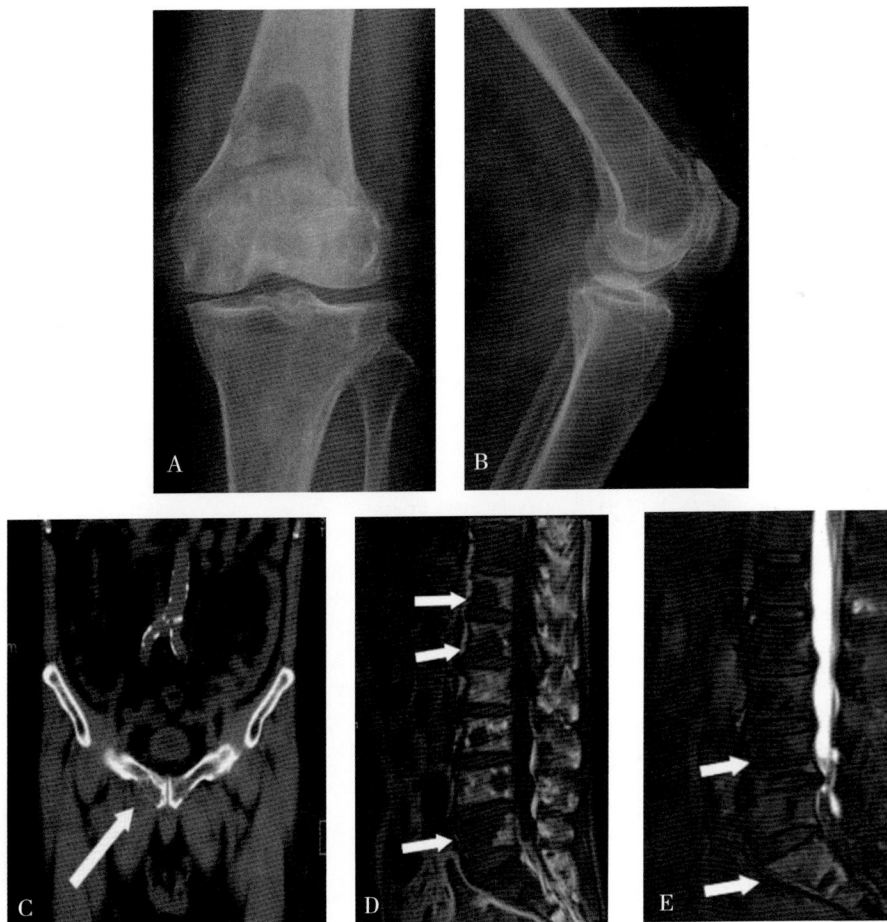

A、B分别为膝关节X线表现（正、侧位）：股骨下段不规则溶骨性骨质破坏，密度减低；C为骨盆CT表现（矢状位）：右侧耻骨上支骨质破坏，溶骨性病灶呈低密度，边界不清；D、E分别为脊柱MRI T_1WI、T_2WI成像（矢状位）：椎体多发骨质破坏，T_1WI呈低信号，T_2WI呈不均匀混杂高信号

图 6-14　转移性骨肿瘤 X 线、CT 和 MRI 表现

（四）鉴别诊断

临床上本病应与以下疾病进行鉴别。

1. 多发性骨髓瘤　表现为多灶性"穿凿样"溶骨性破坏，病变边界清晰，无硬化边，且无成骨反应；常见发病部位为颅骨、脊柱、骨盆。MRI 检查显示骨髓呈弥漫性浸润，在 T_1WI 上呈低信号，在 T_2WI 短反转时间反转恢复序列上呈高信号，扩散加权成像显示扩散受限。

2. 原发性骨肿瘤

（1）骨肉瘤：好发于青少年长骨干骺端。X 线检查可见"日光放射状"骨膜反应、Codman 三角、软组织肿块及瘤骨形成。

（2）软骨肉瘤：表现为分叶状溶骨性破坏，病变边界模糊不清，伴有环形／弧形钙化，CT 检查常可显示"爆米花样"钙化。

3. 骨感染性疾病

（1）化脓性骨髓炎：主要特征为骨质破坏与增生并存，可见死骨形成，伴有显著的层状（"洋葱皮样"）骨膜反应，周围软组织常见肿胀或脓肿形成。

（2）脊柱结核：椎体遭到破坏，同时伴有椎间隙狭窄，可形成冷脓肿（如腰大肌脓肿），钙化较为常见。

第四节　骨肿瘤样病变

一、骨　囊　肿

骨囊肿是指在骨内形成的充满棕黄色液体的囊腔，属于原因不明的良性骨病变。好发于 20 岁以下青少年，常见部位为肱骨和股骨近端等长管状骨。

（一）病理特征

本病是一种常见的非肿瘤性病变。其囊肿壁由纤维组织构成，内衬有疏松结缔组织。骨皮质变薄呈壳状，囊腔内可见骨嵴突起，内容物为黄色或褐色液体，可存在纤维间隔。

（二）临床表现

多数患者无明显症状，部分表现为局部隐痛。约 80% 病例因病理骨折就诊，常有外伤史。

（三）影像学表现

1. X 线、CT 表现　骨囊肿好发于长管状骨干骺端的骨松质或骨干的髓腔内，不跨越骺板。病变通常起源于骺板附近区域，随着骨骼生长发育逐渐向骨干方向移位，骺线闭合后多停止生长；远离骺板的病灶常处于静止期。囊肿多为单发病灶，偶见多发。病灶多呈卵圆形，长径与骨长轴平行，通常位于中心位置，极少偏心生长。囊肿呈膨胀性生长，可致骨皮质变薄，边缘光滑整齐并伴有硬化边，膨胀程度一般不超过干骺端宽度。多数囊内无明显骨嵴，少数可呈多房样改变；合并骨折时可见骨皮质断裂及特征性的"骨片陷落征"（图 6-15）。

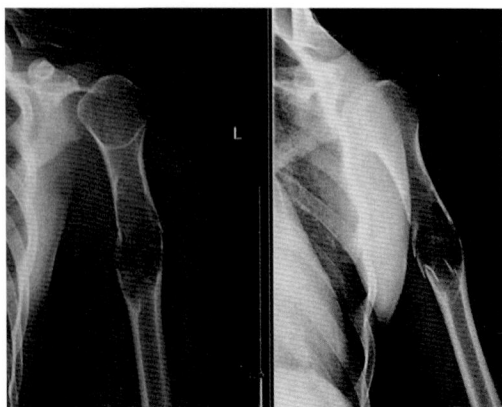

左肱骨近端囊状膨胀性骨质破坏，
皮质变薄且不连续，内见"骨片陷落征"

图 6-15　骨囊肿 X 线表现

考点与重点 骨囊肿的 X 线表现

2. MRI 表现 囊肿在 T_1WI 上呈低信号，T_2WI 上呈高信号，囊内可见少量分隔。增强扫描显示囊壁及分隔明显强化。

（四）鉴别诊断

骨囊肿常见于 20 岁以下的青少年，其好发部位为长管状骨干骺端。部分患者有局部外伤史，影像学检查表现为椭圆形、膨胀性的低密度骨质破坏区，破坏区边缘锐利，可有薄的硬化边，病灶纵径大于横径，且常伴发病理性骨折，满足上述表现可考虑诊断为本病。

临床上本病应与以下疾病进行鉴别。

1. 骨巨细胞瘤 好发于骨骺闭合后的骨端，呈偏心性生长，多呈囊状或皂泡征。

2. 动脉瘤样骨囊肿 多呈偏心性生长，膨胀较为明显，常呈多房状，有时囊内可见点状钙化或骨化。MRI 检查可见液 – 液平面征象。

二、动脉瘤样骨囊肿

动脉瘤样骨囊肿是一种原因不明的骨肿瘤样病变，可分为原发性和继发性两种类型。本病好发于 10 ～ 20 岁人群，好发部位依次为长骨干骺端、脊柱和骨盆、跟骨、耻骨等。

（一）病理特征

本病病因尚不明确，目前多认为可能因静脉血栓形成或动静脉交通，致使局部血流动力学发生改变，进而导致静脉压持续升高、血管床扩张，受累骨质因此被吸收并发生反应性修复而形成该病变。病灶主要由大小不等的血腔构成，血腔内衬有薄的成纤维细胞和多核破骨细胞型巨细胞，其中充满可流动的暗红色血液，囊壁间有肉芽肿样组织。其病灶的固体成分占全部病灶的比例在一半以下，偶可见病灶全部由固体成分组成（这种情况称为动脉瘤样骨囊肿实性变异）。继发性动脉瘤样骨囊肿是在骨内原有疾病的基础上发生的。

（二）临床表现

动脉瘤样骨囊肿患者病变部位会出现肿胀、疼痛症状。若病变侵犯胸腰椎，可引起束带样疼痛及相应的神经压迫症状；当并发病理性骨折时，局部会持续疼痛，皮肤温度升高，表面静脉怒张，其表现可类似恶性肿瘤。

（三）影像学表现

1. X 线表现 好发于长骨干骺端，病灶呈膨胀性囊状透亮影，与正常骨的交界区可见硬化边。病灶可呈中心性，也可偏于骨干一侧。膨胀显著者可见菲薄的骨壳，且骨壳可不完整。发生于脊椎的病变，也具有长骨病变的特点，当发生压缩骨折后则失去原有特点，若同时发现附件有膨胀性病变，则有助于诊断。

2. CT 表现 对囊腔内容物的密度、周围软组织的侵犯情况及病灶周围的钙化情况较为敏感。病灶密度不均匀，可见软组织密度影、液性密度影、液 – 液平面和斑片状、条索状骨化影，其中以软组织密度影伴圆形、卵圆形液性密度影最为常见。增强扫描时，病灶实质部分明显强化。

3. MRI 表现 病灶实性成分在 T_1WI 上的信号高于肌肉信号、低于骨髓信号，在 T_2WI 上信号增高，但多低于髓腔信号。病灶囊性成分在 T_1WI 上的信号强度不均匀，在 T_2WI 上信号明显升高，多高于髓腔信号。多数病灶可见明显的液 – 液平面（图 6-16）。

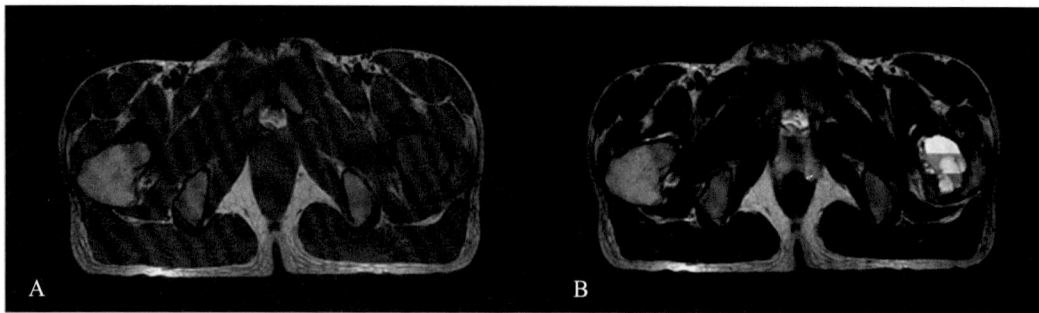

A、B 分别为 MRI T_1WI、T_2WI 成像：左侧股骨上段见膨胀性骨质破坏，T_1WI 呈低信号、T_2WI 呈高信号，内见多发液 – 液平面

图 6-16　动脉瘤样骨囊肿 MRI 表现（轴位）

（四）鉴别诊断

临床上本病应与以下疾病进行鉴别。

1. 骨巨细胞瘤　多见于 20 ～ 40 岁的成年人，病变位于干骺愈合后的骨端，与正常骨的交界处多无硬化边，病灶内无钙化或骨化，病变的膨胀程度不如动脉瘤样骨囊肿。

2. 单纯性骨囊肿　囊肿多呈中心性生长，且多沿骨干长轴发展，膨胀性改变大多不明显，病灶内无液 – 液平面征象。

三、骨纤维结构不良

骨纤维结构不良是一种以纤维组织大量增生并代替正常骨组织为特征的疾病。若患者同时合并皮肤色素沉着、性早熟，则称为奥尔布赖特综合征。该病发病隐匿、进展缓慢，患者就诊年龄为 3 ～ 60 岁，其中 11 ～ 30 岁的患者占比达 70%，男女患病比例约为 3∶2。

（一）病理特征

本病是体细胞鸟嘌呤核苷酸结合蛋白 –1（GNAS1）基因突变，导致骨骼内纤维组织异常增殖而引发的疾病，相关基因位点为 20q13.2。病变部位主要是纤维组织和编织骨取代了正常骨组织。病变的放射学表现取决于骨组织与纤维组织的比例，病变成骨程度越高，其密度就越高；反之，密度则越低。

（二）临床表现

早期患者常无明显临床表现，且发病越早，后续出现的症状往往越明显。患者常出现局部疼痛、肿胀、骨骼畸形等症状，也可能无明显症状。

（三）影像学表现

1. X 线表现　发生于四肢、躯干骨的病变，多见于股骨、胫骨、肋骨及肱骨；颅面骨病变好发于下颌骨、颞骨。X 线表现可分为以下四种类型，常数种类型并存或单独出现。

（1）囊状膨胀性改变：表现为囊状膨胀性透亮影，可为单囊或多囊，边界清晰，常有硬化边，皮质变薄，外缘光滑，内缘呈波浪状。

（2）磨玻璃样改变：多见于长管状骨和肋骨，病变区域密度均匀，呈磨玻璃样，这是本病的特征性改变之一。

（3）丝瓜瓤样改变：多见于肋骨、股骨和肱骨，病变部位膨胀增粗，其内的骨小梁粗大且扭曲，表现为粗大的骨纹理，颇似"丝瓜瓤"。

（4）地图样改变：表现为单发或多发的溶骨性破坏，边缘锐利，有时类似溶骨性转移。

2. CT 表现　对病灶内部结构显示清晰，表现为病变区呈磨玻璃样改变（图 6-17），并可见斑片状边界模糊的低密度区，有时可见分隔，一般不伴有软组织肿块和骨膜反应。

3. MRI 表现　无特异性。T_1WI 多为低信号；T_2WI 可呈高信号，也可呈低信号或混杂信号。

考点与重点　骨纤维结构不良影像学表现

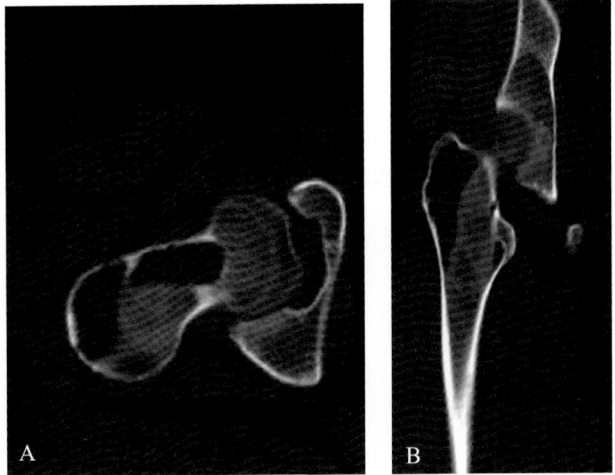

A 为 CT 平扫成像（轴位）、B 为 CT 重建成像（冠状位）：右股骨颈及股骨上段髓腔见囊状膨胀性骨质破坏，外侧骨皮质变薄，边缘见轻度波浪状硬化边；病灶内密度不均，骨皮质及髓腔界限消失，见磨玻璃密度影

图 6-17　骨纤维结构不良 CT 表现

（四）鉴别诊断

骨纤维结构不良影像学表现为在长骨内可见囊状膨胀性改变、磨玻璃样改变、丝瓜瓤样改变，且伴有骨骼变形；在颅面骨可见骨质膨大、增生硬化。结合临床病史、体征，可考虑诊断本病。

临床上本病应与以下疾病进行鉴别。

1. 骨囊肿　其影像学表现为囊状膨胀性改变，破坏区透亮度较高，无磨玻璃样密度影。

2. 骨化性纤维瘤　单骨的骨纤维结构不良需与骨化性纤维瘤进行鉴别。骨化性纤维瘤多为单骨发病，一般呈边界清晰的膨胀性病变，病变边缘有较厚的骨性包壳，中心呈低密度区。

3. 畸形性骨炎　该病多见于中老年男性，多累及颞骨和颅盖骨，颅面骨少见。CT 显示"棉絮样"外观有助于诊断，骨质吸收与骨质增生并存是本病的特点。

4. 骨瘤　其影像学表现为病变边界清晰的孤立性骨性肿块，CT 显示为边界清晰的骨性高密度影。

四、骨 血 管 瘤

骨血管瘤是由毛细血管、海绵状血管、畸形静脉构成的骨骼系统良性病变，脉管通道间充盈着成熟脂肪组织，因此也被认为是错构瘤的一种，属于病因不明的骨内良性膨胀性病变。该病可发生于任何年龄，以成人较为多见。

（一）病理特征

骨血管瘤的组织学分类明确分为海绵型、毛细血管型、静脉型和混合型。骨海绵型血管瘤较为常见，扩张的血管形成血池或血窦，其中充满血液，表面覆盖着单层扁平的内皮细胞，好发于脊椎和颅骨。骨毛细血管型血管瘤少见，由细小的毛细血管袢构成，常呈放射状排列，瘤体柔软，且其中有致密硬化的骨小梁穿过，好发于扁平骨及长管状骨的干骺端。

（二）临床表现

骨血管瘤通常无明显症状，患者多因其他原因进行影像学检查时被发现。少数患者可出现搏动性疼痛，病理性骨折的发生率较低。椎体发生病变时，患者可有背部疼痛表现。由于血管瘤累及的椎体形态发生改变，少部分患者可出现神经或椎管压迫症状。

（三）影像学表现

1. X 线表现　大体可分为三型：①垂直型：表现为栅栏状垂直排列的粗糙骨小梁，或呈灯芯绒条纹状，或纱窗网眼状。此为脊椎血管瘤的典型表现。②日光型：表现为自板障伸出的太阳光芒状放射骨针，病变区呈蜂窝状或颗粒状溶骨破坏，颅骨外板受侵蚀，内板完整。此为颅骨血管瘤的典型表现。③泡沫型：表现为肿瘤呈泡沫状溶骨破坏，患骨局部呈梭形膨胀，周围骨皮质菲薄，一般无骨膜反应，此种改变多见于长骨及扁平骨的血管瘤。

2. CT 表现　能最清晰地显示椎体血管瘤内被吸收的骨结构和粗大稀少的骨小梁，部分病例也可呈现蜂窝状骨结构或溶骨性破坏（图 6-18）。对于四肢骨的血管瘤，CT 可显示肿瘤的部位、范围及向软组织的侵犯情况，其中 CT 增强扫描显示效果最佳。

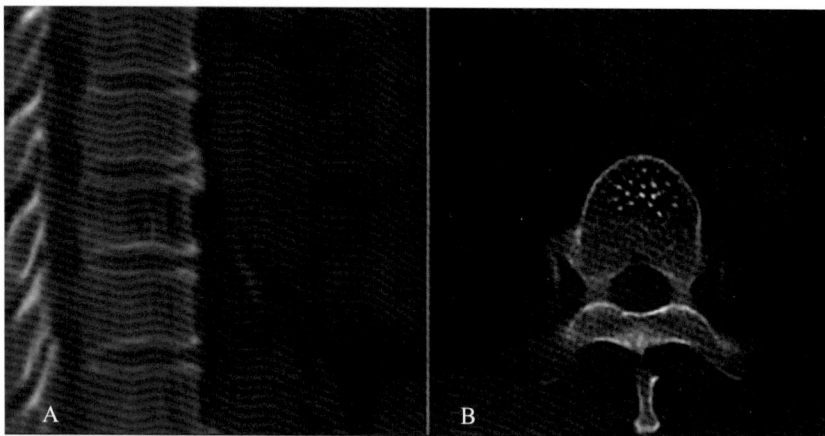

A 为 CT 矢状位重建成像：椎体骨小梁呈"栅栏状"改变；B 为 CT 轴位成像：椎体骨小梁呈特征性"圆点花纹状"改变

图 6-18　胸椎血管瘤 CT 表现

3. MRI 表现　可显示瘤内血管的形态、蔓延范围及脊髓有无受压情况。其信号强度与病灶大小、黄 / 红骨髓成分及病灶内血管的分布情况相关。较小的病灶在 T_1WI 上呈高信号，较大的病灶呈低信号；在 T_2WI 上，病灶呈高信号，内部可见放射状低信号间隔。增强扫描时，病灶呈现不均匀的明显渐进性强化，邻近软组织信号正常。

（四）鉴别诊断

临床上本病应与以下疾病进行鉴别。

1. 骨巨细胞瘤　好发于骨骺闭合后的骨端，呈偏心性生长，多表现为囊状或皂泡征。其与长骨血管瘤的多发囊状、膨胀性骨破坏表现不同。

2. 脊椎溶骨性转移　在椎体可见不规则骨破坏，不存在栅栏状骨结构，且椎体常出现压缩变形。通过 CT 或 MRI 检查可明确鉴别。

❓ 思 考 题

1. 骨肉瘤的影像学表现有哪些？
2. 骨巨细胞瘤的影像学表现有哪些？
3. 骨囊肿的影像学表现有哪些？其发病特点是什么？

本章数字资源

第七章　常见软组织肿瘤

📋 **案例导入**

患者男性，43岁，1年前无意发现左肩背部包块，质软、边界清、活动度好，未予处理。近半年包块缓慢增大。自发现以来，患者神清，精神可，饮食、睡眠及二便正常，体重无明显改变。查体：左肩背部皮下椭圆形肿物（直径1.0cm），质软、活动、无压痛，表面皮肤正常。

问题：1. 结合该患者的临床表现及相关检查结果，此病例应考虑为何种诊断？

2. 该患者首选哪种辅助检查方法？

一、脂　肪　瘤

脂肪瘤（lipoma）是最常见的软组织良性肿瘤，可发生于任何年龄段，男女均可发病，其中以中年女性较为多见。肿瘤好发于皮下组织（彩图11），也可累及深层结构，少数情况下可侵犯滑膜（形成分叶状脂肪瘤）或骨膜。典型临床表现为无痛性、质软、边界清晰、活动度良好的肿块，生长速度缓慢。

（一）病因病理

脂肪瘤是由成熟脂肪细胞异常增生所形成的良性肿瘤，其确切病因目前尚不明确，可能与遗传因素、代谢异常、局部外伤刺激及激素水平变化等多种因素有关。

脂肪瘤由成熟脂肪细胞构成，具有完整包膜，界限清晰，组织学检查显示细胞大小、形态一致，无异型性及核分裂象。部分病例可见纤维间隔（形成纤维脂肪瘤）或血管增生（形成血管脂肪瘤）等变异型表现。

（二）临床表现

脂肪瘤最常见于皮下组织，好发于肩背部、四肢近端等部位，也可发生于深部组织，如肌间、滑膜或内脏器官（如肾脏、心脏）。典型表现为无痛性、质地柔软、活动度良好的缓慢生长的肿块，浅表肿瘤直径多 < 5cm，深部肿瘤可能因压迫周围组织而引起疼痛或功能障碍等症状。

（三）影像学表现

1.超声表现　为等高回声肿块，肿块边界清晰，内部回声均匀，无明显血流信号（彩图12）。

2.CT表现　典型表现为密度影，其密度与正常脂肪相近，边界清晰，具有完整包膜（图7-1）。

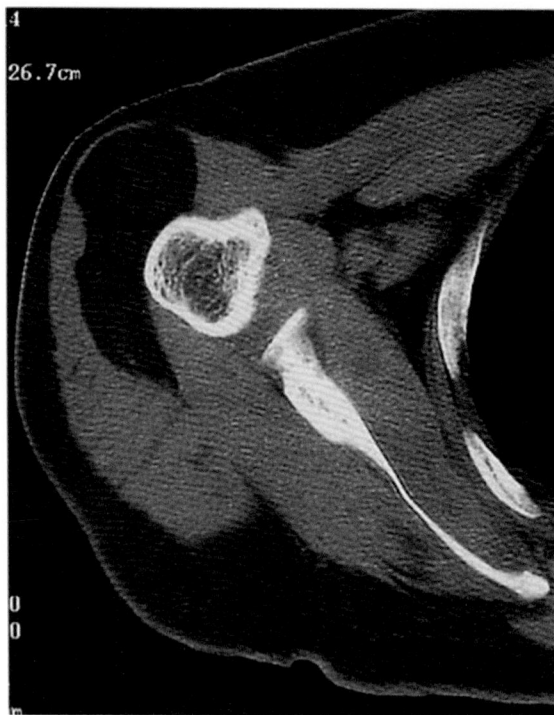

肿物位于三角肌内，CT 值与皮下脂肪相近

图 7-1　右肩部脂肪瘤 CT 表现

（四）鉴别诊断

临床上本病应与以下疾病进行鉴别。

1. 脂肪肉瘤　属于恶性肿瘤，触诊时其质地一般比脂肪瘤硬，大部分脂肪肉瘤的直径＞5cm。研究表明，直径≥10cm 是鉴别脂肪肉瘤的一个显著特征。病理切片可能显示局部侵袭现象及异型细胞，在适当的组织学背景下可出现非典型脂肪细胞。影像学检查显示其密度或信号不均匀，存在不典型脂肪成分。

2. 皮下囊肿　通常呈圆形，质地发硬。其中央可见凹陷，经该凹陷可挤出白色渗出物，影像学检查无脂肪特征表现。根据病理组织学检查结果可以明确诊断。

3. 纤维瘤　质地较硬，活动度差，影像学检查无脂肪成分显示。根据病理切片和组织学检查结果可以明确诊断。

> **链接**
>
> ### 超声技术创新发展：从结构成像到智能诊断
>
> 　　超声技术作为一种无创、实时、便捷的影像学检查手段，近年来在临床诊疗中得到广泛应用。现代超声技术已从传统的结构成像发展到功能成像、定量分析和分子影像学等创新领域。其中，超声弹性成像通过评估组织硬度差异，在肿瘤良恶性鉴别（特别是肝脏、乳腺及前列腺肿瘤）中展现出重要价值；超声造影技术则通过微泡造影剂增强血流信号显示，显著提升了肿瘤和血管病变的诊断准确性。随着人工智能技术的发展，智能超声系统通过深度学习算法实现了图像自动识别与分析，不仅提高了诊断效率，也为精准医疗提供了新的技术支撑。当前，超声技术正朝着多模态融合、定量化和智能化的方向快速发展。

二、脂肪肉瘤

脂肪肉瘤（liposarcoma）是一种由不同分化程度和异型性脂肪细胞构成的恶性软组织肿瘤，起源于原始间充质细胞并向脂肪细胞分化。该肿瘤可发生于无成熟脂肪组织的部位，尤其好发于深部软组织，最常见于大腿和腹膜后，可起源于肌筋膜或深部血管丰富区域。在软组织恶性肿瘤中，脂肪肉瘤发病率位居第二，仅次于未分化多形性肉瘤。本病好发于 40～60 岁成年人，男女发病率无显著差异。

（一）病因病理

目前，脂肪肉瘤的主要病因尚不明确，可能与患者年龄增长、免疫力降低、辐射暴露、外力损伤、血肿形成、病毒感染等因素有关。

脂肪肉瘤根据病理学可分为五种亚型：高分化脂肪肉瘤、黏液性脂肪肉瘤、多形性脂肪肉瘤、小圆细胞性脂肪肉瘤和去分化脂肪肉瘤。不同亚型的生物学行为和预后差异显著，影像学表现也各不相同。

（二）临床表现

脂肪肉瘤很少由脂肪瘤恶变而来，通常一开始即为恶性。其起病较为隐匿，多表现为无痛性、缓慢生长的肿块，常无明显症状。当肿块较大并压迫周围组织或脏器时，可引起相应的症状。

（三）影像学表现

脂肪肉瘤在影像学上的表现多样，具体特征取决于其亚型和组织学特性。高分化脂肪肉瘤通常呈现脂肪样低密度影像，CT 扫描显示肿块内含有脂肪成分，MRI 上则表现为高信号区域。黏液性脂肪肉瘤在影像上表现为介于水与软组织之间的液体密度或信号，含有少量脂肪密度或信号，增强扫描显示轻度强化或呈絮状、网状明显强化。去分化脂肪肉瘤则表现为肿块内脂肪成分减少，主要表现为以非脂肪信号为主的团状长 T_1 短 T_2 肿物，增强扫描显示肿物不均匀类环形强化（图 7-2）。此外，影像学检查有助于评估肿瘤的大小、位置及与周围组织的关系，对于制订治疗方案至关重要。

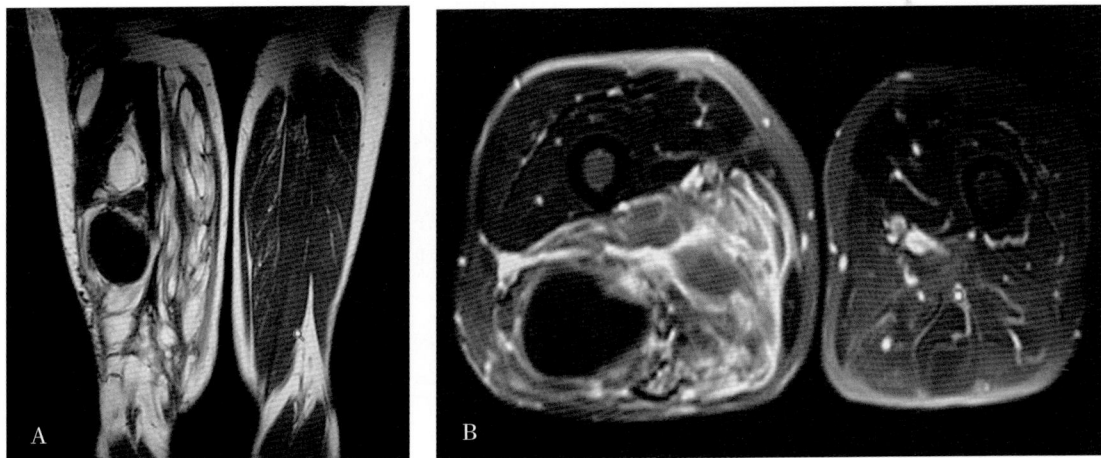

A 为冠状位片、B 为轴位片：右大腿后部肌群可见弥漫性肿胀，内见片状、团状信号影，
呈短 T_1、长 T_2 信号，压脂序列呈稍低信号；其中可见团状长 T_1、短 T_2 信号肿物，增强扫描后呈不均匀类环形强化

图 7-2 右大腿脂肪肉瘤 MRI 表现

（四）鉴别诊断

临床上本病应与以下疾病进行鉴别。

1. 错构瘤 通常在影像学上表现为边界清晰、形态规则的均匀肿块，缺乏脂肪成分和液性区，增强

扫描呈均匀强化。而脂肪肉瘤表现为含有脂肪成分的不规则肿块，CT 显示低密度，MRI 呈高信号，增强扫描显示不均匀强化，可能伴有坏死区。

2. 黏液性脂肪肉瘤　在 CT、MRI 平扫时易误诊为黏液腺囊肿，但增强扫描有助于鉴别。脂肪肉瘤增强延迟扫描时，囊内出现云雾状强化，而黏液腺囊肿无强化表现。

3. 平滑肌肉瘤、横纹肌肉瘤等间叶源性肿瘤　若肿块内含有脂肪成分，与平滑肌肉瘤等间叶源性肿瘤鉴别相对容易；若肿块内不伴有肉眼可见的脂肪组织，则鉴别较为困难，确诊需依靠病理组织学检查。

4. 神经母细胞瘤、血管母细胞瘤　发病年龄较小，肿瘤内不含脂肪组织，且常常可见钙化。

医者仁心

医者仁心与医学创新的践行者——赫捷

　　赫捷院士是我国胸外科与肿瘤防治领域的杰出专家，长期致力于肺癌、食管癌等胸部肿瘤的规范化诊疗与研究。他主持制定的《中国食管癌规范化诊治指南》等标准显著提升了临床诊疗水平，其主导的"城市癌症早诊早治项目"为国家肿瘤防控提供了重要科学依据。作为中国医学科学院肿瘤医院院长，他不仅以精湛医术救治患者，更通过科研创新推动行业发展，展现了新时代医学工作者救死扶伤、科技报国的使命担当，为青年医学生树立了德才兼备的榜样。

三、神经源性肿瘤

神经源性肿瘤是源自神经组织的肿瘤，主要包括神经鞘瘤、神经纤维瘤和神经节瘤等类型。这些肿瘤通常生长较为缓慢，以良性居多，不过少数存在发生恶变的可能性。

（一）病因病理

神经源性肿瘤主要由神经组织异常增生所致。发生于软组织的周围神经源性肿瘤，通常与神经鞘细胞增殖相关。最常见的类型为神经鞘瘤和神经纤维瘤，其中神经纤维瘤更为多见，且可能与遗传因素紧密相关。部分神经源性肿瘤与神经损伤、慢性炎症或长期刺激存在关联，而遗传突变（如 NF1 基因突变）是引发该病的重要原因。环境因素及辐射暴露也可能提高某些神经源性肿瘤的发生风险。尽管这些肿瘤多数为良性，但在少数情况下也可能发生恶变。

神经鞘瘤一般源于神经的施万细胞，呈圆形或椭圆形，边界清晰，肿瘤内部可能出现典型的"珍珠样"结构。神经纤维瘤则由神经纤维和支持细胞构成，常见于神经纤维瘤病患者。

（二）临床表现

周围神经源性肿瘤主要发生于软组织中，临床上常表现为无痛性肿块或肿瘤局部膨隆。患者通常无明显全身症状，肿块质地一般较硬，边界清晰。随着肿瘤增大，可能出现压迫邻近神经的症状，如局部麻木、刺痛、运动障碍或肌力减弱等。

（三）影像学表现

神经源性肿瘤在影像学检查中呈现多样性特征。

1. CT 表现　肿瘤通常表现为边界清晰的软组织肿块（图 7-3），其密度均匀或不均匀。进行增强扫描时，肿瘤可呈均匀或不均匀强化，强化程度可能低于肌肉。神经鞘瘤内部常见斑驳状高低混杂密度影，偶尔可见无强化的囊性区域。神经纤维瘤可能表现为邻近神经增粗。

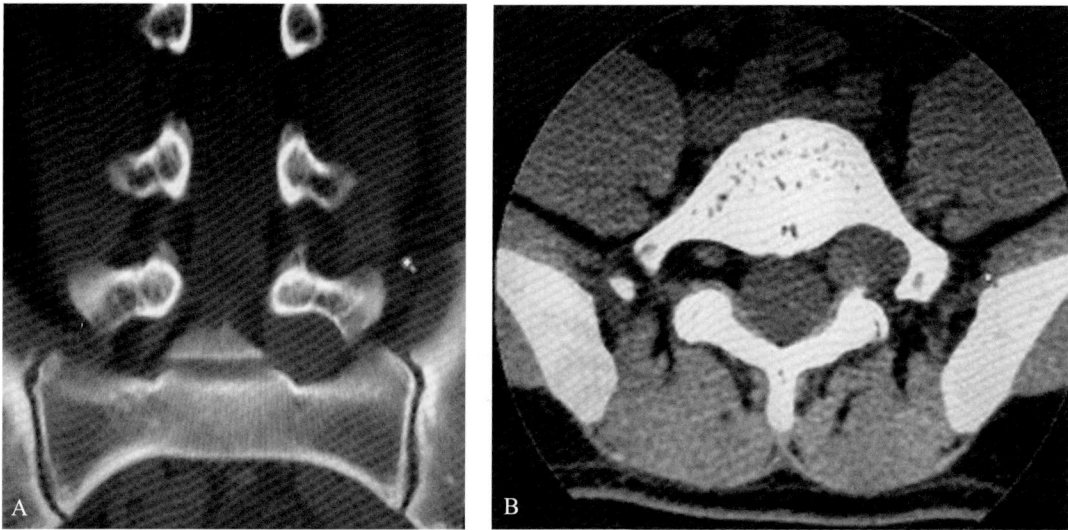

A 为冠状位：L₅/S₁ 左侧椎间孔变大，软组织肿块影，椎弓根下缘骨质受压凹陷；

B 为轴位：L₅/S₁ 左侧椎间孔软组织团块影，椎体左后缘骨质受压凹陷

图 7-3　神经源性肿瘤 CT 表现

2. MRI 表现　肿瘤在 T_1WI 上通常呈等信号或低信号，在 T_2WI 上呈高信号。约 70% 的神经鞘瘤患者在 MRI 上可显示包膜。此外，MRI 矢状面或冠状面图像能够显示肿瘤与神经的关系及对脊柱的影响。正常神经在 MRI 上呈低信号的条索状结构，而神经鞘瘤可见正常神经在其周边绕行，神经纤维瘤则可见神经穿行于肿瘤之中（图 7-4）。

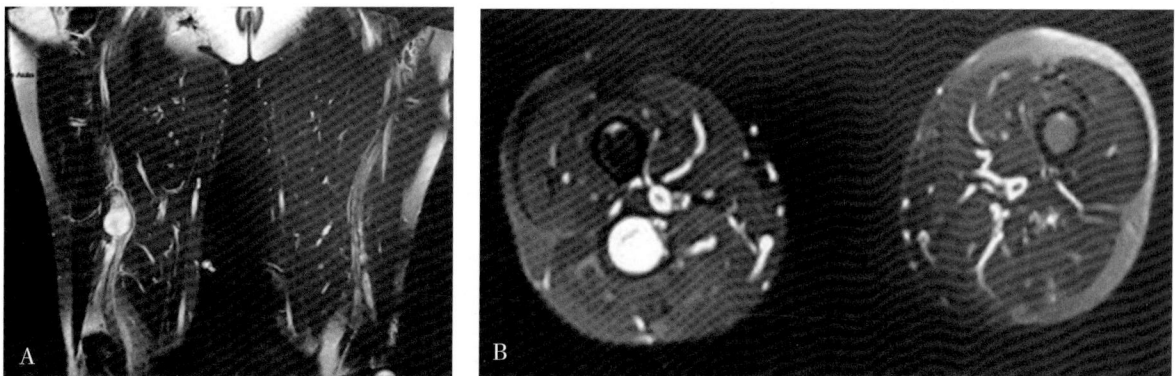

A 为冠状位：双侧大腿肌群 MRI 成像，右侧大腿肌间隙内见类圆形高信号影，边界清晰；B 为轴位：右侧大腿病变层面，类圆形高信号病灶显示清晰，与周围肌肉、骨骼等结构的空间关系可辨

图 7-4　右大腿神经纤维瘤 MRI 表现

（四）鉴别诊断

临床上本病应与以下疾病进行鉴别。

1. 神经鞘瘤与神经纤维瘤　神经鞘瘤通常呈单发状态，边界清晰；神经纤维瘤大多为多发，且患者常合并出现咖啡斑。

2. 神经母细胞瘤与肾母细胞瘤　这两类肿瘤在儿童中较为多见。神经母细胞瘤起源于肾上腺髓质或交感神经链，在影像学检查中多可见钙化表现；肾母细胞瘤起源于肾脏，钙化情况较为少见。

3. 良性与恶性神经源性肿瘤　良性神经源性肿瘤边界清晰，生长速度缓慢；恶性神经源性肿瘤生长迅速，常伴有浸润性改变。

四、血　管　瘤

血管瘤是一类由血管内皮细胞异常增殖引起的肿瘤性病变，包括良性、交界性和恶性类型。这种疾病的病因尚不明确，但主要与血管新生和血管异常增生有关。血管瘤的发病率为 3‰～1%，其发病有两个高峰年龄阶段，分别为婴幼儿期及 30～50 岁成年人阶段。儿童血管瘤为先天性良性肿瘤，男女发病比例为 1：（3～5），约 60% 的病例发生在头颈部。

考点与重点　血管瘤的概念

（一）病因病理

血管瘤的病因和具体发病机制尚不十分明确，其形成可能是由多种因素导致的，如血管生成因子与血管生成抑制因子之间的平衡失调、细胞外基质和蛋白酶表达异常，以及某些致病基因发生突变或抑癌基因失活。这些因素会引起局部微环境改变和内皮细胞异常转化，进而导致血管内皮细胞增殖异常。

根据肿瘤组织成分的不同，血管瘤的病理分型如下。

1. 婴幼儿血管瘤　常见于出生后数周，先快速生长，随后进入缓慢消退阶段。病理上分为增殖期和消退期。①增殖期：血管内皮细胞增殖活跃，血管腔较少；②消退期：血管数量减少，纤维组织增多。

2. 毛细血管瘤　由增生的毛细血管构成，呈鲜红色，边界清晰。

3. 海绵状血管瘤　由扩张的血管腔构成，腔内充满血液，常见于皮下或深部组织。

4. 混合型血管瘤　同时具有毛细血管瘤和海绵状血管瘤的成分。

（二）临床表现

血管瘤通常表现为皮肤上可见的红色或紫色斑块或肿块，其质地柔软，颜色鲜艳。婴幼儿血管瘤常在婴儿出生后一个月内出现，最初表现为红色扁平印记，随后可能迅速增生，形成具有橡胶状质感的海绵质肿块。随着年龄增长，多数血管瘤会自然消退。然而，血管瘤也可发生于内脏器官，如肝血管瘤；或位于其他具有重要功能的部位，如眼球、舌头、关节等，可能会影响相应部位的功能。此外，巨大的血管瘤可能压迫邻近器官，引发疼痛或导致其他功能障碍。极少数情况下，血管瘤可能破裂出血，需引起重视。

（三）影像学表现

1. 超声成像　为血管瘤的首选方法，可评估血管瘤的边界特征、内部回声特点及血流状况。

（1）毛细血管瘤：表现为皮下小结节或斑块样病变。超声特征为近似实性的高回声、低回声或混合回声，内部回声多不均匀。通常可见丰富的动静脉血流信号，部分病例可观察到深部粗大的营养血管主干。

（2）海绵状血管瘤：超声表现为混合型低回声团块。彩色多普勒显示丰富的彩色镶嵌血流信号，以动脉性血流为主（彩图 13）。扩张的血管或血窦呈形态不规则、大小不一的无回声区，典型者呈蜂窝状结构。由于血流缓慢，可见血栓形成及静脉石。

（3）肌肉内血管瘤：超声表现为肌肉内不规则、不均质的低回声或混合回声病灶。边界清晰或模糊，无完整包膜。内部回声不均匀，可见不规则无回声区与强回声区交错分布。彩色多普勒显示加压时肿块内可见点状、条状血流信号。

（4）静脉血管瘤：超声表现为低回声病灶，回声不均匀。特征性表现为明显的无回声管状结构，呈粗大网状或囊状。表浅病灶具有可压缩性。彩色多普勒显示管状结构内低速血流信号，部分病例可无血流信号；可见机化、钙化血栓或静脉石形成的斑点状高回声。

（5）蔓状血管瘤：超声表现为极度扩张、迂曲的管状无回声区，分布不均匀。特征性表现为受压或体位改变时血流信号增多。

2. CT 表现　CT 平扫显示血管瘤为均匀低密度影，边界清晰。增强扫描呈特征性"快进慢出"强化模式：早期边缘结节状或斑片状强化，逐渐向中心填充。

3. MRI 表现（图 7-5、图 7-6）　T_1WI 呈均匀等低信号；T_2WI 呈多发不规则高信号，重 T_2WI 呈现特征性"灯泡征"。增强扫描显示与 CT 相似的渐进性强化模式。

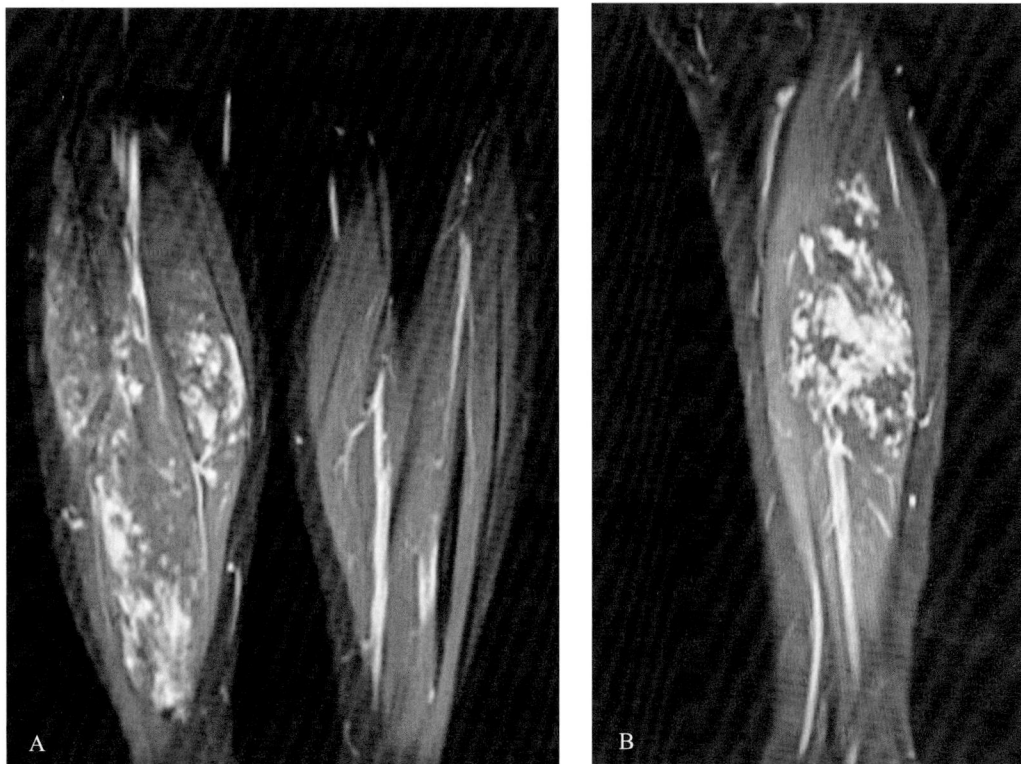

A 为冠状位片，B 为矢状位片：右小腿全段比目鱼肌、腓骨长肌、腓骨短肌和趾长伸肌区域内可见等 T_1、长 T_2 信号的不规则团状肿块，边界清，与胫前和胫后血管分支关系密切

图 7-5　右小腿血管瘤 MRI 表现

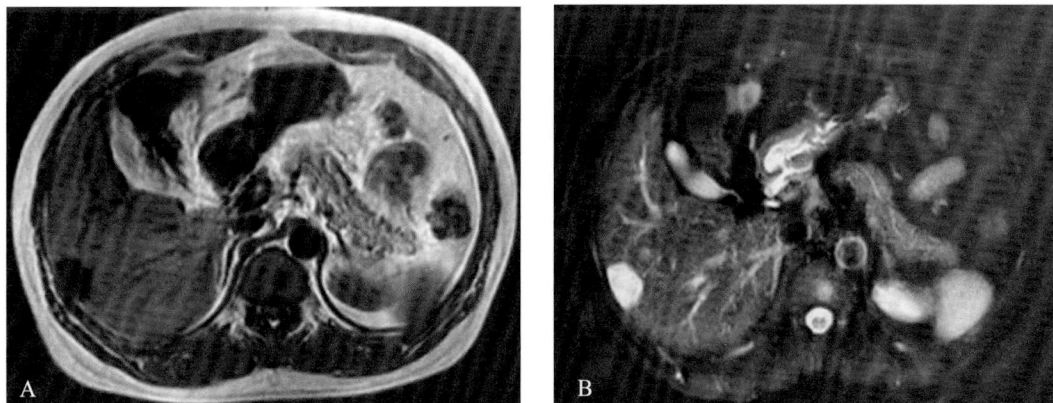

A 为 MRI T_1WI 成像，B 为 MRI T_2WI 成像：肝右叶见一类圆形病变，边界清晰，T_1WI 呈均匀低信号，T_2WI 呈显著高信号，信号强度同脑脊液，边缘锐利，建议进一步增强 MRI 检查

图 7-6　肝脏血管瘤 MRI 表现

4. 血管造影　用于评估供血动脉及血管构筑，为治疗方案选择提供依据。

（四）鉴别诊断

临床上本病应与以下疾病进行鉴别。

1. 血管畸形　血管瘤为肿瘤性病变，具有增殖期和消退期的生物学特性；血管畸形则为先天性脉管发育异常，无增殖和消退过程，其病变程度与生长发育呈正相关。

2. 淋巴管瘤　典型表现为多房囊性占位性病变，虽与海绵状血管瘤的囊状结构相似，但增强扫描无血管源性强化特征。

3. 其他软组织肿瘤　包括脂肪瘤、纤维瘤等良性肿瘤，各类肿瘤具有特征性的影像学表现（如脂肪瘤的脂肪密度 / 信号、纤维瘤的致密胶原结构等）。

❓ 思 考 题

1. 脂肪瘤应与哪些疾病进行鉴别？

2. 神经源性肿瘤影像学表现特点有哪些？

3. 病案分析题

假设你是一名临床医生，接诊了一位患者。该患者注意到自己皮肤下方长有一个质地柔软、可移动的肿块，肿块大小约 2cm，通常无明显疼痛症状。

请问：这个肿块最可能是什么类型的肿瘤？并简要说明你的判断依据。

本章数字资源

第八章　代谢性骨疾病

代谢性骨疾病是指机体由于先天或后天性因素，破坏或干扰了正常的骨代谢过程，进而导致骨生化代谢出现障碍而引发的骨疾患。其发病机制包括骨吸收、骨生长和骨矿物质沉积这三个方面的异常情况。

本章重点介绍骨质疏松症、痛风、佝偻病。对于骨质疏松症，常选用的检查方法是定量计算机断层扫描及双能 X 射线吸收法等，这些检查方法能够早期明确患者是否存在骨质疏松及骨质疏松的严重程度；X 线及 CT 检查可以明确患者是否存在骨折，以及骨折的部位和类型。痛风患者进行 CT 检查时，显示骨质缺损的特异性最高；超声检查能够显示早期的尿酸盐晶体沉积情况，并且可用于测量痛风结节的大小；MRI 检查可以显示滑膜的状况；X 线片多用于显示骨质破坏的部位及破坏的程度。佝偻病患者首选 X 线平片检查，检查时着重观察干骺端、下肢骨骼、胸部、头颅等部位。

📋 案例导入

患者女性，50 岁。10 年前曾行双侧卵巢切除术，平日经常感觉乏力，伴有腰背及全身骨痛，但未发现压痛点。今日弯腰摘花生时突然出现腰部疼痛不适，翻身困难，无法站立。入院后 DR 检查示 L_1 椎体压缩呈楔形。临床诊断：单纯性压缩性骨折？骨质疏松合并骨折？

问题：1. 该患者最有可能的诊断是什么？
2. 该患者下一步应选择何种影像学检查方法以明确诊断？

第一节　骨质疏松症

骨质疏松症（osteoporosis）是一种以骨量减少、骨微结构破坏为特征的全身性骨骼疾病。主要表现为骨密度低于同性别年轻成年人平均值 2.5 个标准差；骨小梁变薄、断裂，孔隙增多；轻微外力（如跌倒、咳嗽）即可引发脆性骨折，常见部位为脊柱、髋部和腕部。

一、病　因

骨质疏松症的分类方法很多，通常分为两类：原发性骨质疏松症和继发性骨质疏松症。原发性骨质疏松症占发病总数的 85% ～ 90%，又分为绝经后骨质疏松症（Ⅰ型）、老年性骨质疏松症（Ⅱ型）和特发性骨质疏松症。绝经后骨质疏松症一般发生在妇女绝经后 5 ～ 10 年内，发病高峰年龄为 50 ～ 70 岁。老年性骨质疏松症一般指 70 岁以后发生的骨质疏松。特发性骨质疏松症主要发生在青少年，病因不明，多有家族遗传史，女性多于男性；妇女妊娠期及哺乳期发生的骨质疏松也可列入特发性骨质疏松症范畴。继发性骨质疏松症占发病总数的 10% ～ 15%，是指由非绝经和年龄增高因素导致的低骨量，且可明确诱因（如内分泌疾病、消化系统疾病、肾脏疾病、药物应用、废用、恶性肿瘤、先天性疾病等）的骨质疏松症。此外，按发生部位亦可分为全身性或局限性骨质疏松。全身性骨质疏松可为原发性或继发性；局限性骨质疏松均为继发性，多见于局部肢体废用性萎缩、炎症或肿瘤等疾病。

原发性骨质疏松症常见于老年人，尤其是绝经后女性。其病因尚未明确，可能与下列一种或数种因素有关。

1. 内分泌因素 女性患者由于雌激素缺乏导致骨质疏松，男性则由睾酮水平下降引发。骨质疏松症在绝经后女性中特别多见，卵巢功能早衰会使骨质疏松提前出现，这提示雌激素减少是发生骨质疏松的重要因素。

2. 遗传与环境因素 骨质疏松症在白人，尤其是北欧人种中较为多见，其次为亚洲人，而黑人的发病率相对少见。

3. 营养因素 低钙饮食者容易发生骨质疏松，维生素 D 缺乏会导致骨基质的矿化受损，也易引发骨质疏松。

4. 废用因素 老年人活动量减少，肌肉强度减弱，机械刺激减少，进而导致骨量减少。同时，肌肉强度的减弱和协调障碍使老年人更容易摔跤，当伴有骨量减少时，就容易发生骨折。老年人若因脑卒中等疾病长期卧床不起，则更容易出现骨质疏松。

5. 药物及疾病因素 抗惊厥药，如苯妥英钠、苯巴比妥及卡马西平，会引起治疗相关的维生素 D 缺乏，以及肠道对钙的吸收障碍。糖皮质激素能直接抑制骨形成，降低肠道对钙的吸收，同时增加肾脏对钙的排泄。

二、病　　理

骨质疏松症的主要病理改变为骨量减少，表现为单位体积内骨组织的有机成分和钙盐含量均降低，但两者的比例关系保持正常。骨皮质变薄并出现疏松化，哈弗斯管和福尔克曼管均明显扩大。松质骨中骨小梁数量减少、形态变细，骨小梁之间的间隙显著增宽。这些病理改变共同导致骨骼力学强度下降，微结构破坏，最终引发骨折风险增加。

三、临　床　表　现

骨质疏松症多为渐进性发展过程，早期临床表现轻微或无症状，患者通常仅在 X 线摄片或进行骨密度（bone mineral density，BMD）测量时被发现存在骨质疏松。

1. 疼痛 是原发性骨质疏松症最常见的症状，以腰背痛较为多见，在老年腰背疼痛患者中占 70%～80%。疼痛沿脊柱向两侧扩散，通常呈弥漫性，无固定部位，检查时不能发现压痛区（点）。当负荷增加时，疼痛会加重或导致活动受限，严重时患者翻身、起坐及行走都会出现困难。新近发生的胸腰椎压缩性骨折，亦可产生急性疼痛，相应节段的棘突会有强烈压痛及叩击痛。

2. 脊柱变形 多在疼痛症状出现后发生，骨质疏松严重者会出现身高缩短和驼背的情况。脊椎椎体全由松质骨组成，且是身体应力传导的集中部位，容易发生压缩变形，导致脊椎前倾，进而形成驼背。椎体压缩性骨折还会引发胸廓畸形，使肺活量和最大通气量显著减少，患者可出现胸闷、气短、呼吸困难等症状。

3. 骨折 是骨质疏松最常见和最严重的并发症。非外伤或轻微外伤情况下发生的骨折为脆性骨折，常见发生部位为胸椎、腰椎、髋部、尺桡骨远端和肱骨近端。多为渐进性发展，早期临床表现轻微或无症状，仅在 X 线检查或骨密度测量时被发现。

四、诊　断　标　准

1. WHO 诊断标准 WHO 建议根据 BMD 或骨矿物质含量（bone mineral content，BMC）值对骨质疏松症进行分级诊疗。

正常是指骨密度或骨矿含量处于正常成人骨密度平均值 1 个标准差之内；骨质减少是指骨密度或骨矿含量较正常成人骨密度平均值降低 1～2.5 个标准差；骨质疏松症是指骨密度或骨矿含量较正常成人

骨密度平均值降低 2.5 个标准差及以上；严重骨质疏松症是指骨密度或骨矿含量较正常成人骨密度平均值降低 2.5 个标准差及以上，并伴有 1 个及以上的脆性骨折。该诊断标准中，骨密度或骨矿含量可在中轴骨或外周骨骼处测定。

2. 中国老年学学会骨质疏松委员会建议诊断标准 中国人骨质疏松症诊断标准专家共识（2014）在 WHO 基础上，结合中国人群骨密度特点进行了调整。

正常是指骨密度或骨矿含量处于正常成人骨密度平均值的 1 个标准差之内；骨质减少是指骨密度或骨矿含量较正常成人骨密度平均值降低 1 ～ 2 个标准差；骨质疏松症是指骨密度或骨矿含量较正常成人骨密度平均值降低 2 个标准差及以上；严重骨质疏松症是指骨密度或骨矿含量较正常成人骨密度平均值降低 2 个标准差及以上，并伴有 1 个或 1 个以上的脆性骨折；若骨密度或骨矿含量较正常成人骨密度平均值降低 3 个标准差及以上，即使无骨折也可诊断为严重骨质疏松症。

3. 腰椎骨量丢失百分率诊断标准 该标准以腰椎骨量丢失的百分比作为分级依据，直观反映骨量减少的程度。

正常是指骨密度或骨矿含量较正常成人骨密度降低在 12% 及以下；骨量减少是指骨密度或骨矿含量较正常成人骨密度降低 13% ～ 24%；骨质疏松症是指骨密度或骨矿含量较正常成人骨密度降低 25% 及以上；严重骨质疏松症是指骨密度或骨矿含量较正常成人骨密度降低 25% 及以上，并伴有一处或多处骨折；若骨密度或骨矿含量较正常成人骨密度降低 37% 及以上，即使无骨折也可诊断为严重骨质疏松症。

4. 骨密度测量

（1）定量计算机断层扫描（quantitative computed tomography，QCT）测量：QCT 能测量三维体积内的骨密度，是目前骨密度测量中最为准确的方法，单位为 g/cm³。该方法不受骨大小的影响，可选择性地测量某一部分的骨密度，如骨小梁或骨皮质。QCT 常用于测定脊柱的骨密度，但骨赘会干扰测定值，而且费用较高，同时患者所受辐射量亦不可忽视。

（2）双能 X 射线吸收法（dual-energy X-ray absorptiometry，DEXA）：DEXA 在临床应用最为广泛，患者接受射线量较少、费用相对较低，而且可重复性较 QCT 高，可用于成人及儿童。DEXA 可以测定脊柱及髋骨的骨密度，可视为测定骨密度的标准方法。然而，DEXA 存在校正值的差异，建议使用同一台机器对患者进行随访并连续测定骨密度。影响 DEXA 测定的因素有脊柱骨折、骨赘及主动脉等脊柱外的钙化。外周 DEXA 可以测定腕关节的骨密度。

（3）定量超声（quantitative ultrasound，QUS）：通常检测跟骨，可用于普通筛查。该方法费用低、便携且无电离辐射，但该方法不如 QCT 和 DXA 准确，因此不用于监测治疗效果。

临床上通过骨密度测量值可预测骨折的危险度，以便早期采取预防措施，防止骨折的发生。提倡骨质疏松预防重于治疗，做到早预防、早诊断、早治疗。

五、影像学表现

1. X 线表现 通常需在骨量下降 30% 甚至 50% 以上时，才能观察到骨质疏松的相关表现。在 X 线片上，骨质疏松的基本改变为骨密度减低，骨小梁数目减少、变细，骨小梁间隙增宽，骨皮质变薄且出现分层现象，骨髓腔增宽。严重者骨密度与周围软组织密度相近（图 8-1），骨小梁几乎完全消失，骨皮质薄如细线状，骨内出现多发性斑点状透亮区，此时切勿将其误认为骨质破坏。管状骨皮质指数法常用于四肢长骨、第二掌骨及锁骨等部位，皮质指数为中点皮质厚度除以该点骨横径。例如，手部平片测量第二掌骨干中段骨皮质的厚度，正常情况下皮质骨厚度至少应占该处直径的一半；指数 < 0.4 为可疑骨质疏松，< 0.35 可诊断为骨质疏松。骨质疏松易伴发骨折和骨畸形，如股骨颈骨折、肋骨骨折、骨盆骨折与畸形等。颅骨变薄，鞍背和鞍底变薄，颌骨牙硬板致密线的密度降低或消失。脊柱椎体骨密度降低，皮质变薄，横行骨小梁减少或消失，纵行骨小梁相对明显，多呈不规则纵行排列，呈栅栏状；严重时，椎体内结构消失，椎体变扁，其上下缘内凹，出现双凹变形呈鱼椎样，椎间隙增宽，呈双凸状；

椎体发生压缩性骨折时，椎体前部变扁呈楔形。

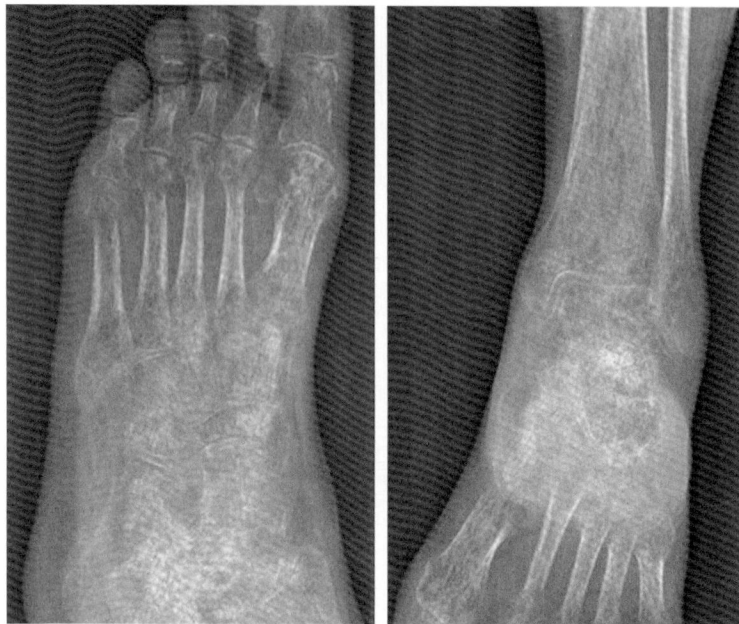

骨密度减低，皮质变薄，骨髓腔增宽，骨小梁稀少

图 8-1　骨质疏松 X 线表现

考点与重点　骨质疏松症 X 线表现

2. CT 表现　骨质疏松的 CT 表现与 X 线平片基本相同（图 8-2）。CT 检查无软组织重叠的干扰，在显示骨质疏松方面比 X 线平片更为敏感，能够显示骨质疏松的早期改变和细微变化。

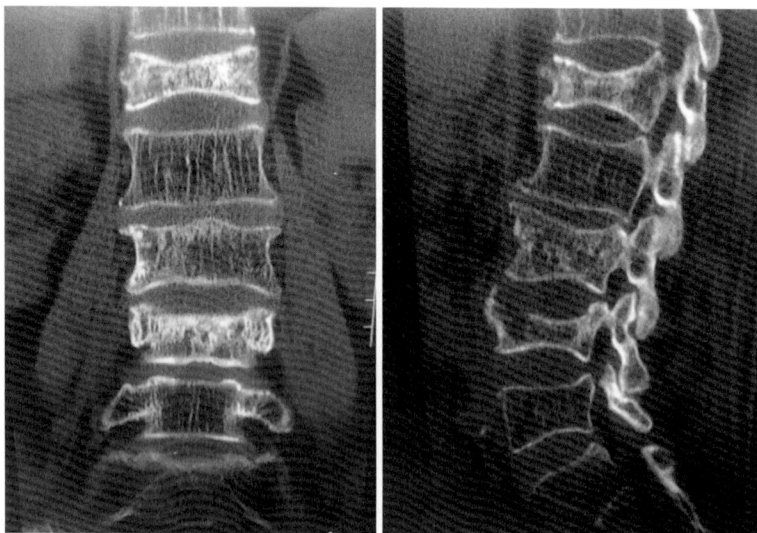

腰椎骨密度减低，骨小梁减少，小梁间隙增宽，椎体内呈栅栏状，合并压缩性骨折

图 8-2　骨质疏松 CT 表现

3. MRI 表现　老年性骨质疏松患者，由于松质骨内骨小梁变细、数量减少及黄骨髓增多，会导致骨髓在 T_1WI 和 T_2WI 信号增高；骨皮质疏松表现为皮质变薄，且皮质内出现较高信号区，提示哈弗斯管扩张和黄骨髓侵入。炎症、肿瘤和骨折等病变周围的骨质疏松区，因局部充血、水肿，在 MRI 上表现为边界清楚或模糊的 T_1WI 低信号、T_2WI 高信号。

六、鉴别诊断

临床上本病应与以下疾病进行鉴别。

1. 骨质软化　单位体积骨内钙盐含量减少，而有机成分含量不减少，导致骨硬度降低。骨质软化和骨质疏松在影像上均表现为骨密度减低，但骨质软化在 X 线片上显示骨小梁及骨皮质边缘模糊，骨骼更易弯曲变形，可出现假骨折线；在生长发育期，干骺端呈现增宽、杯口状凹陷，临时钙化带模糊甚至消失等表现，这些与骨质疏松不同。

2. 多发性骨髓瘤　X 线表现可为周边清晰的局限性骨质破坏，部分患者表现为弥漫性骨质破坏，需要与骨质疏松进行鉴别。多发性骨髓瘤的生化改变表现为尿本周蛋白阳性，血浆中出现 M 球蛋白，血钙升高或正常，血磷变化不定，碱性磷酸酶正常等。骨髓瘤多位于中轴骨和四肢骨近端等红骨髓集中的部位，通过骨髓涂片可找到骨髓瘤细胞。

3. 转移性骨肿瘤（如肺癌、前列腺癌、胃肠癌等）　早期表现可能酷似骨质疏松症。对于老年人骨质疏松，应警惕骨转移性肿瘤的可能性。此类患者临床上存在原发肿瘤的表现，实验室检查可见患者血钙和尿钙升高，常伴有尿路结石；影像学上，骨皮质多有侵蚀表现，甚至可发现转移性缺损灶，局部可见软组织肿块。当临床高度怀疑为骨肿瘤时，可借助骨扫描或 MRI 进行明确诊断。

链接

世界骨质疏松日

　　每年的 10 月 20 日为世界骨质疏松日。骨质疏松症是一种具有明确病理生理基础，且涉及社会心理和经济因素的全球性健康问题，现已被列为继心脑血管疾病、糖尿病和癌症之后的第四大老年健康威胁。在我国，人口老龄化进程的加速使骨质疏松症呈现"高发病率、低知晓率、低干预率"的显著特征。这种"沉默的流行病"亟须建立全生命周期管理体系，通过骨密度筛查、钙和维生素 D 补充、抗阻运动干预等综合措施实现早防早治。特别建议 40 岁以上人群每年进行骨代谢指标检测，将骨骼健康管理纳入慢性病防控体系，切实降低骨质疏松性骨折的社会经济负担。

第二节　痛　风

案例导入

　　患者男性，54 岁，体型肥胖。自 10 年前开始，反复出现右足第一跖趾关节疼痛，每次关节疼痛发作前均有饮酒和饮用老火汤史。5 年前起，疼痛发作越发频繁，持续时间也不断延长。目前，右足第一跖趾关节处呈现不规则肿胀、疼痛，伴有功能障碍，严重影响行走。实验室检查显示血尿酸值为 680μmol/L。临床诊断：痛风性关节炎？类风湿性关节炎？

问题：1. 该患者应选择哪种影像学检查方法？
　　　　2. 该患者最有可能的诊断是什么？

　　痛风（gout）是一种因嘌呤生物合成代谢增加，导致尿酸产生过多，或因尿酸排泄障碍而使血中尿酸升高，尿酸盐结晶沉积在关节滑膜、滑囊、软骨及其他组织中，进而引发的反复发作性炎性疾病。本病的特点是在关节液和痛风石中可找到具有双折光性的单水尿酸钠结晶。其临床表现包括高尿酸血症及由尿酸盐结晶沉积所致的特征性急性关节炎、痛风石形成、慢性痛风性关节炎，还可并发尿酸盐肾病、尿酸性尿路结石等，严重时可导致关节致残、肾功能不全。目前，随着经济发展和生活方式的改变，痛风的患病率呈逐年上升趋势。

一、病　　因

痛风是人体嘌呤代谢异常所引发的一组综合征，高尿酸血症是其病变发展过程中的一个阶段。根据发病原因，可将痛风分为原发性痛风和继发性痛风两种类型。原发性痛风具有明显的家族遗传倾向，好发于中老年人，发病高峰年龄为 30 ~ 50 岁，约 95% 的患者为男性，约 5% 的女性患者常在绝经期后发病。继发性痛风除先天性肾小管功能异常和慢性肾衰所致者起病缓慢外，多数起病较急。

1. 原发性痛风

（1）遗传因素：痛风具有明显的家族遗传倾向，痛风患者亲属中无症状高尿酸血症的检出率明显高于非痛风患者。痛风与其他具有遗传倾向的代谢性疾病（如肥胖、高血压、高脂血症、糖尿病等）关系密切。酶基因突变会引起酶的活性改变，导致嘌呤代谢异常，进而使尿酸生成过多。

（2）环境因素：暴饮暴食、酗酒、过多摄入富含嘌呤的食物是痛风性关节炎急性发作的常见诱因。

2. 继发性痛风

（1）引起体内尿酸生成过多的疾病：如白血病、淋巴瘤进展期，尤其是化疗后；严重外伤等。

（2）引起肾脏尿酸排出减少的疾病：影响尿酸滤过的疾病，如重症高血压、子痫导致肾血流量减少；影响肾小管分泌尿酸的代谢异常情况，如乙醇中毒、过度饥饿、酮症酸中毒、乳酸酸中毒等，这些情况可引起血液中有机酸含量增多，从而抑制肾小管对尿酸的分泌；一些药物也可引起高尿酸血症，如乙胺丁醇。

（3）影响血尿酸浓度变化的因素：长期使用利尿剂治疗、重度肾前性脱水，会使血液浓缩，进而增加血液中的尿酸浓度。

二、病　　理

痛风是由尿酸盐在组织中沉积引发的异物反应性病变。其特征性病理改变为尿酸盐结晶与周围炎症组织、坏死组织共同构成痛风石，其内可伴钙盐沉积。痛风病理进展可分为三期。

1. 早期　尿酸盐结晶沉积于关节软骨表面，刺激滑膜血管翳形成，进而侵蚀关节边缘软骨及软骨下骨。

2. 中期　关节内纤维组织增生，关节面出现骨质破坏，并继发骨性关节炎改变（骨端硬化、骨赘形成）。

3. 晚期　关节严重破坏，可导致纤维性强直或骨性强直。

三、临床表现

约 95% 的痛风患者为男性，初次发作年龄一般在 40 岁以后，但近年来发病呈现年轻化趋势；女性患者则大多出现在绝经后。按照痛风的自然病程，可将其分为无症状高尿酸血症期、急性痛风性关节炎期、痛风发作间歇期、慢性期。

1. 无症状高尿酸血症期　此期患者血尿酸水平升高，但无任何临床症状。高尿酸血症的发生通常十分隐匿，初期表现为间断性出现，后逐渐转为持续性升高。多数患者是在体检或因其他疾病就诊时被无意发现。从血尿酸开始增高到出现临床症状，这段时间可长达数年至数十年不等。

2. 急性痛风性关节炎期　是痛风最具特征性的临床表现时期。发病前可无任何先兆，起病急骤，常在夜间突然发作。受累关节在数小时内即可出现明显的红、肿、热、痛，疼痛剧烈，患者常因剧痛而惊醒。关节局部因疼痛不能触碰，活动明显受限。足部第一跖趾关节是最常见的首发部位（约占 50% 病例），其次为手足的其他小关节、踝、膝、腕、肘、肩关节等，初期多为单关节受累。常见诱发因素包括暴饮暴食、饮酒过量、劳累、感染、外伤、手术、关节周围受压等。急性发作症状多持续 1 周左右，然后逐渐自行缓解。关节局部红肿消退后，可出现皮肤发痒、脱皮、色素沉着等现象。发作期可伴有全身症状，如发热、乏力、心率加快、头痛等。

3. 痛风发作间歇期 指两次急性痛风性关节炎发作之间的无症状期。间歇期长短不一，短则数周，长则数十年。急性关节炎发作缓解后，一般无明显后遗症状，有时仅有发作部位皮肤颜色加深，呈暗红色或紫红色，伴有脱屑、发痒。约10%的患者在第一次急性发作后不再复发，但多数患者在初次发作后会出现1～2年的间歇期。随着病情进展，间歇期会逐渐缩短。若不进行规范防治，每年发作次数会增多，症状持续时间延长，且受累关节数量增加。

4. 慢性期 长期未得到控制的高尿酸血症可导致尿酸盐结晶广泛沉积于关节软骨、滑膜、韧带、皮下组织、肾脏等部位。其中，部分已形成的痛风石在接受治疗后，尚能消融、缩小，甚至完全消失，这是痛风石较为特殊的一种转归情况。此期主要特征如下。

（1）痛风石形成：尿酸盐结晶沉积形成结节，好发于耳轮、关节周围（如趾、指间关节，膝关节，肘关节，腕关节等）。结节大小不等，小如芝麻，大至1～2cm，边界不规则，质地坚硬，浅表部位呈黄白色，与周边组织界限清楚。部分痛风石经规范治疗后可逐渐缩小，甚至完全消失。

（2）关节损害：尿酸盐沉积于关节内可导致关节软骨及骨质侵蚀破坏、增生，关节周围组织纤维化，形成痛风石性慢性关节炎，表现为持续关节肿痛、畸形，最终导致关节功能丧失。

（3）肾脏损害：尿酸盐结晶沉积于肾脏可引发慢性尿酸性肾病和肾结石。

四、影像学表现

1. X线表现 X线检查是痛风最常用且首选的影像检查方法，其主要作用是评估痛风性关节炎的程度、范围，以及判断有无痛风石形成。在疾病发病后的5～10年内，X线检查可能无异常改变，尤其是骨质破坏，通常在起病10年后才出现。

（1）早期表现：由于尿酸盐在关节周围软组织沉积，会引发炎性反应，进而形成偏心性肿胀（肿块），在X线片上表现为圆形或梭形的均匀密度增高影，此时无骨质破坏，关节间隙保持正常。软组织肿胀可能是早期唯一的X线改变，且这种改变具有可逆性。足部第一跖趾关节是最好发的部位。当沉积的尿酸盐对邻近骨质产生压迫性侵蚀时，骨皮质可出现浅弧形压迹及边界清楚的小圆形骨质缺损。

（2）中期（进展期）表现：随着病情不断发展，偏心性软组织肿块逐渐增大，密度增高，其内部可出现轻微钙化。与痛风石邻近的骨质会出现不规则或分叶状的穿凿样缺损，边界清晰，部分可呈线样硬化，边缘呈骨刺样翘起，即所谓的"悬挂边缘"征（图8-3），这是本病在中期具有特征性意义的X线表现。关节软骨缘遭到破坏，关节面变得不规则，随后关节间隙变窄，在软骨下骨及骨髓内也可观察到痛风石沉积。

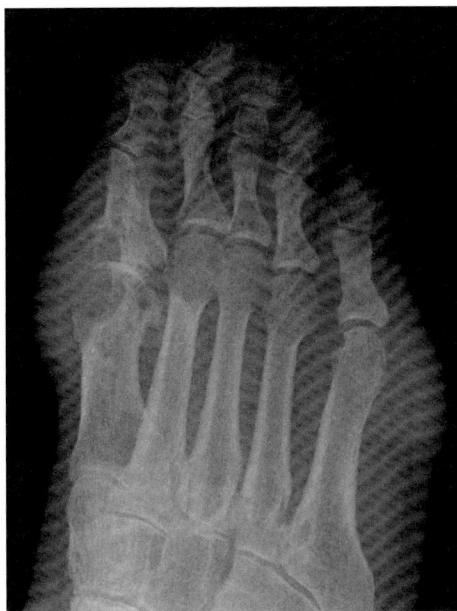

大踇趾近节趾骨基底部及第一跖骨头穿凿样骨质缺损，可见"悬挂边缘"征

图8-3 痛风性关节炎X线表现

（3）晚期表现：关节间隙进一步变窄，严重情况下可出现关节脱位和畸形，少数患者可出现骨性强直。关节骨端出现广泛破坏，骨质破坏区相互融合，呈蜂窝状改变，也可能出现轻度骨膜反应。骨端因受压迫而出现广泛的向心性骨质吸收，呈现铅笔尖状畸形。软组织肿块进一步增大，多个肿块相互连接，呈哑铃状或分叶状，密度较高，其内部可见成堆的条片状钙化（图8-4）。

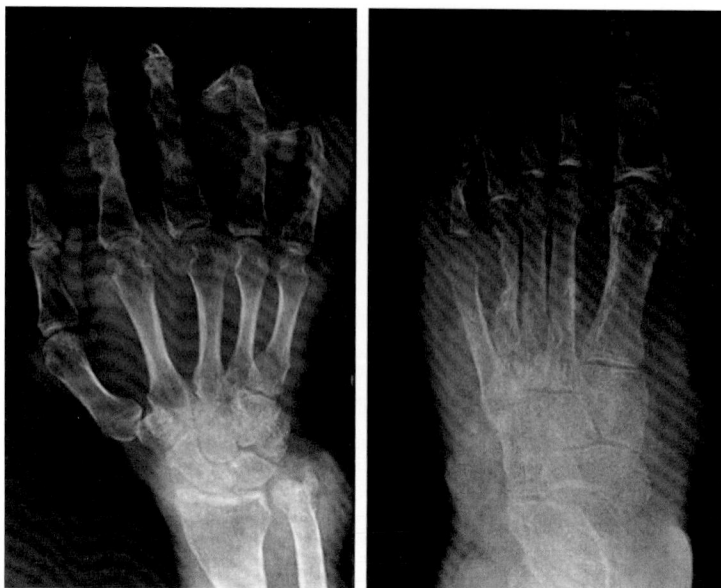

手、足多发偏心性软组织肿胀，其内可见钙化；多骨多处穿凿样骨质破坏

图 8-4　痛风性关节炎 X 线表现

考点与重点　痛风性关节炎 X 线表现

2. CT 表现　沉积于关节内的痛风石，根据其钙化程度的不同，在 CT 上会表现为灰度不等的斑点状影像（彩图 14）。痛风石的 CT 值范围为 160～180Hu，其边界清晰，邻近骨皮质会出现不规则或分叶状的骨质吸收现象。邻近关节的骨端内部也存在圆形、类圆形的软组织密度破坏区，这些破坏区边缘锐利，周围大多伴有高密度硬化缘，严重情况下多个破坏区会融合，呈蜂窝状改变。

3. MRI 表现　痛风石的信号强度表现具有多样性，这与痛风石内部成分复杂多样有关。痛风石内可能含有蛋白质、纤维组织、尿酸盐晶体及含铁血黄素等成分。典型的痛风结节在 MRI 的 T_1WI 上信号强度与肌肉信号相近，在 T_2WI 上可呈均匀的高信号或均匀的低信号，此特异性征象较少见。常见的痛风石在 T_1WI 呈不均匀的低信号，在 T_2WI 上呈高低混杂信号，单纯尿酸盐结晶在 T_1WI 和 T_2WI 均呈不均匀低信号。进行磁共振增强扫描时，病灶多呈均匀强化，少数表现为不均匀强化和周边强化。

4. 超声表现　有助于诊断尿酸盐晶体沉积情况，以及高尿酸血症期和无症状期的局部关节炎症。其超声特征表现如下。

（1）双边征：表现为关节软骨表面出现不规则的高回声带（此为尿酸盐沉积于透明软骨的超声影像特征）。

（2）关节滑膜表现：可见关节滑膜处有云絮状高回声区。

（3）其他表现：存在亮点灶及高回声融合带；还可观察到骨质高回声轮廓出现破坏的情况。

五、鉴 别 诊 断

临床上本病应与以下疾病进行鉴别。

1. 化脓性关节炎　主要由金黄色葡萄球菌感染引起。在诊断过程中，可发现原发感染灶或化脓病灶。此病多发生于大关节，如髋关节、膝关节等，患者常伴有高热、寒战等全身症状。对关节腔进行穿刺，穿刺液为脓性渗出液，且滑液中不存在尿酸盐结晶。使用抗痛风药物治疗时，病情不会得到改善，即抗痛风药物治疗无效。

2. 类风湿性关节炎　典型表现为对称性关节炎，患者血尿酸水平正常，类风湿因子检测多呈阳性。X 线检查可见关节面粗糙，关节间隙变窄，严重时可出现关节融合的情况，这与痛风所导致的骨质缺损具有明显差异。

3. 假性痛风　由关节软骨钙化引发，在老年人中较为常见，膝关节是最易受累的关节。急性发作时，其症状与痛风极为相似，但患者血尿酸水平正常。对关节滑囊液进行检查，可发现其中含有焦磷酸钙结晶或磷灰石。X 线片检查可见软骨钙化的影像学表现。

4. 创伤性关节炎　患者有明确的关节外伤史；受累关节位置固定，不会出现游走性疼痛；滑液中检测不到尿酸盐结晶；血清尿酸水平正常。X 线检查可观察到关节间隙变窄、骨质增生等改变，但不会出现关节骨端破坏的情况。

5. 银屑病关节炎　好发于手足的远侧指（趾）间关节。患者通常伴有皮肤或指（趾）甲银屑病，关节症状会随着皮肤病损的变化而加重或缓解。X 线检查可见关节面模糊或消失，关节间隙变窄，关节面边缘有小囊状骨质缺损，指（趾）骨基底部有骨质增生，呈喇叭口状改变，甲粗隆吸收变尖。患者无痛风结节，血清中尿酸含量正常。

第三节　佝偻病

📋 **案例导入**

患儿女性，6 个月大。采用人工喂养方式，平时表现出易激惹、睡眠不安、多汗等症状。查体：患儿头颅呈方形（方颅），枕部头发稀疏脱落（枕秃），尚未出牙，前囟大小为 2cm×2cm，胸廓可见肋软骨沟。实验室检查结果：血总钙为 1.85mmol/L（正常参考范围 2.2～2.7mmol/L），血游离钙为 0.87mmol/L，血磷为 1.29mmol/L（正常参考范围 1.3～1.9mmol/L），血碱性磷酸酶数值增高。

问题： 1. 该患儿应选择何种影像检查方法？
　　　　 2. 该患儿最有可能的诊断是什么？

佝偻病（rickets）是一种由于维生素 D 缺乏或代谢障碍，导致钙、磷吸收利用不足，使骨基质矿化障碍的骨骼疾病。其病理特征是非矿化的骨样组织（类骨质）堆积和骨质软化，临床表现为骨痛、骨畸形、骨折等症状。

佝偻病是一个古老的疾病，过去由于生活条件差、营养不足导致维生素 D 缺乏，进而引起钙磷吸收不良，是佝偻病的主要原因。20 世纪 70 年代前，在发展中国家，营养性维生素 D 缺乏仍是主要病因。近年来，随着营养状况改善和防治意识提高，营养性维生素 D 缺乏性佝偻病明显减少，而遗传性、代谢性缺陷（如维生素 D 依赖性佝偻病、低血磷性佝偻病等）成为更重要的病因。现代佝偻病分类包括营养性、维生素 D 依赖性、低血磷性等多种类型，其治疗和预后各不相同。

一、病　因

1. 维生素 D 摄入不足　多见于 2 岁前未进食维生素 D 强化奶制品的婴幼儿，以及长期母乳喂养且未及时补充鱼肝油的孩子。小儿生长迅速，易引起维生素 D 相对缺乏。早产儿、双胎和低出生体重儿出生时体内维生素 D、钙、磷储存量较少，出生后生长速度快，易患佝偻病。

2. 日光照射不足　人体皮肤在有充足紫外线照射时，能产生足够的维生素 D。产生维生素 D 的量与紫外线强度、照射时间，以及皮肤暴露面积成正比。冬春季节因寒冷，人们户外活动减少；多雾地区、工业城市空气污染严重等情况，均可导致紫外线照射不足。

3. 维生素 D 吸收不良及活化障碍　慢性乳糜泻及肝、胆、胰疾病会影响维生素 D 的吸收和利用。肝、肾发生严重病变时，会影响维生素 D 羟化为具有活性的 25- 羟维生素 D 和 1，25- 双羟维生素 D。

4. 其他因素　维生素 D 依赖性佝偻病是一种常染色体隐性遗传综合征，Ⅰ型是 25-（OH）D$_3$-1α-

羟化酶功能受损，Ⅱ型是基因突变导致 25-（OH）$_2$D$_3$ 受体受损。苯巴比妥药物可诱导肝微粒体酶发生改变，使维生素 D 25- 羟化酶活性下降，同时促进胆汁分泌，加快维生素 D 降解，从而降低血清中维生素 D 和 25-（OH）D$_3$ 的浓度。

二、病　　理

佝偻病的核心病理特征是骨样组织矿化障碍。由于钙磷代谢异常，未矿化的骨样组织（类骨质）异常堆积并取代正常骨质，导致骨质软化，失去正常机械强度。在干骺端未愈合前，除骨质软化外，骺板软骨细胞虽能正常增殖，但无法钙化和退变而堆积，使骺板增宽、临时钙化带不规则或消失，干骺端呈杯口状。

三、临　床　表　现

维生素 D 缺乏性佝偻病临床表现主要为骨骼的改变、肌肉松弛，以及非特异性的精神神经症状。重症佝偻病患者可累及消化系统、呼吸系统、循环系统及免疫系统，同时还会影响小儿的智力发育。该病在临床上分为初期、激期、恢复期和后遗症期。骨矿物质含量目前已成为研究骨代谢疾病中各种病理因素所致骨矿化异常的一项重要指标。目前国内较普遍采用单光子吸收法进行测定。运用此法测定不同病期佝偻病患者的骨矿含量，发现佝偻病初期和激期骨矿含量均下降，这对佝偻病的诊断具有较大意义。

1. 初期　多数患儿从 3 个月左右开始发病，此期以精神神经症状为主，患儿表现为睡眠不安、好哭、易出汗等症状，出汗后头皮发痒，会在枕头上摇头摩擦，进而出现枕秃。

2. 激期　除初期症状外，患儿主要以骨骼改变和运动机能发育迟缓为主。用手指按压 3～6 个月患儿的枕骨及顶骨部位，会感觉颅骨内陷，随手放松后弹回，称为乒乓球征。8～9 个月以上的患儿头颅常呈方形，前囟大且闭合延迟，严重者 18 个月时前囟尚未闭合。两侧肋骨与肋软骨交界处膨大如珠子，称为肋串珠。胸骨中部向前突出形似"鸡胸"，或下陷成"漏斗胸"，胸廓下缘向外翻起为"肋骨外翻"；脊柱出现后凸、侧凸；会站立行走的小儿两腿会形成向内或向外的弯曲畸形，即"O"形或"X"形腿。患儿肌肉韧带松弛无力，因腹部肌肉软弱而使腹部膨大，平卧时呈"蛙状腹"；因四肢肌肉无力，学会坐、站、走的年龄都较晚，且两腿无力容易跌跤。出牙较迟，牙齿不整齐，容易发生龋齿。大脑皮质功能异常，条件反射形成缓慢，患儿表情淡漠，语言发育迟缓，免疫力低下，易并发感染、贫血。

3. 恢复期　经过一定治疗后，各种临床表现均消失，肌张力恢复正常，血液生化改变和 X 线表现也恢复正常。

4. 后遗症期　多见于 3 岁以后的小儿，经治疗或自然恢复后临床症状消失，仅重度佝偻病会遗留下不同部位、不同程度的骨骼畸形。

四、影像学表现

佝偻病主要采用 X 线检查来进行诊断。

1. 早期　临时钙化带表现为不规则变薄、模糊。骺板增厚膨出，使得干骺端变得宽大、展开。骨骺骨化中心出现延迟，其边缘模糊，密度低且不规则。骺板增宽。骨干骨质出现软化，密度降低，皮质变薄，骨小梁及皮质边缘模糊不清。主要病理改变发生在生长旺盛的区域，X 线表现变化也主要出现在生长最快的干骺端，如股骨远端、肱骨近端、胫骨和尺骨末端，尤以尺桡骨远端及胫腓骨近端更为显著。

2. 进展期　临时钙化带消失，干骺端中央部凹陷呈杯口状。骨小梁稀疏、紊乱，呈毛刷状，自干骺端向骨骺方向延伸（图 8-5）。骨质变软，承重长骨可发生弯曲变形，下肢长骨因负重弯曲形成"O"形或"X"形腿等，骨干可出现青枝骨折或假性骨折。胸部异常表现为鸡胸、串珠肋。骨膜下骨样组织增生，额骨、顶骨隆起，形成方颅，前囟闭合延迟。

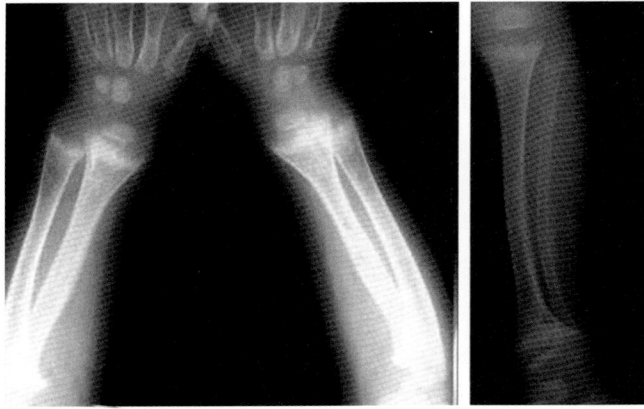

尺桡骨、胫腓骨弯曲变形，骨密度减低，干骺端增宽，中央杯口状凹陷，
边缘呈毛刷状，骺板增宽

图 8-5　佝偻病 X 线表现

3. 恢复期　临时钙化带重新出现，干骺端杯口状凹陷和毛刷状改变逐渐消失，骺板宽度逐渐恢复正常，骨质密度增高、边缘清晰，骨骺骨化中心相继出现。佝偻病愈合后可遗留骨骼畸形，如膝内翻、膝外翻等（图 8-6）。

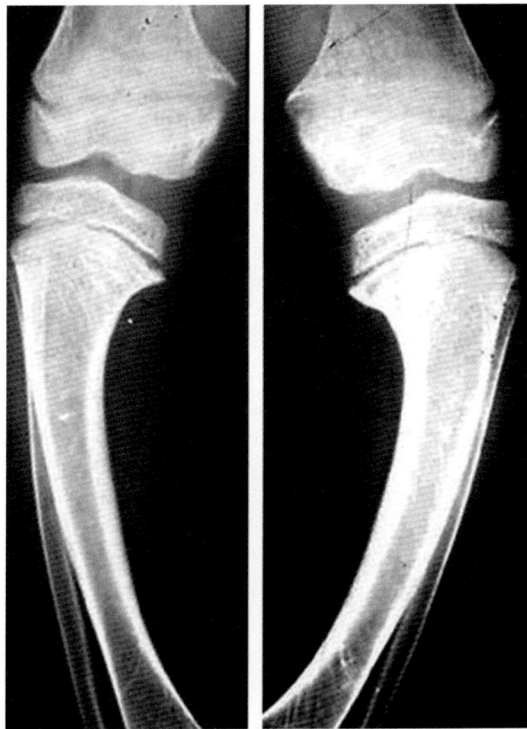

图 8-6　佝偻病愈合后遗留"O"形腿

考点与重点　佝偻病 X 线表现

五、鉴 别 诊 断

临床上本病应与以下疾病进行鉴别。

1. 软骨发育不全　是一种遗传性软骨发育障碍性疾病，患儿出生时即可见四肢短小、头大、前额突出、腰椎前凸、臀部后凸。根据特殊的体态（短肢型矮小）及骨骼 X 线表现即可作出诊断。其管状骨

粗而短，直径增加，干骺端宽且不规则，呈杯状，远端骨骺呈特征性倒"V"形；腰椎椎弓根之间的距离变窄；坐骨切迹变窄，髋臼顶部平坦；手呈三叉戟形。

2. 骨质疏松症　多发于中老年人，患者有腰背痛症状，易发生骨折，且骨密度降低，这些表现易与佝偻病混淆。但骨质疏松症患者血钙、磷、碱性磷酸酶多正常，尿钙不低。其X线主要表现是骨密度减低，骨小梁稀少、变细，骨皮质变薄，但边缘清晰，常出现病理性骨折。骨盆常无三叶状或心形等骨骼畸形，也无假骨折线。

3. 原发性甲状旁腺功能亢进症　患者可有骨痛、骨折、骨畸形等表现，但常无手足抽搐症状。实验室检查或生化改变显示高血钙、低血磷、高尿钙、高尿磷、高碱性磷酸酶及甲状旁腺激素升高，常伴有高氯血症和肾结石。通过X线、CT检查显示骨膜下骨吸收和典型的纤维囊性骨炎（棕色瘤）改变，以及放射性核素扫描显示甲状旁腺存在高功能占位性病变，可与佝偻病进行鉴别。

❓ 思 考 题

1. 骨质疏松症X线表现有哪些？

2. 痛风的主要病因和病理改变是什么？其X线表现有哪些？与类风湿性关节炎、牛皮癣性关节炎如何鉴别？

3. 佝偻病进展期X线表现有哪些？

本章数字资源

第九章　其他慢性骨关节病

慢性骨关节病是骨骼肌肉系统中很常见的一大类疾病，其病因复杂，具体的分类方法尚不统一。本章仅叙述几种常见的慢性骨关节病。

在骨关节疾病的影像学诊断中，X线平片检查具有重要价值。该检查能清晰显示骨与关节的解剖结构，不仅可用于发现病变、明确病变的范围和程度，还能对许多病变做出定性诊断。由于其操作简便、经济实用，X线平片目前仍是慢性骨关节病最重要且首选的检查方法。对于解剖结构复杂的骨关节部位，CT检查能有效弥补X线平片的不足。CT可以消除组织结构重叠的干扰，提高密度分辨率，更清晰地显示细微的骨质改变。随着医学影像技术的发展，MRI检查在慢性骨关节病的诊断中发挥着越来越重要的作用。MRI对骨髓病变的早期诊断具有独特优势，能清晰显示滑膜、纤维软骨、肌腱和韧带等软组织病变，还可用于评估疾病的活动程度。在实际临床工作中，应根据具体疾病的特点和诊断需求，合理选择最适合的影像学检查方法。

第一节　退行性骨关节病

📋 案例导入

患者男性，61岁，双膝关节疼痛5年。患者近5年来出现双膝关节疼痛，运动后及受凉时加重，休息后可缓解，双下肢活动受限。查体：双膝关节轻度肿胀，膝关节屈伸活动障碍，浮髌试验弱阳性。临床诊断：双膝关节退行性骨关节病。

问题：为明确诊断，该患者需要进行哪些影像学检查？

一、概　　述

退行性骨关节病（degenerative osteoarthropathy）又称骨关节炎（osteoarthritis，OA），是以慢性关节软骨损伤退变、关节面及其边缘继发骨质增生为特征的一组非炎症性骨关节病变。

二、病　因　病　理

退行性骨关节病的发病无明显地域及种族差异，其与年龄、肥胖、遗传、炎症、创伤及代谢等因素有关。根据发病原因不同，该病可分为原发性和继发性两大类。原发性退行性骨关节病最为常见，无明显诱因，发病缓慢，多见于中老年人，是随着年龄增长，人体多关节软骨逐渐发生慢性损伤退行性改变的结果。继发性退行性骨关节病是指先有某种明确原因引起关节软骨损伤或破坏，进而引发局部非自然性关节退行性改变。

退行性骨关节病的主要病理改变为关节软骨软化、纤维变性，关节软骨面破溃或缺损，软骨下骨质增生、钙化、囊性变及骨赘形成。病变程度与关节摩擦和承重情况密切相关。滑膜改变主要表现为关节内出现渗出性积液和轻度滑膜增生。软骨和骨碎片进入关节腔形成游离体，也可刺激滑膜产生炎症反应，进而形成滑膜囊肿。

三、临 床 表 现

退行性骨关节病可发生于人体任何关节，但以膝关节、髋关节、脊柱关节及指间关节等最为常见。其主要表现为受累关节出现疼痛、肿胀、晨僵、关节积液等症状，伴有不同程度的局部炎症反应和骨性肥大，活动时还可伴有骨擦音，严重者可出现功能障碍或畸形。发生在脊柱的退行性骨关节病常可引起脊髓或（和）神经根受压，进而引发一系列神经压迫症状。

四、影像学表现

（一）X线表现

早期软骨病变在X线平片上可无明显异常表现。受累关节会逐渐出现非对称性关节间隙变窄、软骨下骨质硬化、关节边缘骨赘形成等情况，后期可出现关节失稳、畸形、游离体及关节面下囊性变等表现。关节间隙变窄是最常见的早期X线征象；骨赘开始时可表现为关节面边缘锐利，之后逐渐形成关节面周缘的骨性突起，呈唇样骨质增生；软骨下反应性硬化表现为关节软骨下广泛密度增高，在关节面下可见单发或多发的圆形、类圆形透光区，其边缘清楚，周围常有窄硬化带，此为关节面下假囊肿。骨赘脱落进入关节腔可形成关节游离体。双膝关节退行性骨关节病和腰椎退行性骨关节病的X线表现分别如图9-1、图9-2所示。

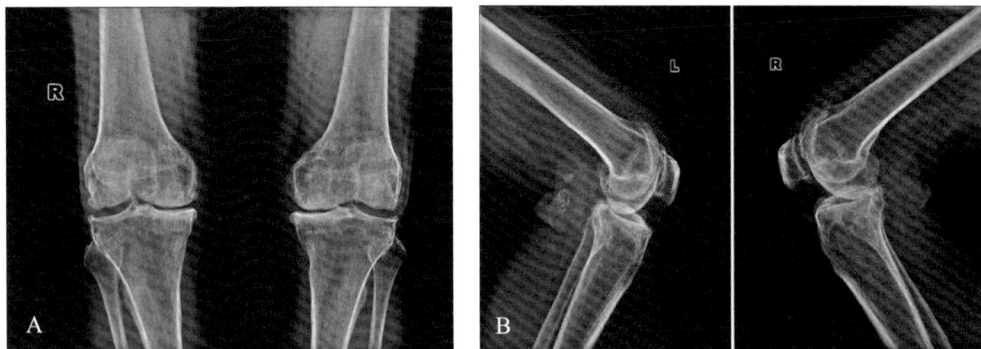

A为正位片、B为侧位片：关节间隙变窄，软骨下骨质硬化，关节边缘骨赘形成

图 9-1 双膝关节退行性骨关节病 X 线表现

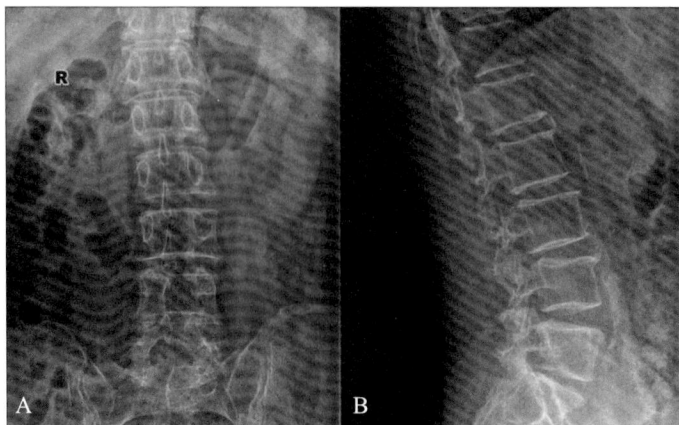

A为正位片、B为侧位片：腰椎椎体缘骨质增生，L_5/S_1椎间隙变窄

图 9-2 腰椎退行性骨关节病 X 线表现

（二）CT 表现

CT 表现与 X 线平片表现有相似之处，但 CT 更适于观察椎间盘和椎管内病变。当关节出现积液时，CT 检查比 X 线平片更为敏感，其表现为关节囊扩张，关节囊内有均匀的液性密度影。

（三）MRI 表现

MRI 是能够直接且清晰显示关节软骨的影像学检查方法。在退行性骨关节病早期，关节软骨会出现肿胀现象，在 T_2WI 上呈现为高信号；随着病情进展，软骨内可出现小囊样变、表面糜烂和小溃疡等；到了晚期，关节软骨会出现局部纤维化，在 T_2WI 上表现为低信号，同时存在软骨变薄甚至剥脱的情况。

五、鉴 别 诊 断

（一）原发性全身性骨关节炎

原发性全身性骨关节炎以远端指间关节、近端指间关节和第一腕掌关节为好发部位，膝关节、髋关节、跖趾关节和脊柱也可受累。其症状呈发作性，患者可有受累关节积液、红肿等表现。

（二）侵蚀性炎症性骨关节炎

侵蚀性炎症性骨关节炎常见于绝经后女性，主要累及远端和近端指间关节及腕掌关节。该病具有家族倾向性，且有反复急性发作的特点。受累关节会出现疼痛和触痛症状，最终可导致关节畸形和强直。对患者进行滑膜检查时，可见明显的增生性滑膜炎，且可见免疫复合物沉积和血管翳生成。X 线检查可见明显的骨赘生成和软骨下骨硬化，晚期可见明显的骨侵蚀和关节骨性强直。

（三）弥漫性特发性骨质增生症

弥漫性特发性骨质增生症好发于中老年男性。病变累及整个脊柱，表现为弥漫性骨质增生，脊柱韧带广泛增生、骨化并伴有邻近骨皮质增生。不过，椎小关节和椎间盘保持完整。该病一般无明显症状，少数患者可能有肩背痛、发僵、手指麻木或腰痛等症状，病变严重时会出现椎管狭窄的相关表现。X 线片可见特征性的椎体前、后纵韧带钙化，以下胸段为主，一般连续累及 4 个或 4 个以上椎体，可伴有广泛骨质增生。

第二节　滑膜软骨瘤病

一、概　　述

滑膜软骨瘤病（synovial chondromatosis）是一种以关节腔内黏液囊或腱鞘滑膜出现多发软骨结节化生为特征的疾病。

二、病 因 病 理

本病病因尚不完全明确，但多数研究认为其与外伤、滑膜化生、畸形等因素相关。本病的病理过程：①滑膜下组织内出现多中心软骨性化生；②滑膜增生突起形成逐渐增大的结节，这些结节以蒂相连突向关节腔，最终游离至关节腔内，而结节的其他部分仍埋在滑膜下；③滑膜通过吸收残存的软骨化生灶恢复其正常形态,游离体则进一步钙化或骨化。

三、临 床 表 现

滑膜软骨瘤病患者以男性青壮年居多。多数患者为单关节病变。最常受累的关节是膝关节,其次为髋、肘、踝、肩和腕关节。患者主要表现为受累关节疼痛、肿胀和活动受限,也可无明显症状。

四、影像学表现

(一)X 线表现

X 线平片可清晰显示关节内存在多个圆形或卵圆形钙化或骨化结节影,结节影直径范围为数毫米至数厘米。在未合并退行性骨关节病的情况下,关节间隙通常保持正常。右膝关节滑膜软骨瘤病、右肘关节滑膜软骨瘤病的 X 线表现分别如图 9-3、图 9-4 所示。

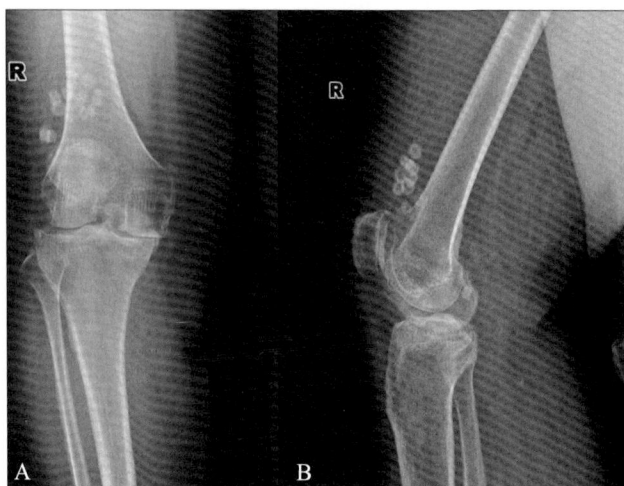

A 为正位片、B 为侧位片:右膝关节见多个类圆形钙化结节影,
同时合并膝关节退行性骨关节病(关节间隙变窄,软骨下骨质硬化,关节边缘骨赘形成)

图 9-3　右膝关节滑膜软骨瘤病 X 线表现

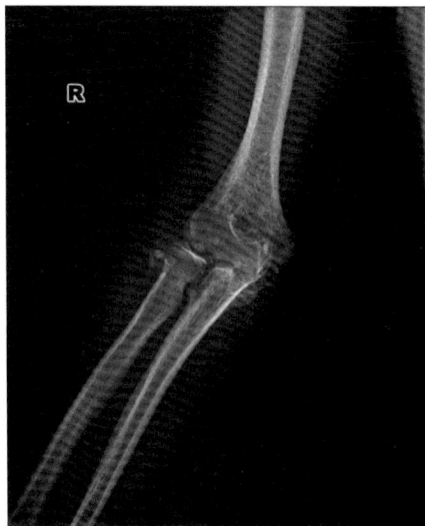

肘关节可见多发大小不一、类圆形钙化结节影

图 9-4　右肘关节滑膜软骨瘤病 X 线表现

（二）CT 表现

CT 平扫能够精确显示病灶的分布状况，对于指导手术方案的制订具有重要临床价值。滑膜软骨瘤病 CT 表现一般为较大的骨化结节，周缘呈高密度影像，中央区域可见低密度的骨松质结构（图 9-5）。

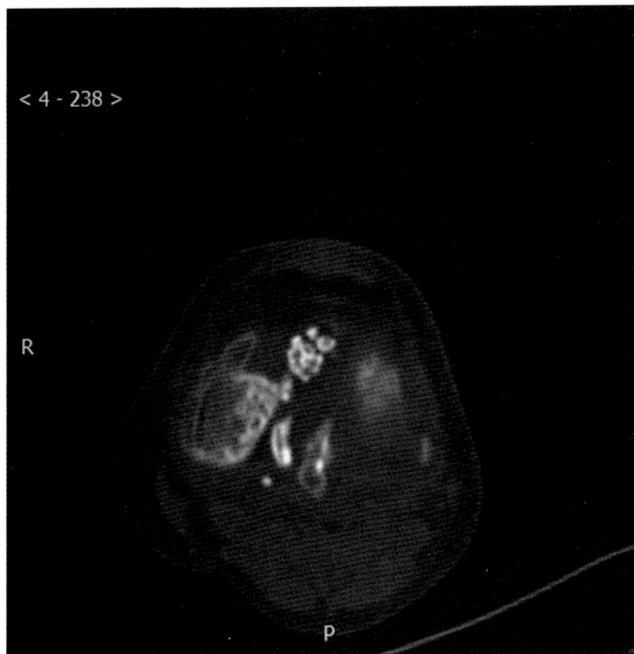

关节腔内见多个类圆形钙化结节灶，结节周缘为高密度，中央见低密度的骨松质

图 9-5 右膝关节滑膜软骨瘤病 CT 表现

（三）MRI 表现

MRI 检查不仅可以清晰显示病灶的分布情况，还能有效显示未钙化的结节。当多个结节相互聚集时，可有类似软组织肿块的影像学表现。

五、鉴 别 诊 断

（一）剥脱性骨软骨炎

剥脱性骨软骨炎常见于青年人群，其发病原因多与外伤、缺血性坏死等因素相关。该病变主要发生于膝关节股骨髁部，典型影像学表现为自关节面剥脱的小骨片，病变区域骨质密度显著增高。通常仅存在一个或数个游离体，且邻近关节面存在局限性骨缺损，游离体密度相对较高且较为致密。

（二）色素沉着绒毛结节性滑膜炎

色素沉着绒毛结节性滑膜炎的影像学特征表现为关节滑膜增厚、关节软组织肿胀，可见结节状或分叶状软组织密度增高影，但无钙化征象。结节内有含铁血黄素沉着，其 CT 值相对较高，但低于钙化或骨化组织的 CT 值。

（三）退行性骨关节病

退行性骨关节病多见于老年人，其典型影像学表现包括关节骨质增生、软骨变薄、关节面下囊性变、关节间隙变窄等。骨赘部分脱落可形成游离体，此类游离体数目较少、体积较小，不具有硬化环结构，且形态不完整，与骨赘局部缺失相对应。

第三节　类风湿性关节炎

📋 **案例导入**

患者女性，43 岁，双手对称性关节疼痛 3 周。患者 3 周前无明显诱因逐渐出现双手多个指间关节晨僵，伴有明显关节肿痛和疲乏无力，症状进行性加重。查体：双手近端指间关节呈典型梭形肿胀，关节压痛明显，屈伸活动受限。临床诊断：类风湿性关节炎？

问题：1. 该患者首选的影像学检查方法是什么？
　　　2. 为明确诊断，该患者还需要进行哪些辅助检查？

一、概　　述

类风湿性关节炎（rheumatoid arthritis，RA）是一种以对称性、侵蚀性多关节炎为主要临床表现的慢性、全身性自身免疫性疾病，其特征为侵犯手足小关节。本病多见于 35 ～ 50 岁的中年女性，男女患病比例约为 1：3，我国人群的患病率为 0.32% ～ 0.36%。

二、病　因　病　理

目前，类风湿性关节炎的病因尚不明确。有学者认为，该病是在遗传易感体质的基础上，叠加环境因素而致病。遗传因素可能与人体白细胞抗原 –DR$_4$（HLA–DR$_4$）相关；环境因素主要为病毒感染或细菌感染。此外，吸烟也会显著增加 RA 的发病风险。免疫紊乱是 RA 的主要发病机制。其主要病理变化为关节滑膜的非特异性慢性炎症。在急性期，病理表现为渗出和细胞浸润；慢性期时，滑膜增厚，形成血管翳，进而造成关节破坏、畸形和功能障碍。

三、临　床　表　现

类风湿性关节炎临床上发病较为隐匿，常对称性侵犯周围关节，以手、足小关节为主。患者表现为双手指间关节梭形肿胀、疼痛、僵硬，其中僵硬症状以晨起时最为严重，活动后有所好转。8% ～ 15% 的患者为急性发病，伴有发热、身体不适、乏力、肝脾肿大等，这种情况多见于幼年型类风湿性关节炎（指 16 岁以下发病的患者）。晚期，由于腕、指等关节的滑膜炎侵蚀骨质，并使韧带拉长或撕裂，患者表现为多关节畸形，如手指"尺侧偏移"、指间关节屈曲和过伸畸形等，且常伴有肌肉萎缩。实验室检查可见类风湿因子呈阳性、红细胞沉降率加快等情况。

四、影像学表现

（一）X 线表现

手足小关节是类风湿性关节炎最早、最常受累的部位。在疾病早期，患者手足小关节可出现多发对称性梭形软组织肿胀，且关节周围伴有骨质疏松。随着病情发展，会出现软骨下骨破坏和关节间隙变窄的情况，骨侵蚀通常起始于关节软骨的边缘，即边缘性骨侵蚀，此为本病的重要早期征象。随着病情进一步进展，关节间隙会进一步狭窄直至消失，进而出现半脱位（图 9-6）、脱位和尺偏畸形，最终从纤维性僵直发展至骨性僵直。

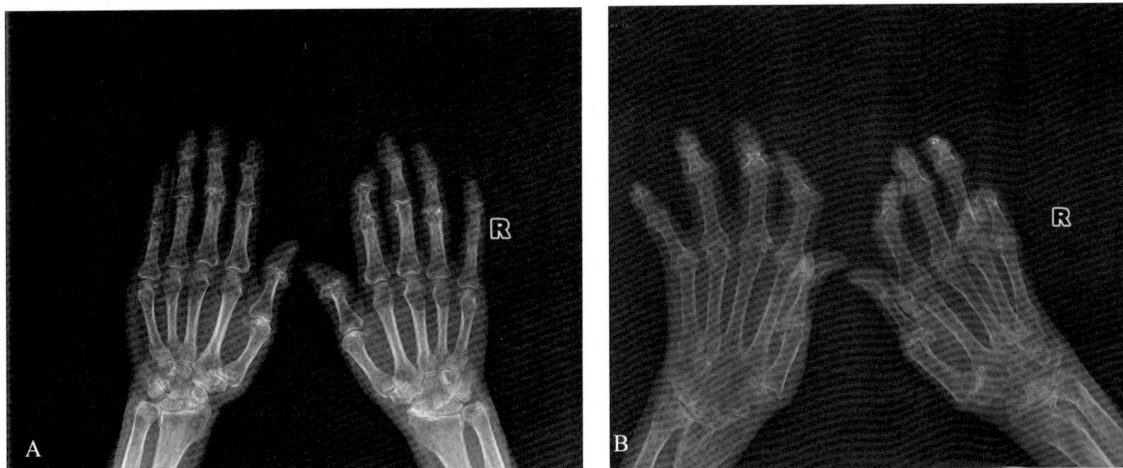

A 示双手指间关节间隙变窄，关节周围骨质疏松，关节面不光滑，局部骨侵蚀，部分关节出现半脱位；
B 示双手及腕关节诸骨骨质疏松，双手关节狭窄、融合、变形，部分关节半脱位

图 9-6　双手类风湿性关节炎 X 线表现

考点与重点　类风湿性关节炎的 X 线表现

（二）CT 表现

CT 检查在发现关节周围软组织肿胀和早期骨质改变方面优于 X 线平片，其能够清晰地显示关节面的微小破坏。

（三）MRI 表现

MRI 检查对显示类风湿性关节炎具有较高的敏感性。在侵蚀灶出现之前，即可观察到滑膜的强化现象。进行平扫及增强扫描时，能够显示填充在侵蚀灶内的血管翳，该血管翳在 T_1WI 上表现为低信号，在 T_2WI 上表现为高信号，增强扫描时局部明显强化，且与关节内血管翳相延续。

五、鉴 别 诊 断

（一）关节结核

关节结核大多为单关节发病，常见于髋关节和膝关节等负重大关节。其关节软骨和骨质破坏发展相对较快且较为严重，以关节为中心表现为"对吻状"骨破坏，此为关节结核的典型影像学表现。

（二）痛风性关节炎

痛风性关节炎患者以男性居多，病情呈间歇性发作。半数以上的患者会先侵犯第 1 跖趾关节，其特点为早期关节间隙不变窄，在发作高峰期血尿酸水平增高，晚期可形成痛风结节。

（三）银屑病关节炎

银屑病关节炎患者大多有银屑病病史，该病好发于手足的远侧指 / 趾间关节，以病变不对称及指 / 趾骨的肌腱、韧带附着部出现骨质增生为特征。

第四节　强直性脊柱炎

一、概　　述

强直性脊柱炎（ankylosing spondylitis，AS）是一种以骶髂关节炎及中轴关节病变为特征的慢性炎性脊柱关节病。病变常从骶髂关节开始逐渐向上蔓延至脊柱，导致纤维性或骨性强直和畸形。

二、病　因　病　理

强直性脊柱炎的病因目前尚不明确，可能与遗传、感染、免疫及环境等因素有关。在遗传因素中，尤其与 HLA-B27 基因有关，大约 90% 的强直性脊柱炎患者携带 HLA-B27 基因。

强直性脊柱炎关节滑膜的病理改变表现为非特异性炎症，主要以非特异性滑膜炎和纤维素沉积为主，患者可出现滑膜炎症、软组织水肿和骨质疏松等情况。滑膜炎症及出现的血管翳可造成关节软骨及软骨下骨的侵蚀破坏。该疾病的渗出性变化相对较轻，而增生性变化较为明显。纤维增生后，脊柱韧带、关节突、关节囊及椎间盘可发生广泛钙化、骨化，从而将相邻各椎体连接在一起，形成"竹节状"脊柱。

三、临　床　表　现

本病多见于男性青壮年，好发年龄为 20 ～ 30 岁。发病初期，患者多表现为臀部、骶髂关节或大腿后侧隐痛；活动期时，患者可有骶髂关节、耻骨联合、脊柱棘突、髂嵴、大转子、坐骨结节、胫骨结节和跟骨结节等部位疼痛或压痛。晚期患者会出现脊柱和关节僵直，形成驼背和关节屈曲畸形。

四、影像学表现

（一）X 线表现

骶髂关节是最早且必然受累的部位，本病典型表现为双侧对称性病变。病变始于髂骨侧关节面，早期表现为关节面模糊，继而出现鼠咬状骨质侵蚀，边缘增生硬化，关节间隙假性增宽（图 9-7）。

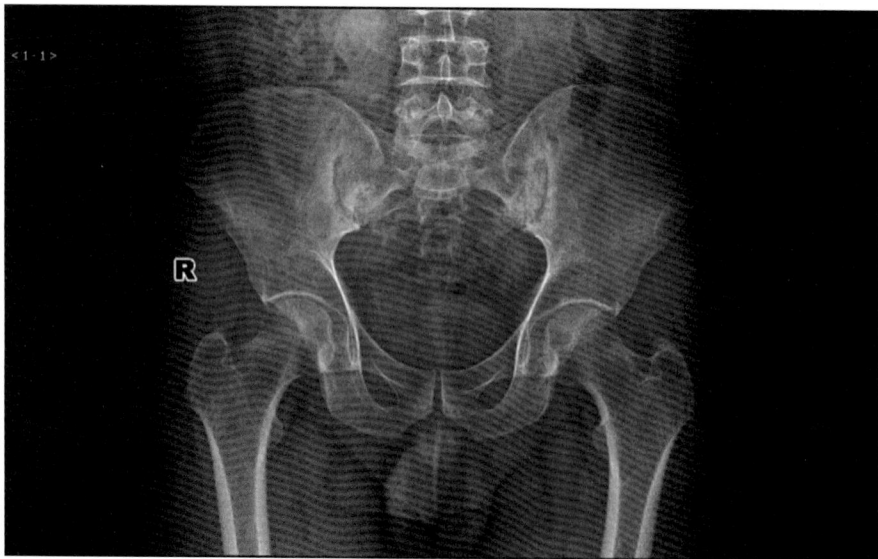

双侧骶髂关节髂骨面呈"鼠咬状"骨质破坏，关节间隙假性增宽

图 9-7　强直性脊柱炎 X 线表现（骶髂关节）

随着病情进展，关节间隙逐渐变窄，最终完全消失并形成骨性强直。脊柱病变通常自下向上发展，早期可见普遍性骨质疏松和小关节面模糊。特征性改变包括椎体前缘上下角骨质破坏导致的"方形椎"改变，以及椎间盘纤维环和椎旁韧带广泛钙化形成的"竹节状"脊柱（图9-8）。

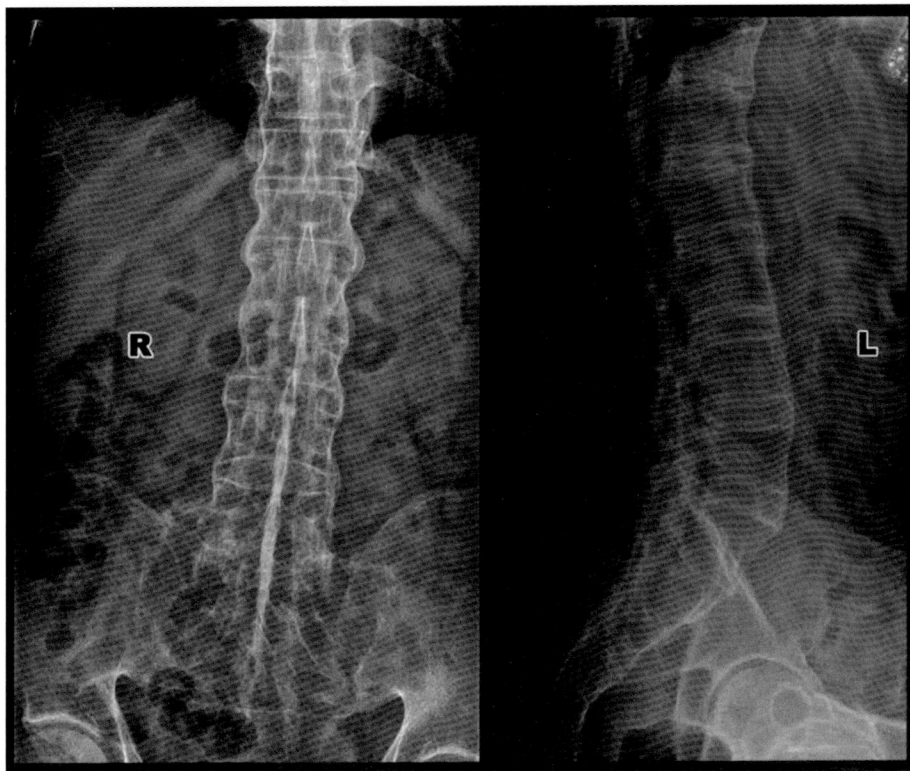

腰椎椎旁韧带广泛钙化、骨化，椎体呈"竹节状"改变

图 9-8　强直性脊柱炎 X 线表现（脊柱）

周围关节中最常受累的是髋关节。关节面骨质侵蚀破坏，反应性骨质增生硬化，关节面边缘继发骨赘形成，关节间隙狭窄，晚期可发生骨性强直。

考点与重点　强直性脊柱炎骶髂关节及脊柱的 X 线表现

链接

强直性脊柱炎骶髂关节 X 线分级

0 级：正常。骶髂关节的结构和功能均未发现异常。

Ⅰ级：可疑异常。X 线片上可能观察到关节间隙轻微增宽或关节面略显模糊，但不足以诊断。

Ⅱ级：轻度异常。关节面出现局限性侵蚀和硬化，关节间隙正常。

Ⅲ级：明显异常。关节面出现广泛的侵蚀和硬化，关节间隙可能增宽或狭窄。

Ⅳ级：严重异常。关节完全骨性强直，关节间隙消失，骨质出现明显的硬化和融合。

（二）CT 表现

CT 较 X 线能更早期发现病变，可清晰显示关节面毛糙、骨质侵蚀与增生硬化、关节间隙狭窄至骨性强直的全过程，并能准确显示各种形态的关节软骨和韧带钙化（图9-9）。

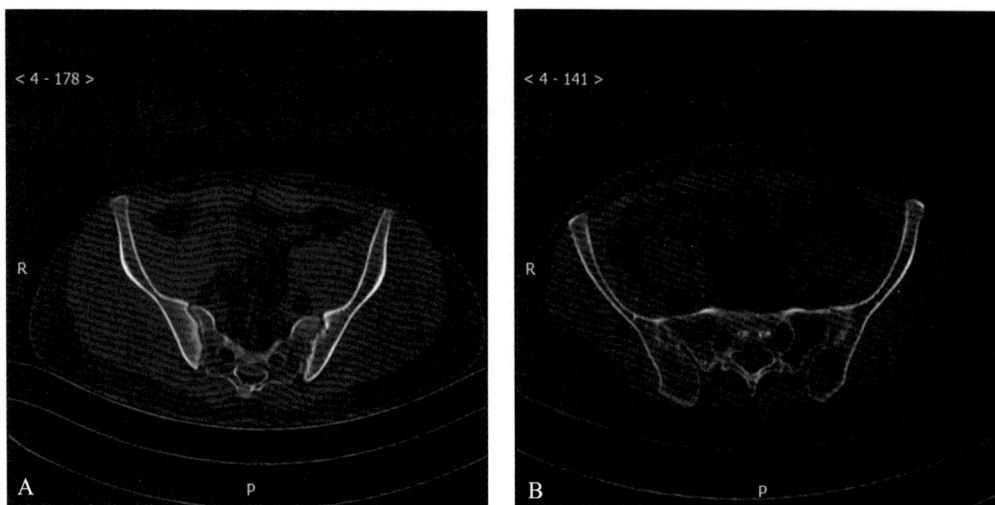

A 示骶髂关节髂骨关节面模糊毛糙、关节面骨质侵蚀破坏及增生硬化；

B 示双侧骶髂关节间隙变窄，部分骨性强直

图 9-9　强直性脊柱炎 CT 表现（骶髂关节）

（三）MRI 表现

MRI 在评估软骨破坏、炎症活动、骨髓水肿和微小骨质侵蚀方面具有显著优势。对于强直性脊柱炎合并的脊柱骨折，MRI 表现较 X 线平片更为敏感，同时能清晰地显示脊髓受压情况。

五、鉴 别 诊 断

（一）致密性髂骨炎

致密性髂骨炎好发于 20～40 岁女性，典型表现为骶髂关节中下部单侧或双侧髂骨侧局限性骨质硬化，出现"三角形"密度增高区，关节间隙保持正常。

（二）类风湿性关节炎

常见于中年女性，四肢远端小关节最易受累，常呈对称性改变，关节面骨质密度减低，骨质疏松，关节面下出现周围硬化的小囊状骨缺损区。类风湿性关节炎多见于中年女性，主要累及四肢远端小关节，呈对称性改变，影像学特征包括关节面骨质疏松、周围硬化的小囊状骨缺损。

（三）赖特综合征

赖特综合征患者骶髂关节的影像学表现与强直性脊柱炎相似，但更常见于非对称性、单侧骶髂关节受累，且病变比较局限。此外，常伴有骨质增生和侵蚀共同存在的特征。脊柱改变以椎小关节毛糙为主，较少发生骨性强直，常伴有泌尿生殖系统或肠道感染史，部分病例合并眼部炎症和皮肤病变。

第五节　椎间盘突出症

📋 案例导入

患者男性，40 岁，因腰背部疼痛伴右下肢放射性疼痛麻木 1 个月余就诊。患者 1 个月前无明显诱

因出现腰背部疼痛伴右下肢放射性疼痛、麻木，自行在家休养未见明显缓解。查体：腰椎棘突间压触痛，叩击痛（＋），右侧髋关节屈伸轻度受限，直腿抬高试验（＋）。临床诊断：腰椎间盘突出症？

问题：该患者首选的影像学检查方法是什么？

一、概　　述

椎间盘突出症（intervertebral disc herniation）是骨科常见且多发的疾病，是引发脊柱源性神经痛的最常见原因。该病多见于脊柱活动度较大的部位，其中腰椎间盘突出症最为多见，其次为颈椎间盘突出症，胸椎间盘突出症则较少见。

二、病 因 病 理

椎间盘突出症是在椎间盘退变的基础上，由慢性劳损或外伤引发的疾病。其主要与以下因素有关：①外伤：是儿童或青少年椎间盘突出症的主要致病因素，尤其是急性暴力性损伤；②职业：长期保持固定姿势（如伏案工作）、反复负重（如重体力劳动）或持续震动（如驾驶员）等职业易诱发本病；③遗传因素：存在家族聚集现象，可能与胶原蛋白代谢异常相关；④先天性畸形：如阻滞椎、腰椎骶化、骶椎腰化等，这些变异改变了腰椎生物力学特性；⑤特殊生理状态：妊娠期女性因激素水平变化和机械负荷增加，椎间盘突出症风险显著升高。

椎间盘由透明软骨终板、髓核和纤维环构成。其化学成分为胶原、弹性蛋白、蛋白多糖和水。髓核中的水分含量从出生时的 90% 降低到 30 岁时的 70%，之后保持稳定直至老年。椎间盘血供较少，营养主要依靠软骨终板渗透获取，因此容易发生退变。后纵韧带薄而窄导致髓核容易向后外方突出。髓核还可经相邻上下椎体软骨终板的薄弱区突入椎体骨松质内，形成压迹，即施莫尔结节。

三、临 床 表 现

本病好发于 30～50 岁人群，男性多于女性，C_4～C_5、C_5～C_6、L_4～L_5 及 L_5～S_1 椎间盘的发病率最高。临床常见症状为疼痛或放射性神经痛，同时脊柱生理性弧度会发生改变，脊柱活动受限。在病变椎间隙的棘突旁，患者常能感觉到压痛，且疼痛可沿神经干放射。此外，患者还可能出现肌肉萎缩或肌力下降的情况。直腿抬高试验结果常为阳性。

四、影像学表现

（一）X 线表现

本病在 X 线平片上的阳性发现较少，一般难以通过 X 线平片明确诊断。其间接征象包括椎间隙狭窄，狭窄情况可表现为均匀或不均匀；椎体边缘出现骨质增生并形成骨赘；脊柱生理曲度出现异常或发生侧弯；椎体终板不规则，伴有增生硬化现象。施莫尔结节在 X 线平片上表现为相邻椎体上 / 下缘边缘清晰的半圆形切迹，切迹边缘硬化，多位于椎体上下缘中后部交界处。

（二）CT 表现

CT 检查能够观察脊柱不同组织的密度变化情况。通过 CT 检查，还可以清晰了解椎管容积的变化、关节突的退变情况、侧隐窝狭窄程度、黄韧带肥厚状况，以及后纵韧带骨化等情况。

正常椎间盘后缘不会超过椎体骨性终板的后缘，且中部略有凹陷，呈肾形（图 9-10）。

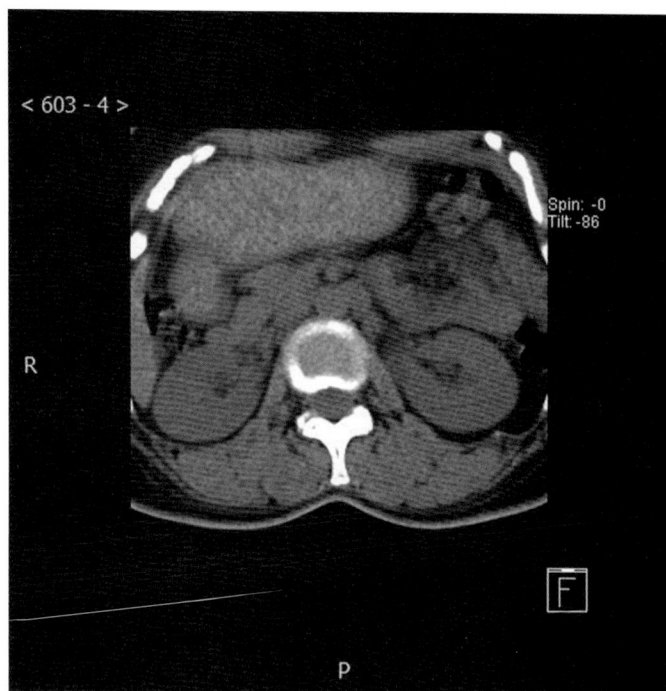

图 9-10　正常腰椎间盘 CT 表现

椎间盘膨出症在 CT 上表现为超出椎体边缘的光滑对称的软组织密度影，其轮廓完整，后缘平直或内凹，硬膜囊前缘变平，或出现浅压迹（图 9-11）。

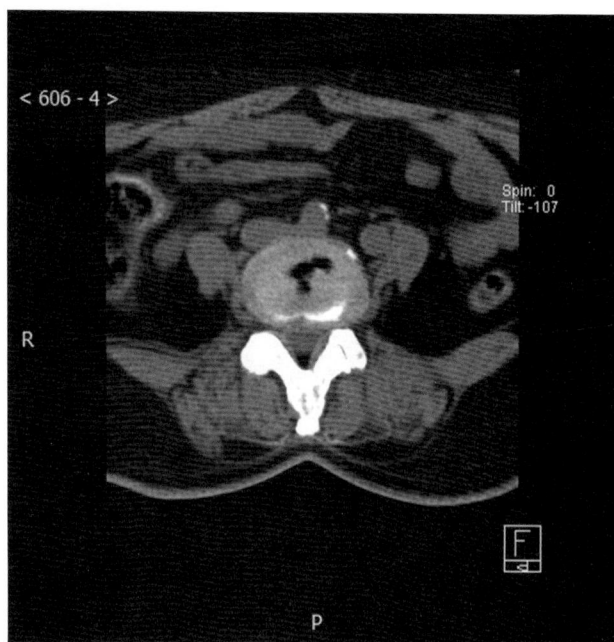

图 9-11　腰椎间盘膨出症 CT 表现

椎间盘突出症在 CT 图像上的直接征象表现为椎间盘组织局限性超出椎体边缘。根据突出的解剖位置可分为三种类型：中央型突出位于椎间盘后缘中部，后方有后纵韧带覆盖；旁中央型突出位于后纵韧带一侧，CT 显示椎间盘局部隆起变形，轮廓不规则，突出范围可局限或较广泛，常导致相邻硬膜囊受压变形；外侧型突出位于椎间孔或其前方区域，可直接压迫相应节段的脊神经节和脊神经（图 9-12）。突出的组织成分可能是完整的纤维环，也可能是通过纤维环裂隙疝出的髓核物质。

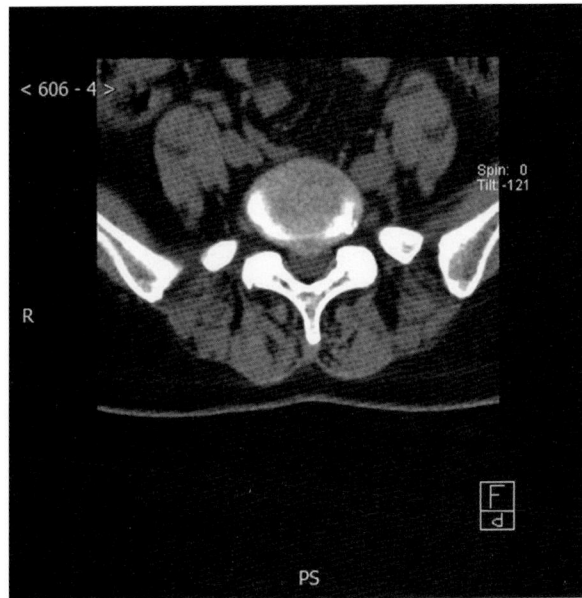

图 9-12   腰椎间盘突出症 CT 表现

施莫尔结节 CT 表现为椎体上或下缘边缘清晰的隐窝状压迹，多位于椎体上下缘的中后 1/3 交界处，常呈上下对称性出现。其中心密度低，为突出的髓核及软骨板，外周为反应性骨硬化带。

考点与重点   椎间盘突出症的 CT 表现

（三）MRI 表现

MRI 能够清晰显示脊髓、脑脊液、硬膜等组织结构，在显示椎体间突出情况方面优于 CT。正常椎间盘的髓核与纤维环内侧部水分含量较多，在 T_1WI 上呈等低信号，纤维环外侧部和后纵韧带水分含量较少，在 T_1WI 上呈低信号；在 T_2WI 上，髓核与纤维环内侧部呈高信号，而纤维环外侧部与后纵韧带仍呈低信号。当椎间盘发生变性时，水分丢失，在 T_2WI 上原本的高信号消失。

椎间盘膨出症在 MRI 图像上显示为纤维环低信号向四周均匀膨隆，硬膜囊前缘及两侧椎间孔脂肪呈光滑、对称的弧形压迹，高信号的髓核仍位于纤维环内（图 9-13）。

椎间盘突出症 MRI 表现为在 T_1WI（轴位）上，突出的髓核在椎间盘后方呈中等信号，其基底部可宽广或局限；在 T_2WI 上，椎间盘呈中等稍低信号，由于脑脊液呈高信号，所以能更准确地显示硬膜和神经根梢受压的情况及椎间孔脂肪的移位。此外，MRI 还可以进行矢状扫描，若椎间盘向后突出，可直接显示硬膜受压的情况（图 9-14）。

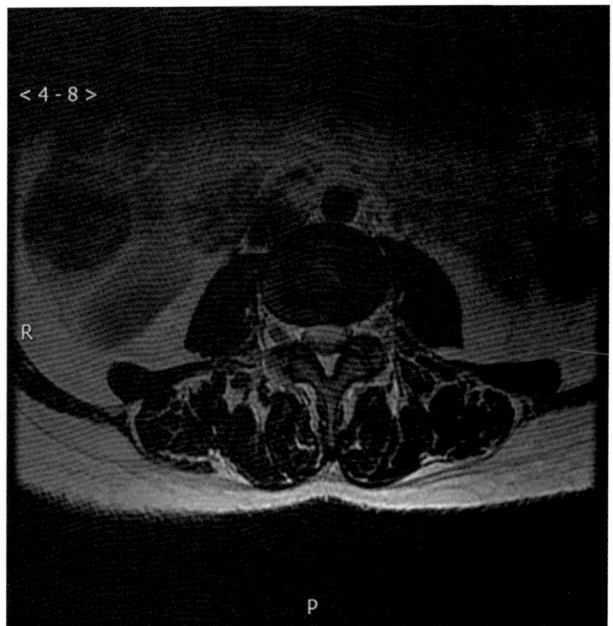

图 9-13   腰椎间盘膨出症 MRI 表现

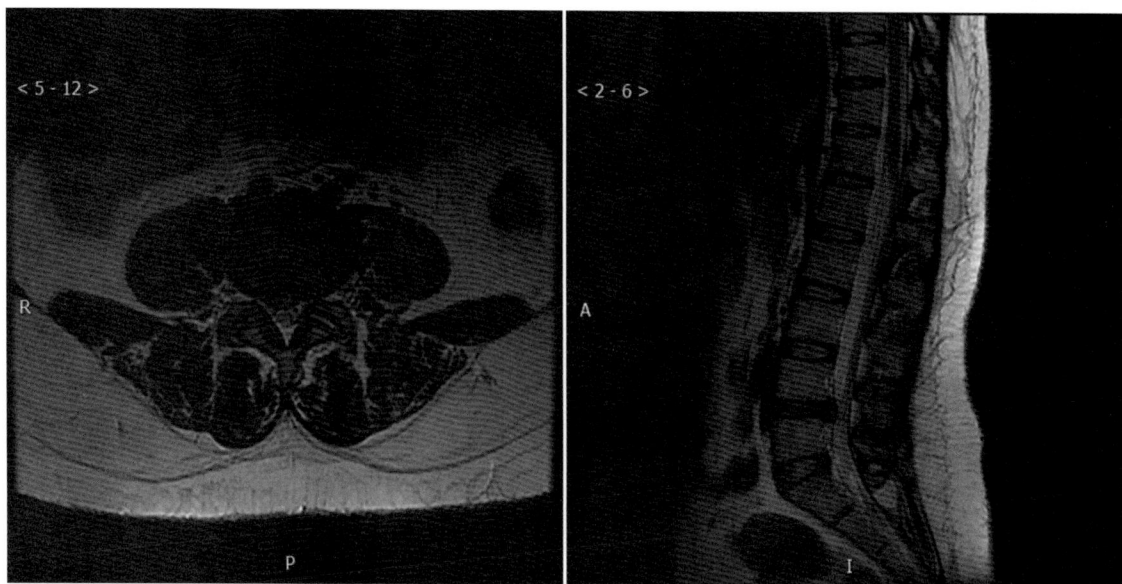

图 9-14　腰椎间盘突出症 MRI 表现

椎间盘突出症根据髓核突出部位可分为以下三种类型（彩图 15）：①后正中型：髓核向正后方突出，位于硬膜囊前方正中位置，主要压迫硬脊膜囊、脊髓或马尾神经，导致这些结构腹侧受压变形和移位；②后外侧型：髓核向后外侧方向突出，除压迫硬脊膜囊外，还常造成一侧神经根受压移位，并导致侧隐窝狭窄；③外侧型：髓核向外侧突出，可突入侧隐窝或椎间孔内，也可突出至椎间孔外，主要压迫神经根或神经节以远的脊神经，此类突出对硬膜囊的直接影响较小。

五、鉴 别 诊 断

本病的主要诊断手段是 CT 或 MRI 检查，这两种检查方法能够直接显示椎间盘突出的部位、形态、程度，以及硬膜囊受压的情况。对于脱出型椎间盘突出症（图 9-15），需要注意将其与椎管内肿瘤性病变进行鉴别，在增强扫描中，脱出的髓核不会出现强化表现。

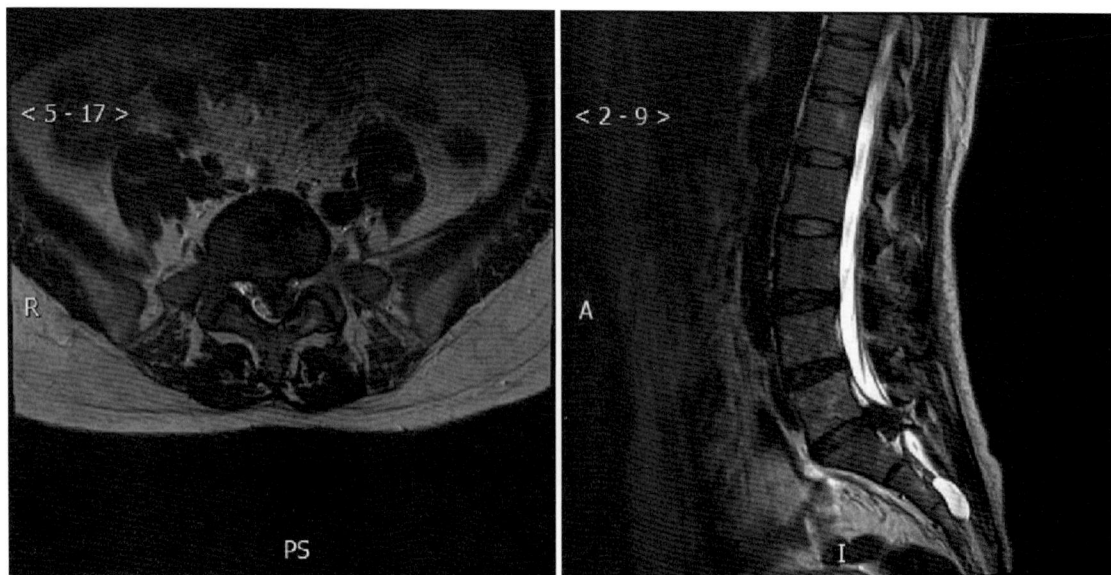

图 9-15　脱出型腰椎间盘突出症 MRI 表现

医者仁心

全国最美医生——刘海鹰

刘海鹰是我国著名的脊柱外科专家。2011年，他创立了北京海鹰脊柱健康公益基金会，带领基金会专家和志愿者，足迹遍布西藏、青海、新疆等16个省（自治区、直辖市），行程超过30万公里。该基金会建立了19个脊柱疾病国家级救助中心，先后为6000余名偏远贫困地区的患者开展义诊活动，为因病返贫、因病致贫的家庭带来了新的希望。刘海鹰让医学充满温度，更让这份温度惠及全国，使更多贫困患者受益，这正是对广大卫生健康工作者"敬佑生命、救死扶伤、甘于奉献、大爱无疆"职业精神的最佳诠释。

？ 思 考 题

1. 类风湿性关节炎的X线表现有哪些？
2. 强直性脊柱炎的骶髂关节及脊柱的X线表现有哪些？
3. 试述椎间盘突出的CT表现及分型。

本章数字资源

参考文献

1. 尹志伟，侯键 . 骨伤科影像学［M］. 北京：中国中医药出版社，2016.

2. 修忠标，袁普卫 . 骨伤科影像学［M］. 2 版 . 北京：人民卫生出版社，2021.

3. 张卫萍，樊先茂 .CT 检查技术［M］. 北京：人民卫生出版社，2020.

4. 王辉 . 核医学检查技术［M］. 北京：人民卫生出版社，2021.

5. 王振宇，徐文坚 . 人体断层影像解剖学［M］. 4 版 . 北京：人民卫生出版社，2016.

6. 于春水，郑传胜，王振常 . 医学影像诊断学［M］. 5 版 . 北京：人民卫生出版社，2022.

7. 郭启勇 . 骨肌系统常见疾病磁共振成像诊断规范［M］. 北京：人民卫生出版社，2021.

8. 徐文坚，袁慧书 . 中华影像医学：骨肌系统卷［M］. 3 版 . 北京：人民卫生出版社，2019.

9. 申小年 . 骨伤科影像诊断技术［M］. 北京：人民卫生出版社，2022.

10. 夏瑞明，刘林祥 . 医学影像诊断学［M］. 4 版 . 北京：人民卫生出版社，2020.

11. 栾金红，郭会利 . 骨伤影像学［M］. 2 版 . 北京：中国中医药出版社，2021.

12. 四川省骨科医院 . 四川省骨科医院骨科技术教程［M］. 北京：人民卫生出版社，2018.

13. 黄桂成，王拥军 . 中医骨伤科学［M］. 4 版 . 北京：中国中医药出版社，2016.

14. 侯键，许茂盛 . 医学影像学［M］. 3 版 . 北京：中国中医药出版社，2021.

15. 夏瑞明，刘林祥 . 医学影像诊断学实训与学习指导［M］. 北京：人民卫生出版社，2021.

文末彩图

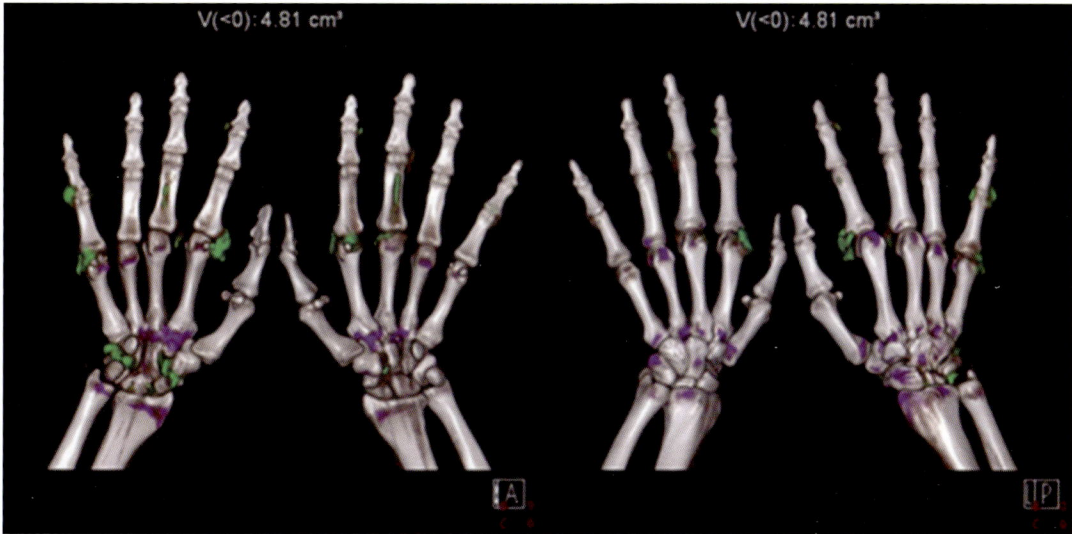

彩图 1　双能成像技术下的痛风结石晶体 CT 表现

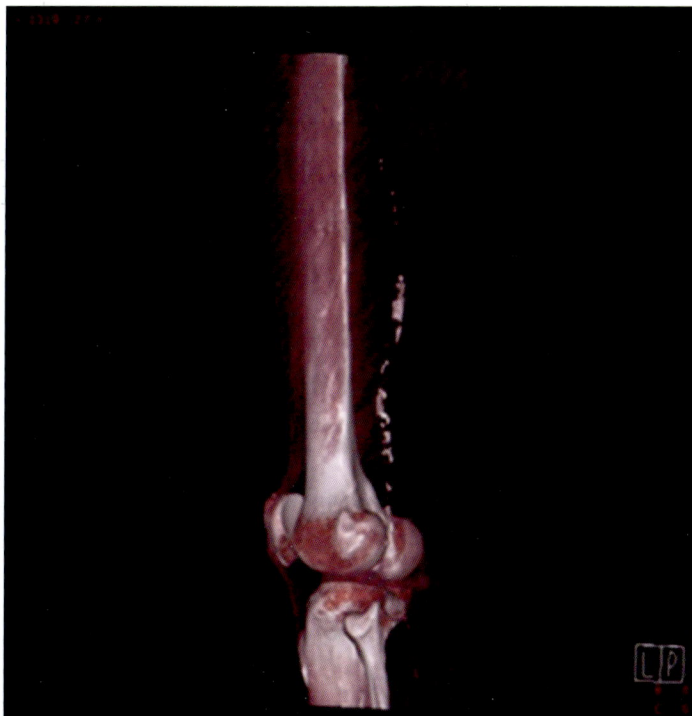

彩图 2　血管壁粥样硬化形成的钙化斑块 SSD 表现

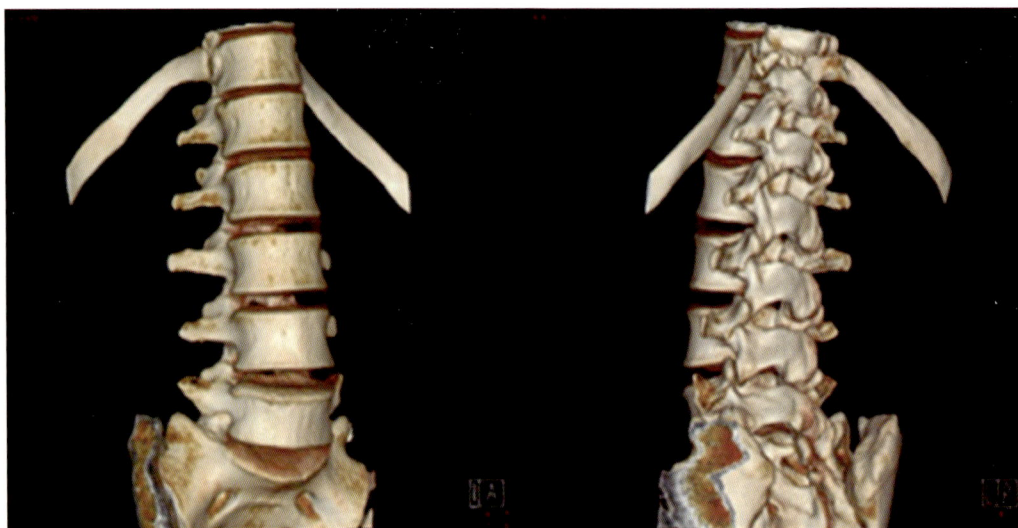

彩图 3　腰椎 VRT 表现

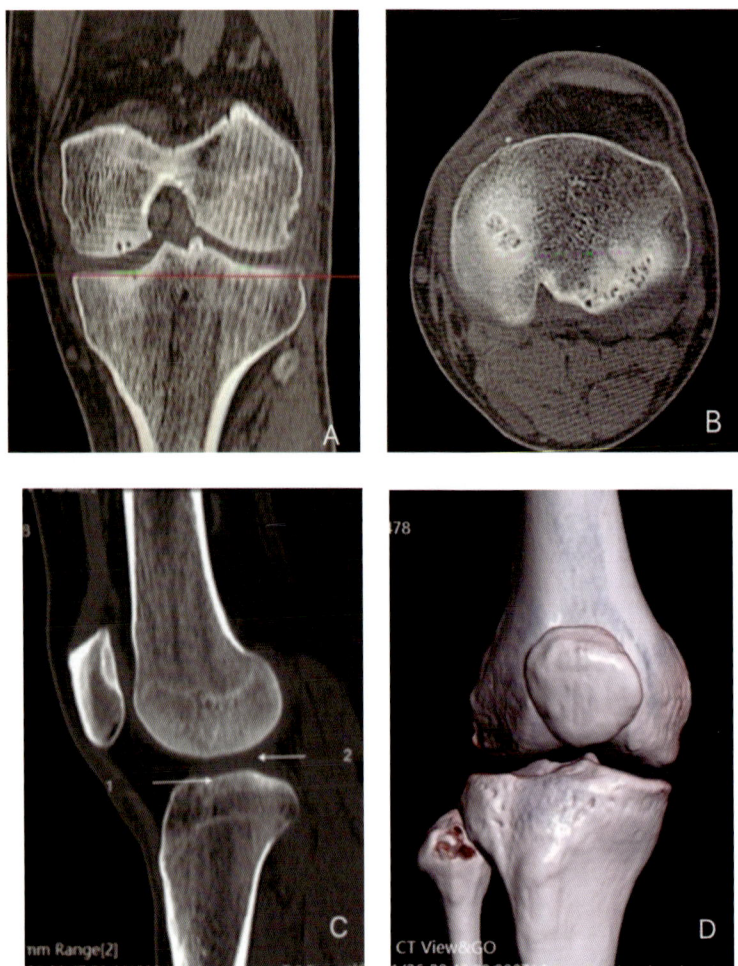

图 A 为冠状位；图 B 为轴位；图 C 为矢状位；图 D 为 CT 三维重建成像

1. 骨性关节面；2. 关节间隙

彩图 4　膝关节 CT 表现及三维重建成像

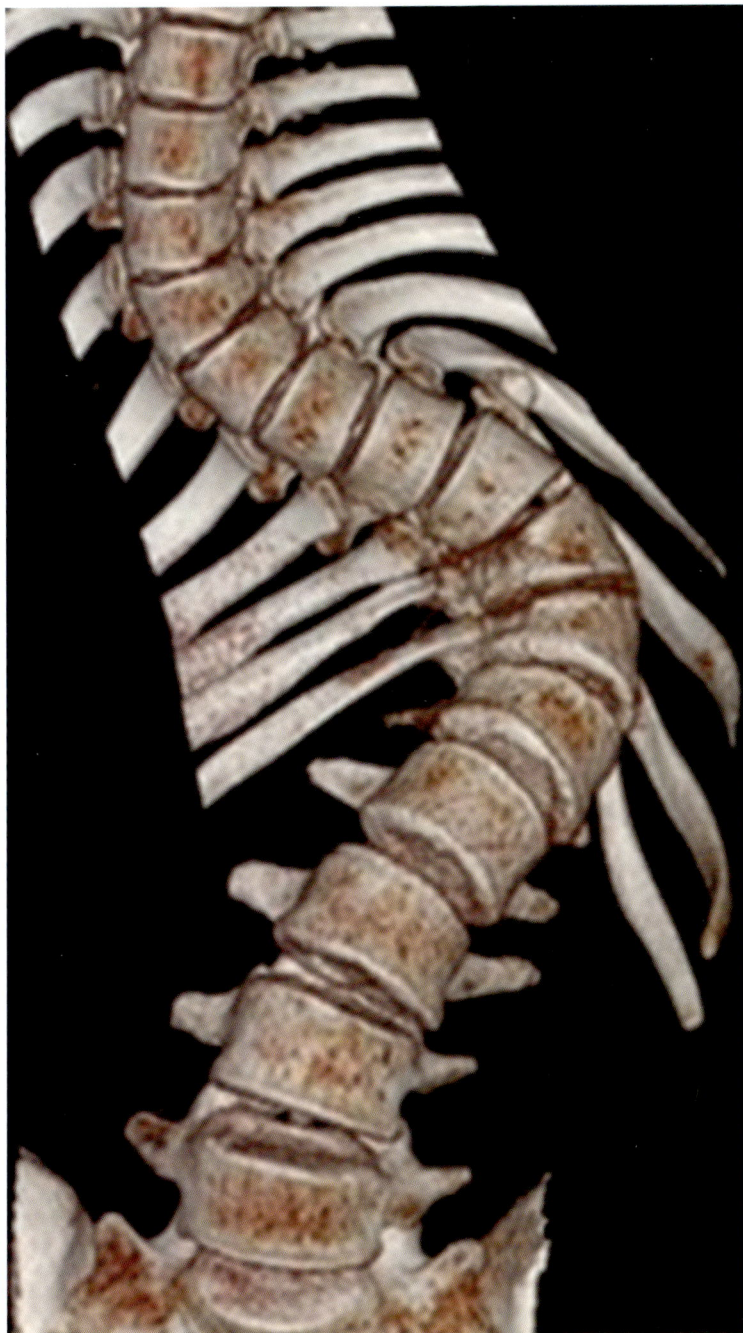

彩图 5　脊柱侧弯 CT 三维重建成像

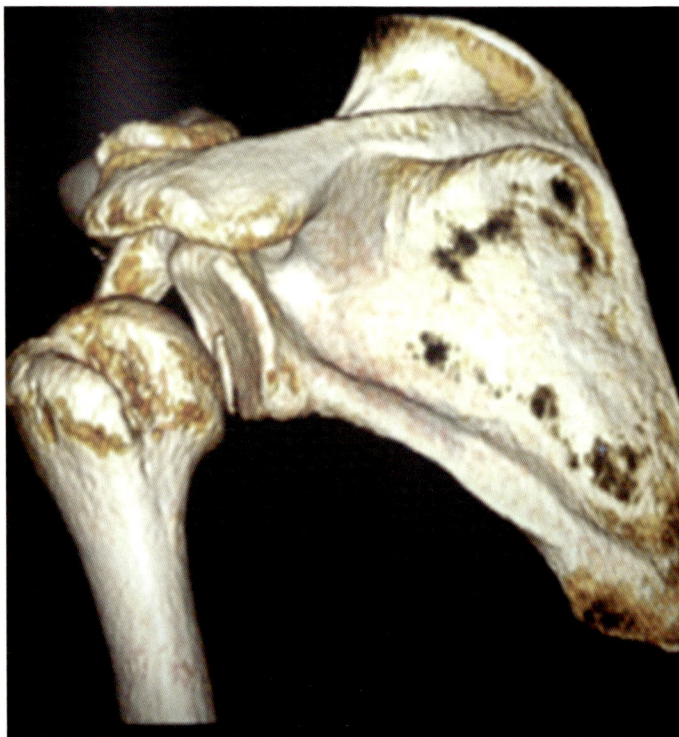

彩图 6　肩关节脱位 CT 三维重建成像

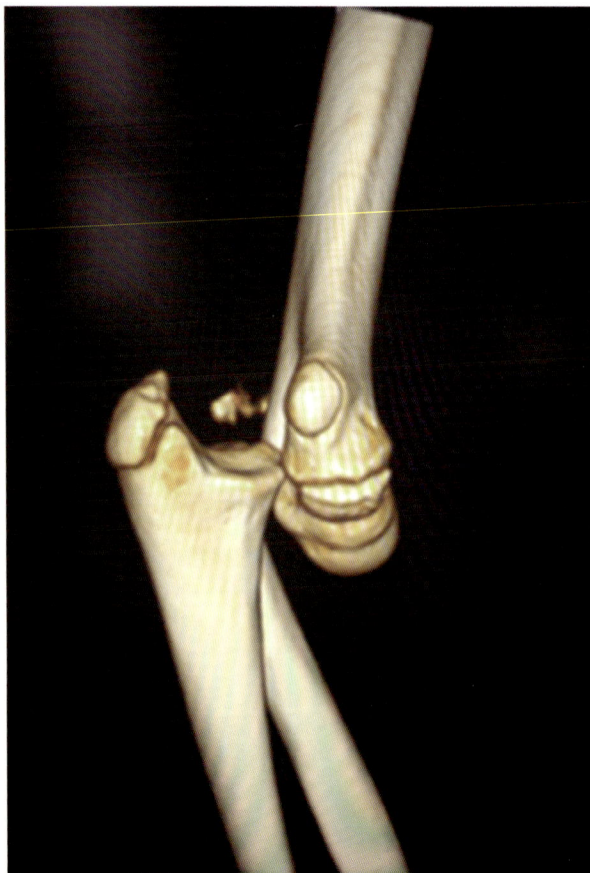

彩图 7　肘关节脱位伴骨折 CT 三维重建成像

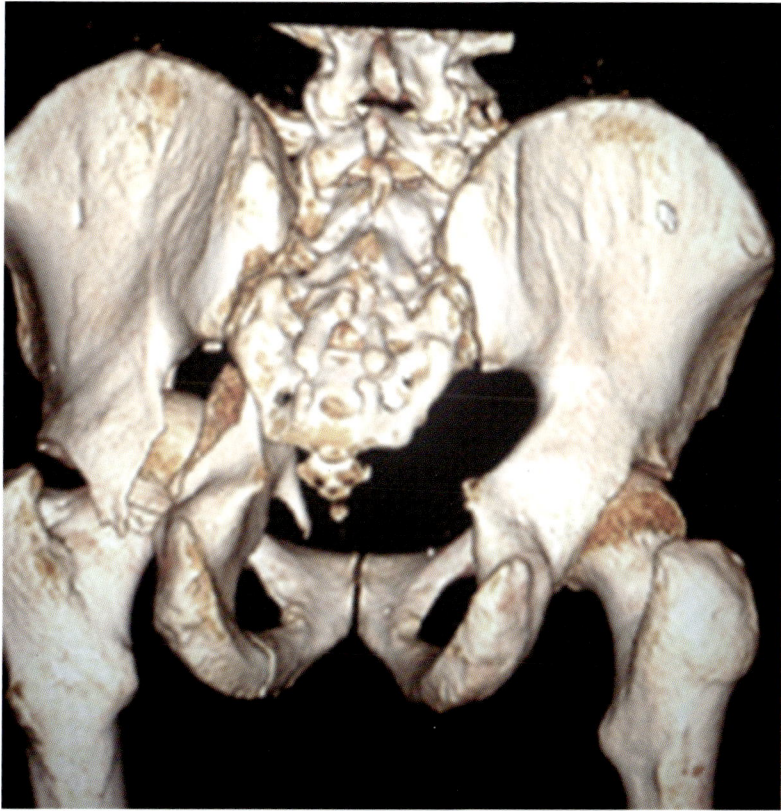

彩图 8　髋关节中心性脱位 CT 三维重建成像

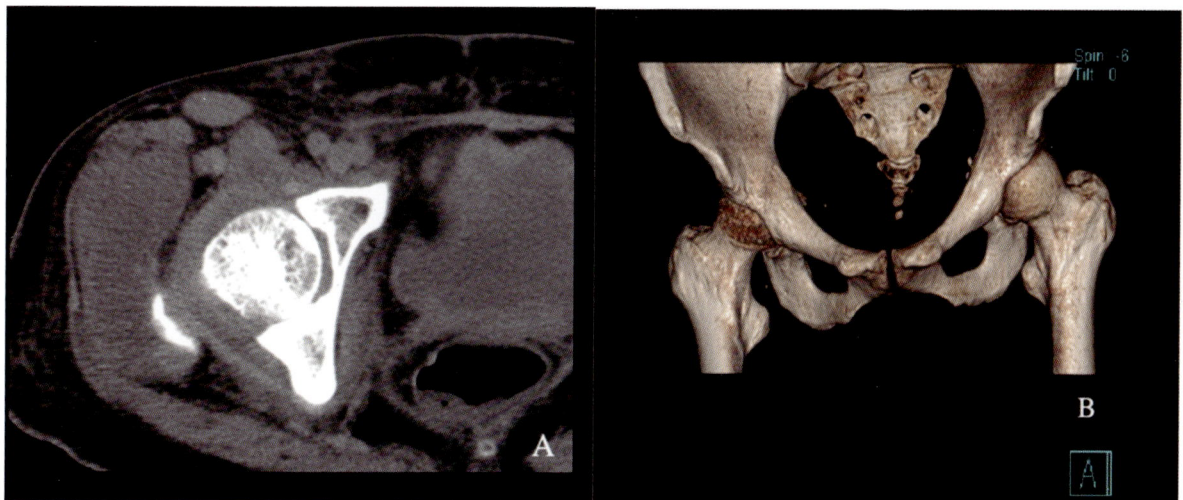

右侧髋关节关节间隙狭窄，右侧股骨头虫蚀样骨质破坏，周围软组织肿胀

彩图 9　化脓性关节炎 CT 表现

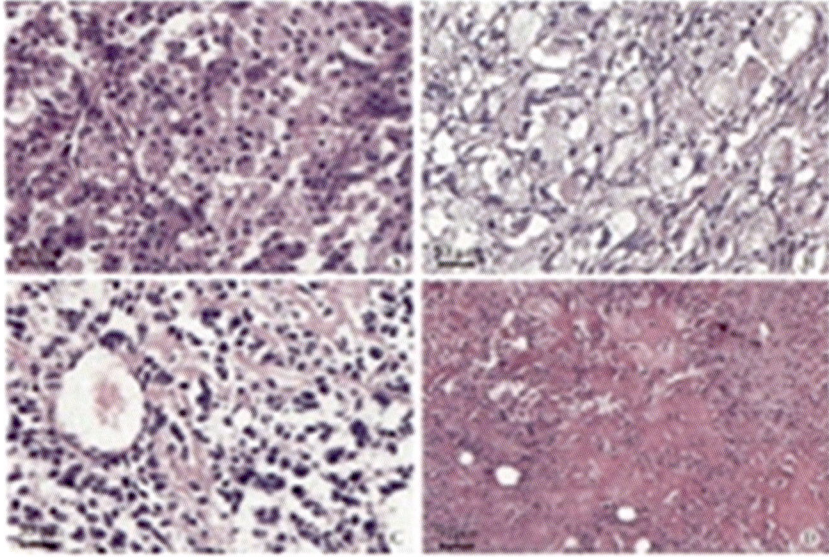

彩图 10　骨肉瘤镜下表现

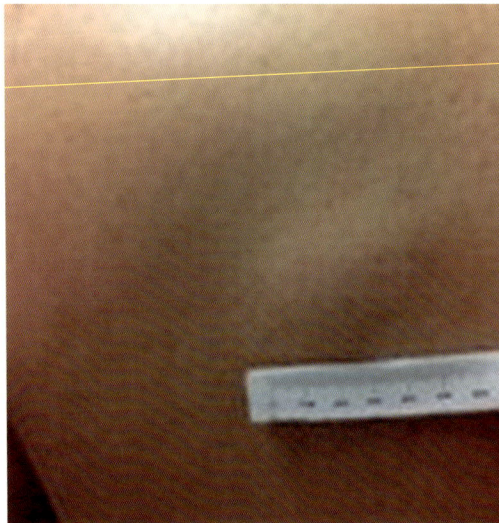

彩图 11　脂肪瘤（体表图）

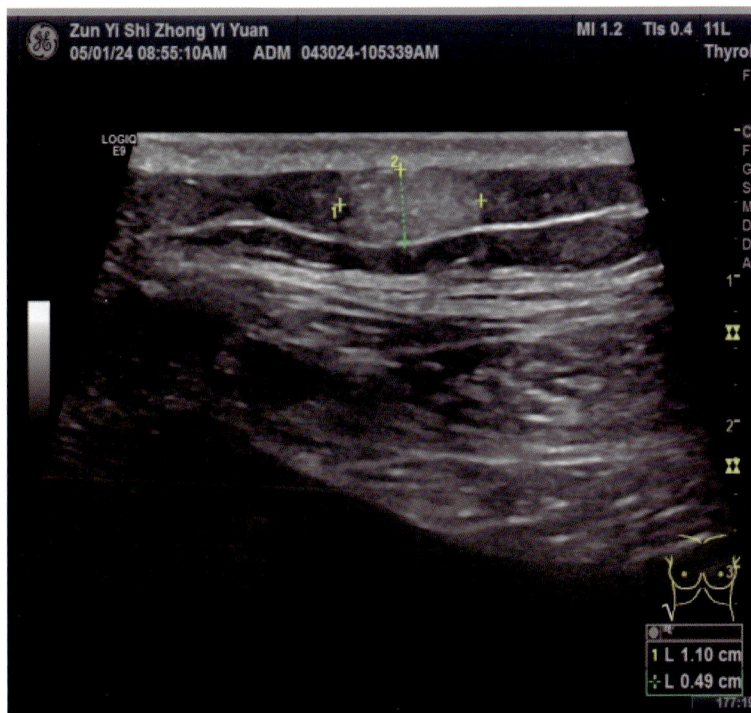

皮下脂肪层内见等高回声包块，边界清晰，形态规整

彩图 12　脂肪瘤超声表现

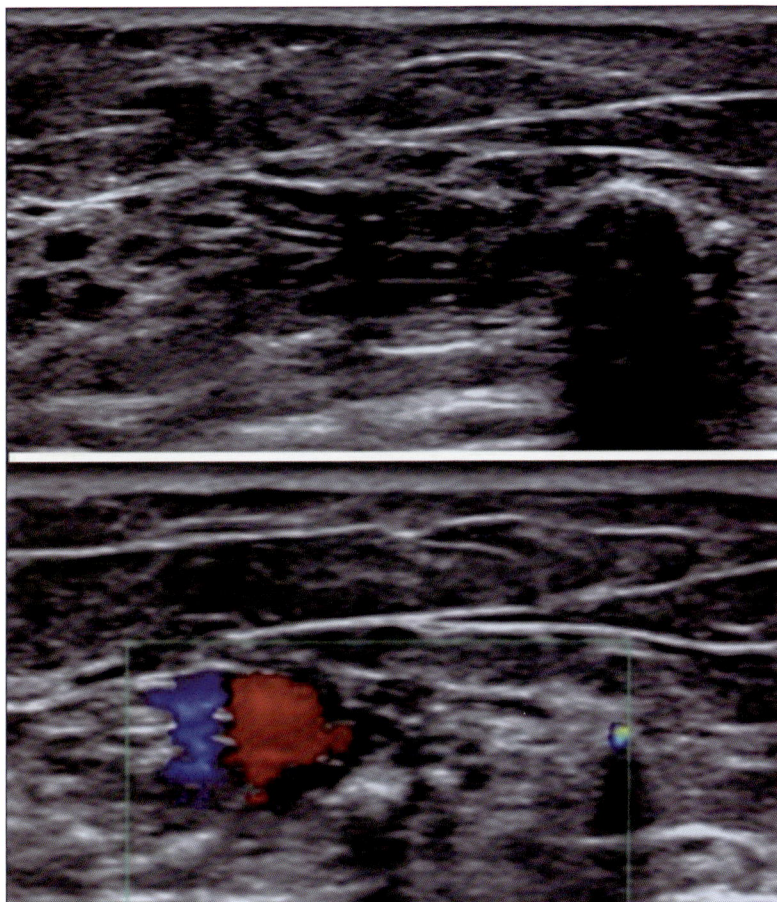

彩图 13　海绵状血管瘤

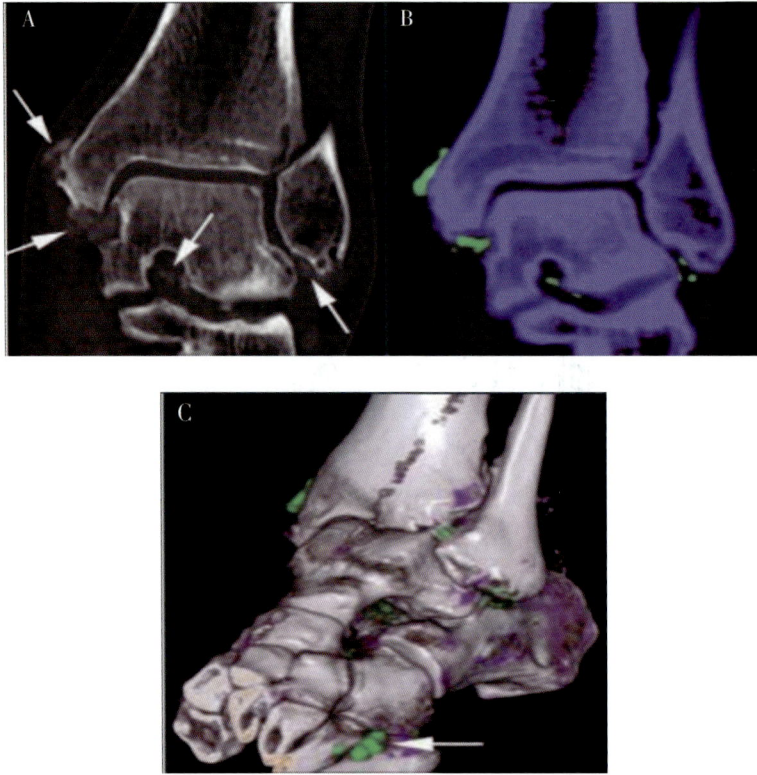

A 示距腓前韧带、三角韧带及跗骨窦处可见稍高密度影；B 为冠状位重建成像：尿酸盐沉积（绿色）

C 为容积重建：尿酸盐沉积（绿色）

彩图 14　痛风性关节炎双源 CT 表现

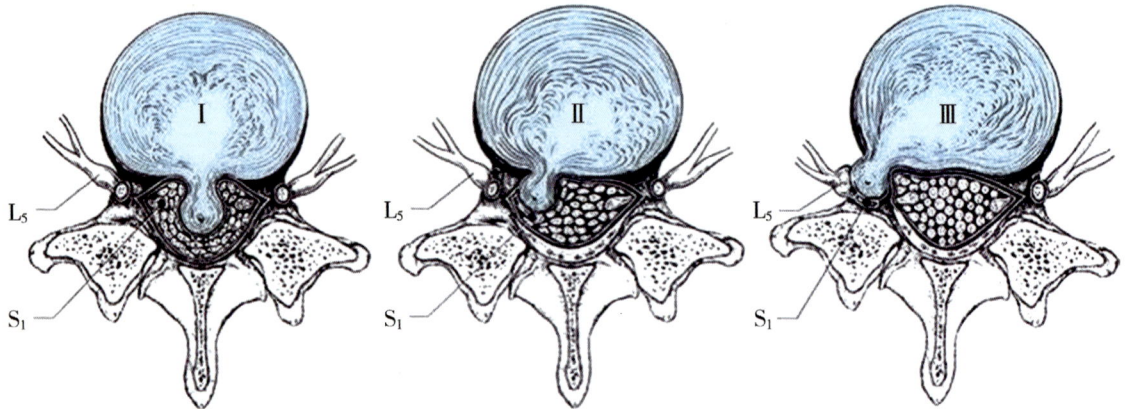

彩图 15　椎间盘突出症分型示意图